Maria Höfl-Riesch

MARIA MACHT DICH FIT

Das Schlank- und Fitprogramm

Inhalt

Das Ziel im Blick 4

It's my life! 10
Vom Skizwerg zur Olympiasiegerin 12

Das Training 32
Das Vier-Wochen-Programm 34
Der Test 40
Auswertung 48
Warm-up & Cool-down 50
So funktionieren die Übungen 52
Das Krafttraining 66
Das Ausdauertraining 132

Das Plus: Ernährung 140
Besser essen 142
Energiespender 150

Mini-Workout 166
Starker Rücken 168
Bodyshape 170
Power-Training 172

Impressum 176

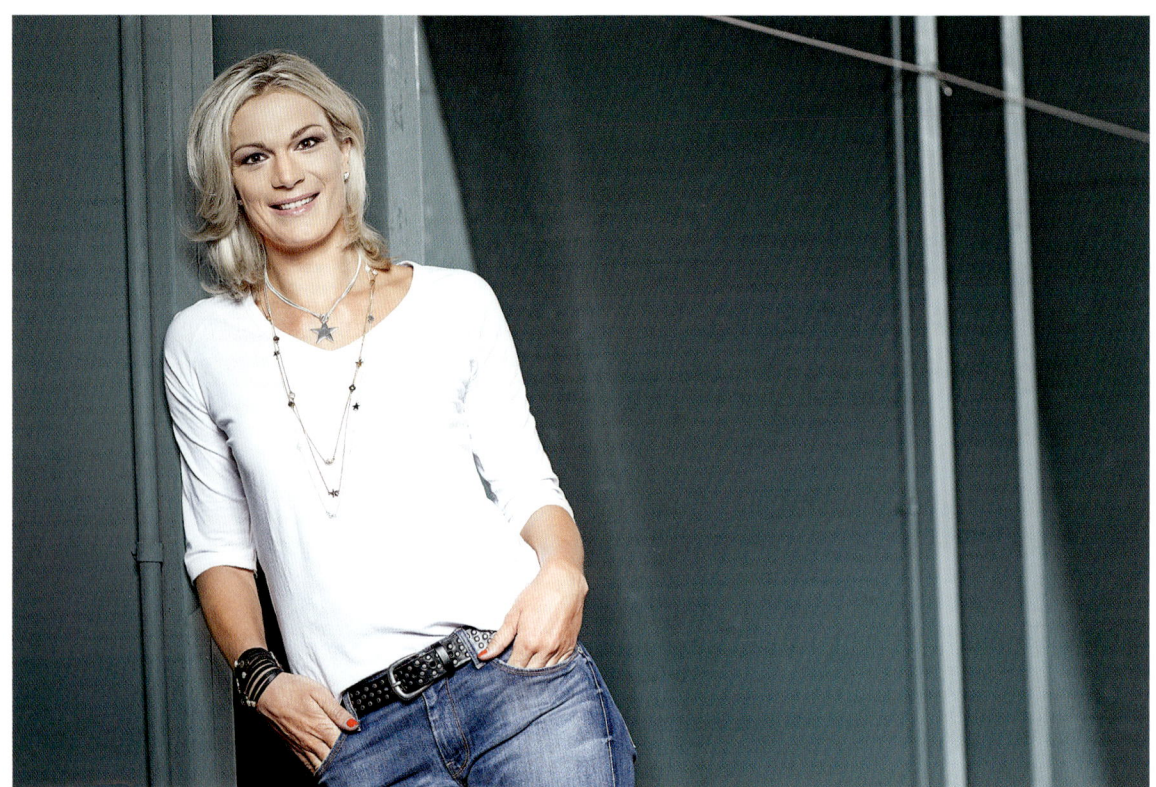

Mein Weg an die Spitze

Das Ziel im Blick

Es war ein Frühlingstag, an dem ich beschloss, noch einmal alles auf eine Karte zu setzen. Der Gedanke beschäftigte mich seit einiger Zeit. In den Wochen zuvor hatte ich verschiedene Optionen durchgespielt. Eine wäre gewesen, die Dinge zu lassen, wie sie waren. Das hätte bedeutet, nach der Skisaison eine kurze Pause einzulegen, wie ich das all die Jahre getan hatte, um anschließend mit dem Training für die nächste zu beginnen. Ich war müde von der zurückliegenden Saison. Das Training und die vielen Rennen hatten mich ausgelaugt. Außer im Weltcup war ich bei der Weltmeisterschaft in Schladming gestartet – wie immer in allen Disziplinen – und hatte drei Medaillen gewonnen.

Aufhören oder alles auf Anfang?

Ich war achtundzwanzig, mir steckten zwölf Jahre als Skiprofi in den Knochen. Ich hatte mehr erreicht, als ich mir je zu träumen gewagt hätte: Doppel-Olympia-Gold, sechs Medaillen bei Weltmeisterschaften, siebenundzwanzig Weltcup-Erfolge, Sieg im Gesamtweltcup, also die große Kristallkugel, dazu vier kleine als Gewinnerin von Einzeldisziplinenwertungen ... War es nun nicht an der Zeit, dem Leistungssport Adieu zu sagen und sich anderen Aufgaben zu widmen? Auf dem Höhepunkt abtreten, als aktuelle Weltmeisterin, das wäre kein schlechtes Ende.

Aber irgendetwas in mir sträubte sich. Ich war hin- und hergerissen. Einerseits bedrückte mich die Vorstellung, im Sommer, wenn es zu Hause am schönsten war, wieder die Wintersachen packen und zum Schneelehrgang nach Argentinien reisen zu müssen. Andererseits brannte ich noch darauf, Skirennen zu fahren. Gut, im Moment war der Drang nicht sonderlich stark ausgeprägt. Aber ich spürte, dass dieses Fieber zurückkehren würde, so war es bisher immer gewesen.

Das Rätsel des Erfolgs

Ich entschied mich für die dritte Option: Ich machte weiter, aber nicht wie bisher. Gereift war dieser Entschluss bei einem Gespräch mit Hermann Maier, der österreichischen Skilegende, dem mehrmaligen Olympiasieger und Weltmeister. Er kennt alle Höhen und Tiefen, die ein Sportler erleben kann. Hermann hatte während seiner Karriere einen schweren Motorradunfall, bei dem er fast sein rechtes Bein verloren hätte. Es schien unmöglich, dass er jemals wieder im Skizirkus mitmischen könnte. Aber er kämpfte wie ein Bär und schaffte es nicht nur zurück in den Weltcup, er gewann nach seinem Comeback noch zwei Olympiamedaillen, zwei bei Weltmeisterschaften, davon eine goldene, und zum vierten Mal den Gesamtweltcup.

Als wir zusammensaßen, schilderte ich ihm meine Situation. Dabei kam ich auf Tina Maze zu sprechen, meine damalige slowenische Konkurrentin, die in der vorigen Saison alles in Grund und Boden gefahren und den Weltcup mit einem gigantischen Vorsprung gewonnen hatte. Ich gönnte ihr diesen Erfolg, sie hatte ihn mehr als verdient. Ich fragte mich nur, wie sie den Sommer davor trainiert hatte. Ich kenne Tina seit unserer Jugend, wir waren oft gegeneinander angetreten. Sie war vorher schon eine super Skifahrerin, doch im Vergleich zum Vorjahr hatte sie sich körperlich noch einmal enorm weiterentwickelt und war deutlich muskulöser. Ich fragte mich, ob das das Geheimnis ihres Erfolgs sein könnte. Später erwähnte ich auch die Olympischen Winterspiele, die in Sotschi stattfinden sollten. Mich reizte der Gedanke, dort noch einmal zu starten, und mehr noch: eine Medaille zu holen. Ich sprach es nicht aus, insgeheim aber träumte ich von Gold.

Gute Ratgeber

Irgendwann sagte Hermann: „Wenn du am Ende deiner Karriere noch mal richtig was reißen willst, dann geh zu Heini." Mit Heini meinte er Prof. Heinrich Bergmüller. Er hat den Ruf, seine Sportler im Training an ihre Grenzen zu bringen – und ein Stück darüber hinaus. Heini war lange Hermanns Konditionstrainer gewesen und maßgeblich daran beteiligt, dass er nach seinem Unfall an die Weltspitze zurückgekehrt war. Kurz und gut: Ich traf mich mit ihm in Wien. Wir sprachen ungefähr zwei Stunden miteinander, am Ende beschlossen wir, die nächste Saisonvorbereitung gemeinsam anzugehen – nach seiner Methode. Das Unterfangen hätte leicht in die Hose gehen können. So viele Jahre hatte ich mich Sommer für Sommer nach ähnlichen Trainingsplänen auf den Rennwinter vorbereitet. Und in Anbetracht meiner Erfolge konnte man nicht behaupten, dass diese schlecht gewesen waren. Trotzdem krempelte ich nun alles um. Die Trainer beim Deutschen Skiverband waren vermutlich nicht unbedingt begeistert. Sie sahen aber ein, dass ich mich für diesen neuen Weg entschieden hatte, weil ich fest daran glaubte. Natürlich kamen in mir auch mal Zweifel hoch, zu sehr unterschied sich die neue Trainingsmethode von allem, was ich bisher gemacht hatte.

Eine neue Trainingsphilosophie

Für Heini war die Grundlagenausdauer das wesentliche Element. Erst wenn die auf einem hohen Niveau vorhanden war, konnte man alles Weitere darauf aufbauen. Die ersten Trainingswochen habe ich fast nur auf dem Ergometer gesessen. Viel später als sonst kam Krafttraining hinzu, kombiniert mit Stabilisierungsübungen. Außerdem setzte Heini auf medizinische Diagnostik, verbunden mit regelmäßiger Trainingssteuerung. Es wurde ständig überprüft, wie sich bei mir alle möglichen Werte veränderten, beispielsweise mein Laktatwert. So konnte er stets sehen, wo meine Schwächen lagen, und die nächste Trainingseinheit dementsprechend ausrichten. Individueller und zielgerichteter kann man kaum trainieren. Das Individuelle war letztlich auch der Schlüssel. Nie zuvor hatte ich effektiver trainiert.

Geheimnis: Regeneration

Als die neue Saison begann, fühlte ich mich topfit. Und nach den ersten Rennen merkte ich, dass mein Körper sich viel schneller regenerierte. Für mich war das umso wichtiger, da ich nach wie vor in allen Disziplinen antrat, obwohl ich damit zu einer aussterbenden Spezies gehörte. Außer Tina Maze und mir gab es kaum noch jemanden im Spitzenbereich, der sich das antat. Die meisten spezialisierten sich auf die technischen oder auf die Speed-Disziplinen, also entweder auf Slalom und Riesenslalom oder auf Abfahrt und Super-G.

Noch einmal Gold

Meine Leistungen bestätigten, dass mich mein Gefühl nicht trog. Ich lieferte gute Rennen ab und setzte mich bald in der Gesamtwertung an die Spitze. Dann kamen die Olympischen Spiele in Sotschi. Bei der Eröffnungsfeier durfte ich die deutsche Delegation als Fahnenträgerin anführen. Eine riesengroße Ehre, ich bekomme heute noch Gänsehaut, wenn ich an unseren Auftritt im Fischt-Olympiastadion zurückdenke. Als erste Disziplin stand drei Tage später die Super-Kombination an. Ich

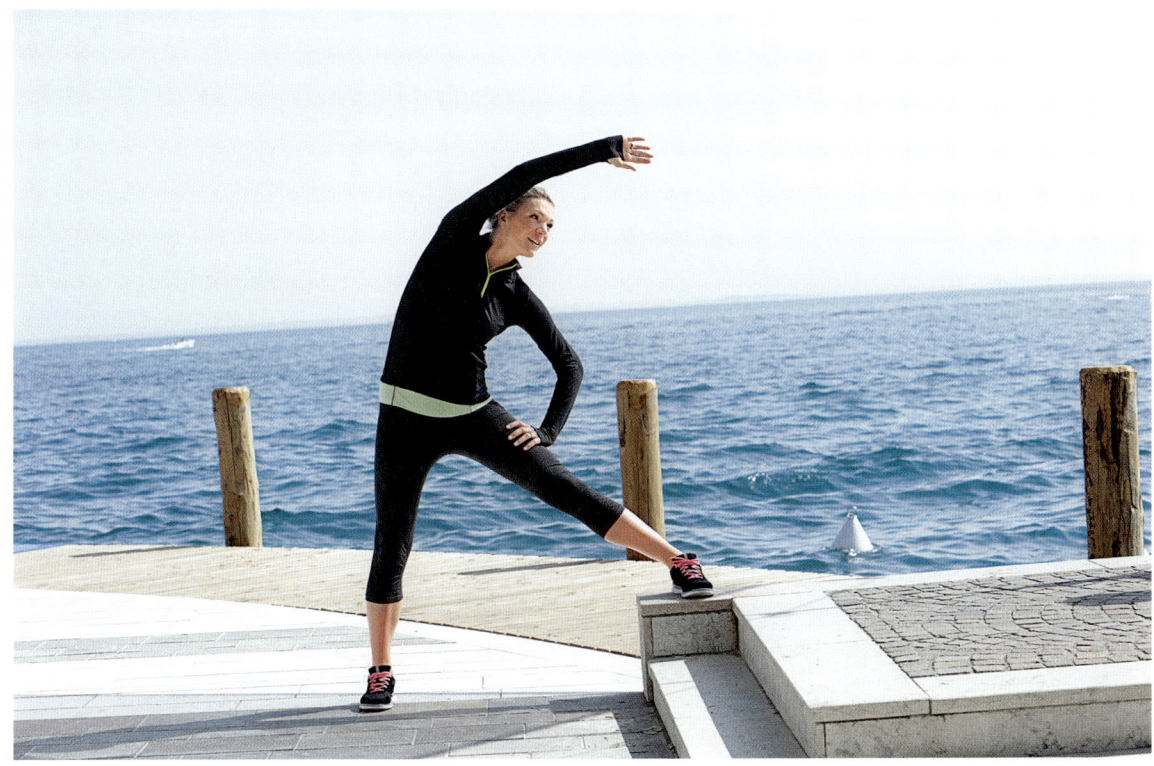

wurde als die große Favoritin gehandelt – und schaffte tatsächlich Gold. Und ein paar Tage später noch Silber im Super-G. Ich hatte also alles richtig gemacht, indem ich spürte, dass ich neue Reize brauchte, um noch einmal hundert Prozent bei der Sache zu sein und alles zu geben. Dann aber habe ich vor allem hart geschuftet und dabei immer ganz fest an meine Stärken geglaubt.

Nach Olympia hatte ich sogar die Chance, zum zweiten Mal den Gesamtweltcup zu gewinnen – wenn ich mich beim Finale in Lenzerheide nicht so schwer verletzt hätte, dass ich die Saison vorzeitig beenden musste. Das war ärgerlich und jammerschade, aber mein größtes Ziel, den dritten Olympiasieg, hatte ich erreicht. Ich konnte ein paar Wochen später also zufrieden einen Schlussstrich ziehen und meine Karriere beenden. Leicht ist es mir deswegen trotzdem nicht gefallen, aber bis heute habe ich es keine Sekunde bereut. Es war die richtige Entscheidung und der perfekte Zeitpunkt.

Fitness, mein Lebensthema

Für die Zeit danach hatte ich längst Pläne geschmiedet. Als Erstes wollte ich ausspannen, endlich mal Urlaub machen, ohne an die nächste Saison denken zu müssen. Einfach mal in den Tag hineinleben, keine Verpflichtungen haben… Um ehrlich zu sein: Das hielt ich gar nicht so lange aus. Vor allem aber war ich gespannt auf das Neue.

Eine der ersten Sachen, die ich anpackte, war mein eigenes Fitnessprogramm – die Basis für dieses Buch. Schon während meiner Karriere war ich immer wieder gefragt worden, wie ich

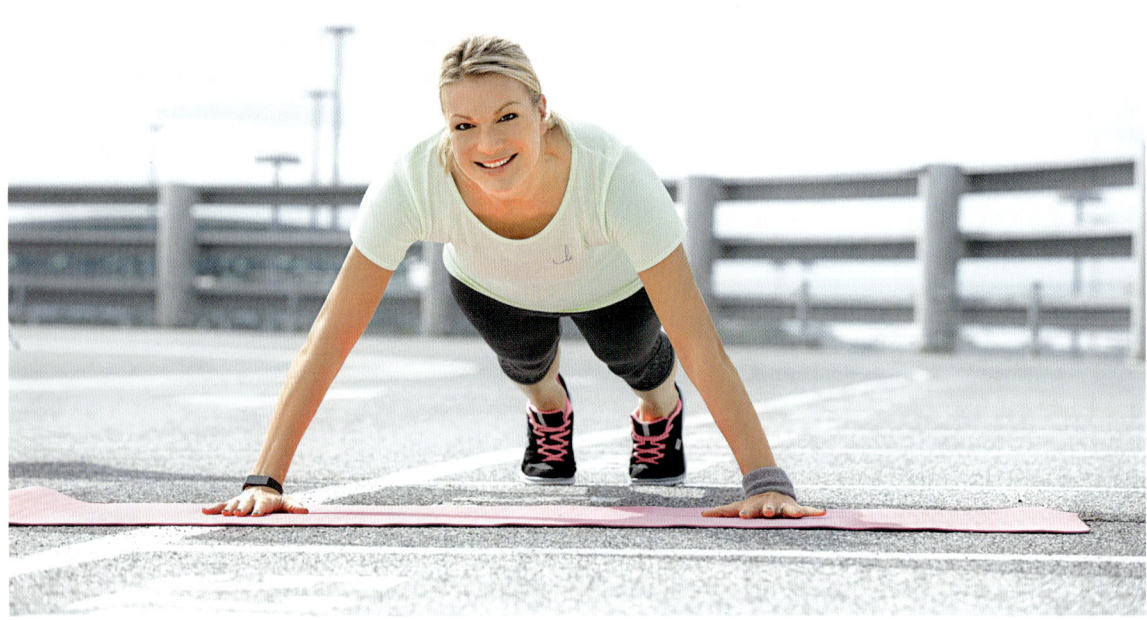

trainiere und ob ich Tipps geben könnte, wie man sich auch als normaler Breitensportler fit halten kann. Die Zusammenarbeit mit Heini Bergmüller hat mir die Augen geöffnet, besonders sein individueller Ansatz überzeugte mich. Jeder Mensch, ob Leistungssportler oder nicht, hat eine andere körperliche Konstitution. Wenn man gezielt, effektiv und nachhaltig trainieren will, muss man erstens seinen aktuellen Fitnesszustand kennen. Und zweitens das Trainingsprogramm individuell darauf zuschneiden. Natürlich abhängig von den Zielen, die man erreichen will. Das gilt für Anfänger wie für Fortgeschrittene. Individuell bedeutet dabei nicht, dass für jeden eigene Übungen erfunden werden müssen, so viele verschiedene kann sich niemand einfallen lassen. Die individuelle Abstimmung erreicht man durch unterschiedliche Level der Übungen, aber auch indem man die Intensität der Durchführung entsprechend anpasst, zum Beispiel durch die Anzahl der Wiederholungen.

Was ein gutes Fitnessprogramm bringen muss

Ein Schwerpunkt des Programms ist das Gewichtsmanagement (mehr dazu ab Seite 142). Ich bin keine Freundin von klapperdürren Models – und tendiere mit meinen 1,82 Metern selbst auch nicht dazu. Vielleicht täusche ich mich, aber von denen machen die meisten nicht gerade den Eindruck, als wären sie überglücklich mit ihrer Figur. Eher wirken sie, als müssten sie von morgens bis abends vor allem eins tun: sich quälen. Und genau das meine ich nicht, wenn ich von Gewichtsmanagement spreche. Mir geht es darum, dass man sich wohlfühlt in seiner Haut, happy ist mit seinem Körper und leicht alle körperlichen Anforderungen des Alltags managt.

BE.YOU.

Ich verspreche nicht, dass man mit dem Fitnessprogramm in vier Wochen aussieht wie Heidi Klum. Ich rate sogar dringend davon ab, sich solche Ziele zu stecken. Unter Gewichtsmanagement verstehe ich, sich bewusst mit seinem Körper zu beschäftigen und gezielt an einer Veränderung zu arbeiten.

Dein Körper ist nicht perfekt? Na und? Kein Körper ist perfekt, so wie kein Mensch perfekt ist. Das wollen uns vielleicht die Kosmetikindustrie oder manche Medien weismachen, dabei würde ich wetten, dass es weder der liebe Gott noch die Natur auf Perfektionismus angelegt haben. Wer könnte so etwas wie Perfektion auch allgemeingültig definieren? Jedes Wesen unter der Sonne ist ein Individuum, also etwas Einzigartiges – und Punkt! Entwickelt habe ich das Fitnessprogramm gemeinsam mit Gerald Rainer-Mitterbauer, einem meiner ehemaligen Trainer. Geri ist Physiotherapeut und absoluter Fitness-Experte. Und weil jedes Kind einen Namen braucht, haben wir es BE.YOU. genannt. Das bedeutet:

»Sei du selbst, glaube an dich, fühle dich wohl in deiner Haut und trainiere so, wie es für dich und deinen Körper am besten ist. Sei stolz auf dich, auf das, was du schaffst.«

IT'S MY LIFE!
Ein Leben für den Sport

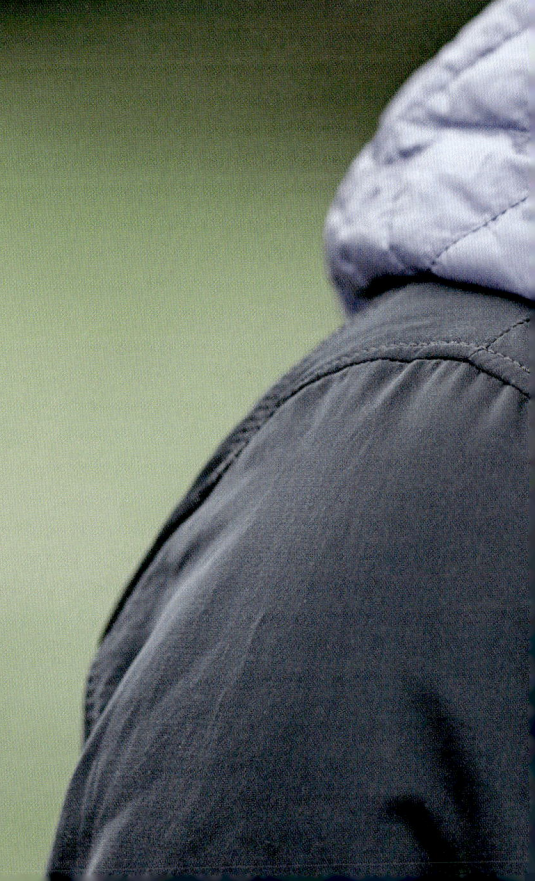

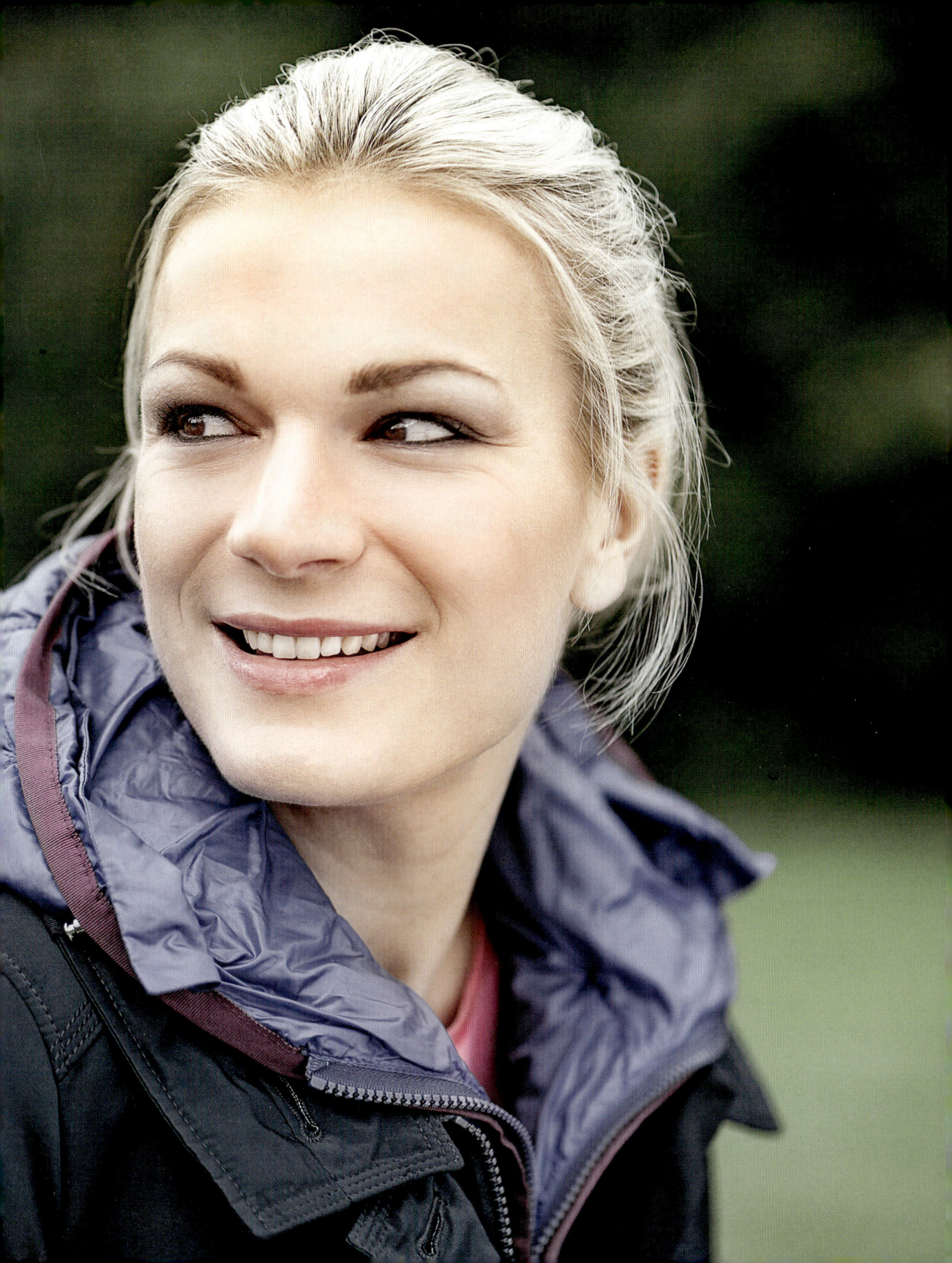

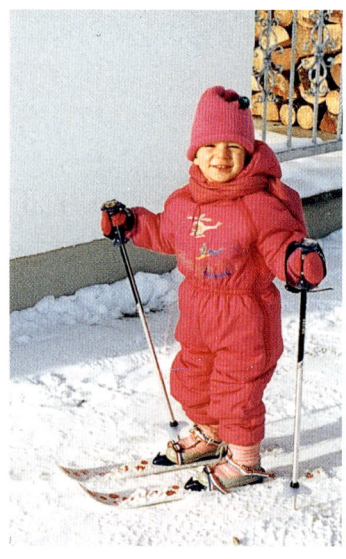 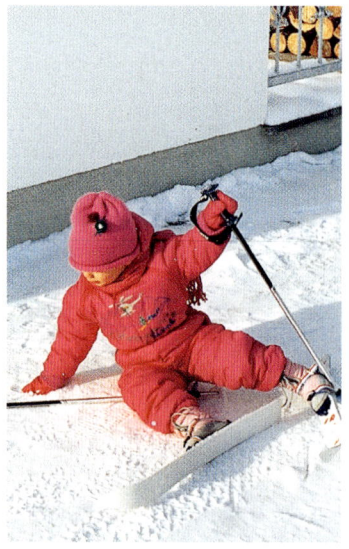 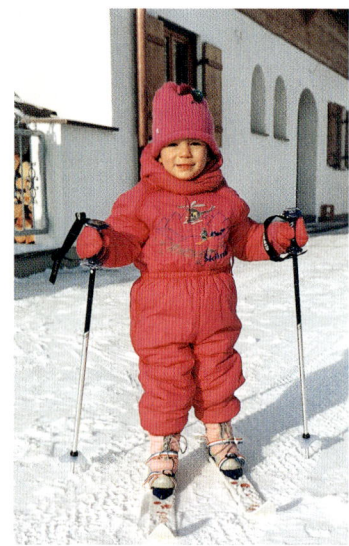

Meine Geschichte

Vom Skizwerg zur Olympiasiegerin

Alles fing mit ein paar „Rutschern" an, so eine Art Babyski, vielleicht fünfzig, höchstens sechzig Zentimeter lang. Die hatte meine Mutter besorgt. Dazu steckte sie mich in einen pinkfarbenen Schneeanzug. Auch sonst war an dem Tag so ziemlich alles an mir Pink: die Mütze, der Schal, die Handschuhe. Bis auf meine Schuhe, die sahen Rosa aus. Und die Mini-Ski, sie waren weiß, sodass man sie auf dem Schnee kaum gesehen hätte, wären auf ihrer Oberseite nicht ein paar Farbtupfer gewesen. Die „Rutscher" schnürte meine Mutter mit jeweils zwei Riemen an meinen Schuhen fest. Dann drückte sie mir noch zwei Skistöcke – auch die in Miniausführung – in die Hände, und schon ging's los.

Erste Schritte

Es muss ein schöner Wintertag gewesen sein, irgendwann im Februar oder März 1987. Dass die Sonne schien, sieht man auf den Fotos, die es von dieser Aktion gibt. Der Hof vor unserem Haus in Garmisch-Partenkirchen war zugeschneit. Und auf dem Weiß neben dem kleinen Mädchen, das in diesem Moment zum ersten Mal in seinem Leben auf Ski stand, ist deutlich der Schatten seines Körpers zu erkennen. Und ich, das kleine Mädchen, scheine mit der Sonne um die Wette zu strahlen. Nicht dass ich mich an etwas Bestimmtes erinnern könnte, doch wie es ausschaut, hatte ich meinen Spaß an der neuen Fortbewegungsart.

Die Liebe zum Schnee

Wie viele Schritte ich mit den „Rutschern" schaffte, weiß ich auch nicht. Sehr viele können es nicht gewesen sein, bis ich das Gleichgewicht verlor und auf dem Hosenboden landete. Auch davon existiert ein lustiger Schnappschuss. Das kleine Malheur schien mir aber nicht das Geringste ausgemacht zu haben, denn als meine Mutter das nächste Mal auf den Auslöser drückte, stand ich schon wieder auf den Ski und grinste wie ein Honigkuchenpferdchen in die Kamera. Demnach war ich ungefähr zweieinhalb Jahre alt, als ich die Liebe zum Skifahren entdeckte. Rein instinktiv, so muss man es wohl ausdrücken, denn in dem Alter kann man kaum von einer bewussten Entscheidung sprechen. Es war für mich einfach wie ein Spiel. Nicht mal ein ungewöhnliches für die Gegend, in der ich aufgewachsen bin. So ziemlich jedes Kind aus meiner Nachbarschaft konnte wie fast jedes Kind, das in Bayern und so wie ich direkt in den Bergen groß wird, Skifahren. Das Besondere in meinem Fall war vielleicht, dass ich extrem zeitig damit anfing. In dem Skiklub, in dem meine Eltern Mitglied waren, wurde man frühestens mit fünf Jahren aufgenommen. Das hielt mich jedoch nicht davon ab, trotzdem Ski fahren zu wollen. Also organisierten meine Eltern einen Skilehrer, der mir Privatunterricht gab. Und dazu einen zweiten, der ihn ersetzte, wenn der erste mal nicht konnte.

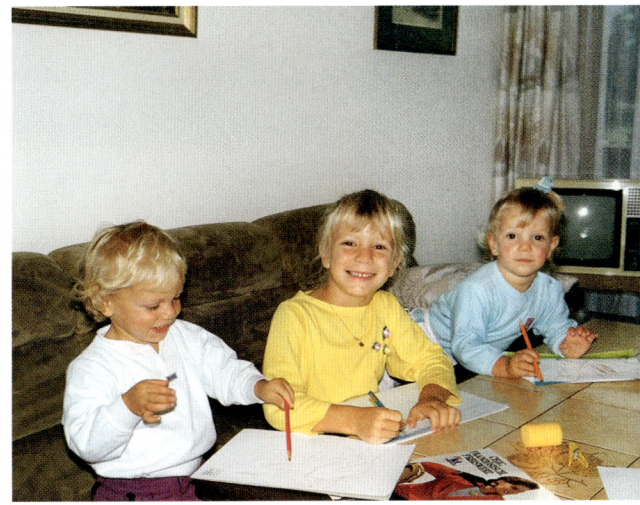

Mit meinen Geschwistern

Abenteuer Berg

So kam es, dass ich einen Winter später, aber noch im selben Jahr, mit der Gondel auf den Hausberg fuhr und die Piste am Kreuzwankl hinunterrauschte. Zwei-, dreimal die Woche, bis ich die Strecke recht sicher beherrschte – und es mich nach einem neuen Abenteuer drängte. Das fand ich auf der berühmten Kandahar, auf der die Weltcup-Abfahrt der Herren durchgeführt wird. Klingt wahrscheinlich ziemlich halsbrecherisch, aber ich hatte tatsächlich keine Angst, ganz gleich, wie steil die Pisten waren. In dem Alter weiß man noch nicht, was Gefahr bedeutet. Für mich blieb es ein Spiel. Nur eines hatte sich geändert: Das Spiel machte mir umso mehr Spaß, je schneller es einen Hang hinunterging.

In dem Winter, genauer gesagt im Dezember 1987, geschah übrigens noch etwas Aufregendes in meinem Leben: Unsere Familie, die bisher aus meinen Eltern und mir bestanden hatte, vergrößerte sich gleich um zwei Menschen. Meine Schwester Susanne und mein Bruder Matthias wurden geboren, als Zwillinge.

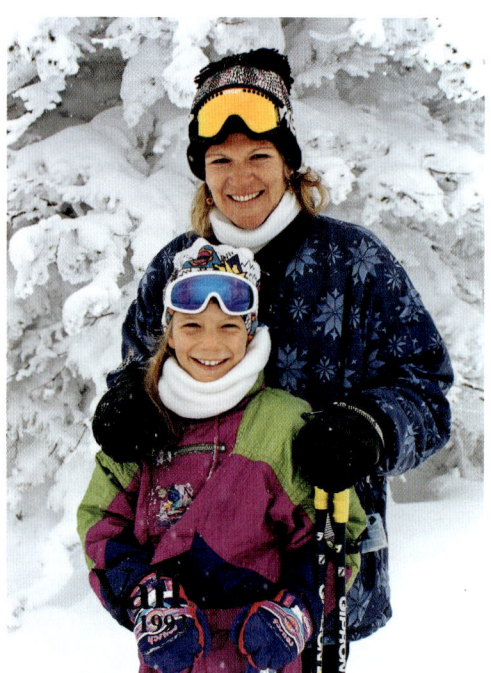

Mama und ich

Immer die Schnellste

„Maria Riesch errang im Torlauf den 2. Platz." So steht es auf einer Urkunde, die ich nach einem Rennen im März 1989 erhielt. Ob es mein allererstes Rennen war, kann ich nicht sagen, jedenfalls war es eines der ersten. Und man braucht kein großer Rechenkünstler zu sein: Ich war damals nicht einmal viereinhalb. Anscheinend konnte es mir nie schnell genug gehen, nicht nur beim Sport. Auch mit der Einschulung wollte ich nicht warten, bis ich regulär an der Reihe war. Meine Mutter musste deswegen zwar mit mir zu einem Test bei der Schulbehörde antreten. Doch dessen Ergebnis bestätigte nur meinen Drang, sodass ich mit fünf Jahren eingeschult werden durfte.

Da geht noch mehr

Die schulischen Pflichten machten den Alltag gleich etwas komplizierter, nicht nur für mich. Da ich neben dem Skifahren mit Tennis eine zweite Sportart entdeckte, die mir fast genauso viel Spaß bereitete, war es schon rein logistisch eine Herausforderung, alles unter einen Hut zu bekommen. Ohne meine Mutter wäre das unmöglich gewesen. Sie wartete nach dem Unterricht vor der Schule, um mich von dort zum Training zu fahren. Im Winter ging es nach der Schule erst zur Gondel oder zur Bahn, die mich auf die Zugspitze brachte, und nach dem Skitraining direkt zur Tennishalle. Der Tagesablauf unserer Familie war vom Aufstehen bis zum Schlafengehen durchgetaktet bis auf die Minute. Dieses stramme Zeitkorsett hat mich geprägt, bis heute. Leerlauf ist für mich ein Zustand, den ich nur schwer ertragen kann. Ich muss nicht ständig trainieren oder arbeiten oder unterwegs sein, aber mich irgendwo hinsetzen und stundenlang alle fünfe gerade sein lassen – puh, das ist echt nicht mein Ding. Dabei habe ich die straff getakteten Tage nie als Stress empfunden, zumindest damals nicht, es war einfach so. Und noch etwas kam hinzu: Es war mein ureigenster Wunsch, so oft wie möglich am Hang zu sein, um Ski zu fahren. Ich konnte gar nicht genug bekommen. Ich sehnte praktisch schon im Sommer den Winter herbei. Und wenn man von einer Sache grenzenlos begeistert ist, wie ich es war, nimmt man die Strapazen, die damit verbunden sind, nicht als Last wahr. Dieses Phänomen sollte mich noch viele Jahre begleiten. Daher weiß ich, dass Begeisterung, die Freude an dem, was man tut, noch immer die größte Motivation ist – und vor allem die ehrlichste.

Apropos Motivation

Das ist auch bei meinem Fitnessprogramm ein wichtiges Thema, für manche wird es vielleicht sogar das wichtigste sein. Die Übungen, die ich mit meinem früheren Trainer Geri ausgewählt und zu verschiedenen Trainingseinheiten zusammengefügt habe, bekommt jeder hin. Mag sein, nicht jeder auf Anhieb in der gewünschten Perfektion. Aber wie es das Wort schon richtig sagt: Es handelt sich um Übungen. Indem man sie ausführt, übt man also. Und Üben bedeutet, dass man bestimmte Abläufe und Fertigkeiten einstudiert und im besten Fall so lange wiederholt, bis man sie im Schlaf beherrscht. An dem Punkt tritt dann noch eine zweite Komponente hinzu: Wenn man die Übungen draufhat, macht man trotzdem weiter, weil man mithilfe der einstudierten Bewegungen seinen Körper trainieren will. Bei meinem Programm geht es schwerpunktmäßig um Ausdauer, Kraft, Mobilität und Stabilität. Oder zusammengefasst: um die allgemeine Fitness und damit gleichzeitig um das persönliche Wohlbefinden. Klingt kompliziert? Überhaupt nicht.

Was will ich, was brauche ich?

Man braucht sich nur eine ganz alltägliche Situation vor Augen zu führen, zum Beispiel Treppensteigen. Denken wir uns eine ganz gewöhnliche Treppe auf dem Weg zur Arbeit, sagen wir mit dreißig Stufen. Wenn ich fit bin, bewältige ich diese Stufen, ohne daran zu denken. Wahrscheinlich nehme ich die zusätzliche Belastung nicht mal wahr. Bin ich jedoch nicht fit und schleppe vielleicht auch noch ein paar Kilo zu viel mit mir herrum, wird mir diese Aktion den Schweiß auf die Stirn treiben, ich werde spüren, wie mein Atem schneller geht, und auch der Puls wird ein paar Takte zulegen. Womit ich wieder bei der Motivation wäre. Ein scheinbar belangloses Alltagserlebnis wie das Schnaufen nach dem Treppensteigen könnte eine Anfangsmotivation sein, um etwas für sich und seine Fitness zu tun. Es könnte

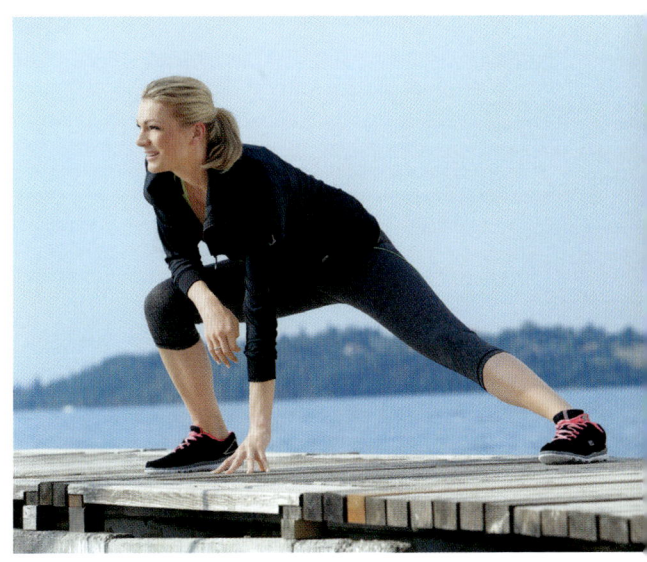

natürlich auch tausend andere Gründe geben, weswegen man beschließt, etwas für sich zu tun. Entscheidend aber ist, dass sich dieser erste Impuls zu einer echten Motivation entwickelt, die bleibt.

Begeisterung als Startpaket

Sich für etwas zu begeistern, ist an sich keine komplizierte Geschichte. Das geschieht meistens sogar spontan, ohne dass man einen Finger dafür rühren muss. Bei nicht wenigen Menschen, das ist meine Erfahrung, hat Motivation häufig einen eher wellenartigen oder auch sprunghaften Charakter. Woran das liegt? Wenn ich von mir ausgehe, gibt es dafür vor allem einen Grund: die Bedeutsamkeit. Oder besser gesagt: die schwindende Bedeutsamkeit einer Sache oder einer Beschäftigung. Für eine gewisse Zeit hilft Disziplin dann ganz gut, um sich selbst über den eigenen Mangel an Motivation hinwegzutäuschen. Sobald man allerdings akzeptieren muss, dass etwas, wovon man anfangs grenzenlos begeistert war, mit der Zeit unwichtig geworden ist, ist es auch mit der Motivation vorbei.

Von daher habe ich meine dauerhafte Begeisterung fürs Skifahren immer auch als ein Geschenk betrachtet. Als Geschenk, aber nie als Selbstverständlichkeit, das ist ein Unterschied. Wenn man so will, war es bei mir der perfekte Dreiklang: Meine Begeisterung war so groß, dass sie ganz automatisch eine ebenso starke Motivation mit sich brachte, und die wiederum blieb auf hohem Niveau, da sie von der Bedeutung genährt wurde, die das Skifahren für mich hatte. Es war mein Leben, das schönste Hobby und zugleich der beste Beruf.

Ich bin es mir wert

Nun kann man das eine, meine Zeit als Skifahrerin, mit dem anderen, sich auf ein Fitnessprogramm einzulassen und vor allem es durchzuziehen, schwer vergleichen. Worum es mir geht: In beiden Fällen ist es hilfreich zu wissen, wie die Wechselwirkung zwischen Begeisterung, Motivation und Bedeutsamkeit funktioniert. Begeisterung mag erst mal selbstständig entstehen, durch äußere Reize. Motivation durch Begeisterung oder durch

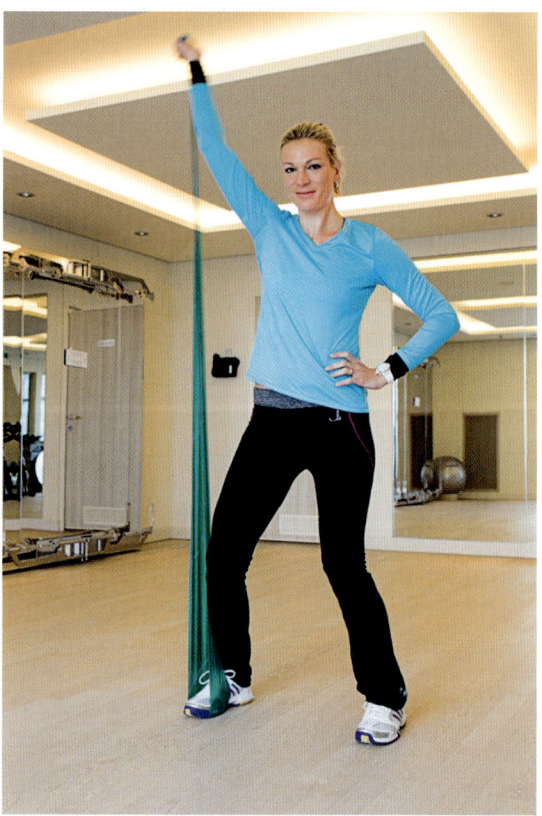

bestimmte Lebensumstände, wie etwa die Unzufriedenheit mit einer bestimmten Situation oder mit dem eigenen Aussehen. Wie wichtig einem etwas ist, dessen Bedeutsamkeit also, muss man in der Regel selbst herausfinden.

Das heißt, man kann einer Sache auch Bedeutsamkeit schenken, nicht unbedingt allgemein, aber für sich persönlich. Zum Beispiel, indem man beschließt, sich ab sofort mehr um seinen Körper, um seine Gesundheit zu kümmern, sich besser zu ernähren und regelmäßig Sport zu treiben. Und wenn man dann noch schafft, den Vorsätzen Taten folgen zu lassen, und das nicht nur für zwei Wochen, wird man schnell merken, wie begeistert man ist – nämlich von sich selbst. Weil man sich überwunden hat, weil man dranbleibt, weil man die Veränderungen spürt, weil man sich besser fühlt, weil man von anderen Komplimente bekommt… Und schon haben wir es wieder: Begeisterung als die allerbeste Motivation überhaupt.

Wie es weiterging

Aber ich wollte erzählen, wie es bei mir weiterging: Ich überspringe ein paar Jahre, bis zu dem Tag, als meine Begeisterung fürs Skifahren auf eine sehr unschöne und dramatische Weise auf die Probe gestellt wurde. Es war kurz vor Weihnachten. Ich war acht Jahre alt und gerade in der Tennishalle. Das Skitraining hatte ich an dem Tag bereits hinter mir, im Gegensatz zu Susanne und Matthias, die inzwischen ebenfalls mit dem Skifahren begonnen hatten. Ganz in der Nähe fuhr zu diesem Zeitpunkt auch unsere Mutter Ski, gemeinsam mit einer guten Bekannten. Sie tauchte plötzlich völlig überraschend in der Tennishalle auf, war ganz außer Atem und sagte: „Du musst auf den Papa warten, deine Mama kann dich nicht abholen… Matthias hatte einen Sturz, wir müssen mit ihm ins Krankenhaus." Die Sache mit dem Krankenhaus verwirrte mich.

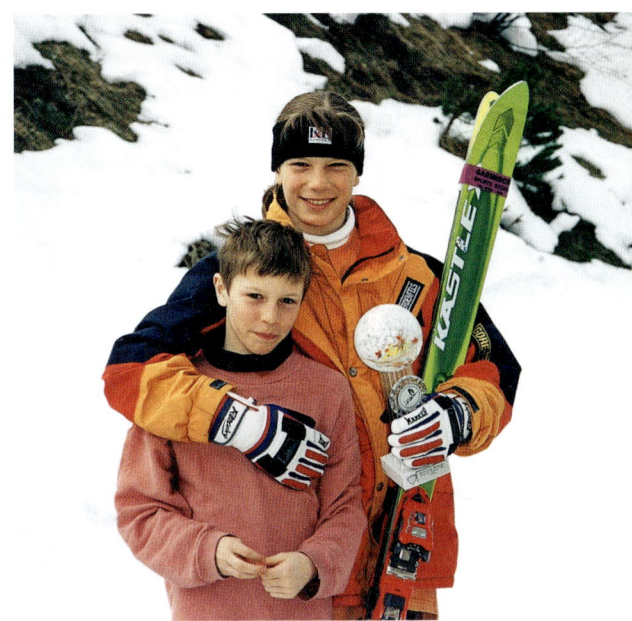

Mit meinem Bruder Matthias

Ich war beim Skifahren schon unzählige Male gestürzt, das gehörte dazu. Aber es war nie etwas Schlimmes passiert. Dazu sollte ich erwähnen, dass wir damals nie mit Helm fuhren, nicht einmal bei den offiziellen Kinder-Rennen war das üblich.

Der Schock

Meinem Bruder wurde das an diesem Tag zum Verhängnis. Er hatte auf der Piste eine Bodenwelle erwischt, die wie eine Rampe wirkte, sodass er ein Stück flog. Das war nicht ungewöhnlich und normalerweise auch kein Problem für ihn. Doch diesmal muss er in der Luft in Schieflage geraten sein. Die Landung missglückte, er schlug auf einem Baumstumpf auf – mit dem Kopf – und blieb reglos liegen. Diese Details erfuhr ich erst Wochen später, als meine Mutter den größten Schock überwunden hatte. Matthias hatte bei dem Sturz einen Schädelbruch erlitten, er musste sofort operiert werden. Sein Zustand war mehr als kritisch. Zum Glück hatte er bei dem Aufprall keine inneren Blutungen erlitten. Und die Operation war Gott sei Dank auch komplikationslos verlaufen. Nach ungefähr einer Woche konnten wir alle aufatmen, Matthias hatte das Schlimmste hinter sich, es ging ihm deutlich besser. Mir wird heute noch ganz anders, wenn ich an diese Tage zurückdenke. Die Angst um Matthias hat uns alle mitgenommen, nur eines war nie ein Thema: mit dem Skifahren aufzuhören. Allerdings war von da an der Helm Pflicht.

Wieder auf der Piste

Ich trainierte also weiter, und ich fuhr weiter Rennen. Im Winter verging kaum ein Tag, an dem ich nicht auf Ski stand. Mittlerweile hatte mich der Skiklub aufgenommen, der SC Partenkirchen. Und später auf dem Gymnasium gab es eine Schülermannschaft, bei der ich ebenfalls mitmachte. Für diejenigen, die sich im Skisport nicht so gut auskennen: Wie in anderen Sportarten, etwa dem Fußball, werden auch beim Ski alpin bereits für den jüngsten Nachwuchs verschiedene Wettkampfserien, Meisterschaften und Pokalwettbewerbe veranstaltet. Die erste Rennserie, an der man teilnehmen konnte, war der Kids Cup, quasi die Deutsche Meisterschaft der Acht- bis Zwölfjährigen. Über den Winter verstreut fanden an verschiedenen Orten Rennen statt. Am Ende gab es ein Finale, das meistens bei uns in Garmisch-Partenkirchen stattfand. Wer es unter die besten zwölf schaffte, wurde vom Deutschen Skiverband zu einem speziellen Förderkurs eingeladen. Ich gewann dreimal hintereinander. „Je mehr ich trainierte, desto besser wurde ich. Und umso besser ich wurde, desto mehr trainierte ich." So habe ich es in meiner Biografie *Geradeaus* geschrieben. Aber das könnte auch ein guter Leitspruch für jeden sein, der sich auf mein Fitnessprogramm einlässt.

Die Jüngste und Schnellste

Wobei das mit dem Immer-besser-Werden auch seine Tücken hat, wie ich bald erfahren sollte. Mit elf Jahren wurde ich in die Gaumannschaft aufgenommen. So heißt das immer noch. Garmisch-Partenkirchen gehört zum Skigau Werdenfels. In der Mannschaft waren die Besten aus unserer Region. Wir trainierten das ganze Jahr über, ähnlich wie die Profis: Im Winter, der für uns bis Mitte Mai ging, auf der Zugspitze, ab Juni auf dem Gletscher in Sölden. Ich war die Jüngste, aber oft auch die Schnellste, was nicht jedem im Team gefiel. Das Harmloseste, mit dem ich fertigwerden musste, war noch, dass die

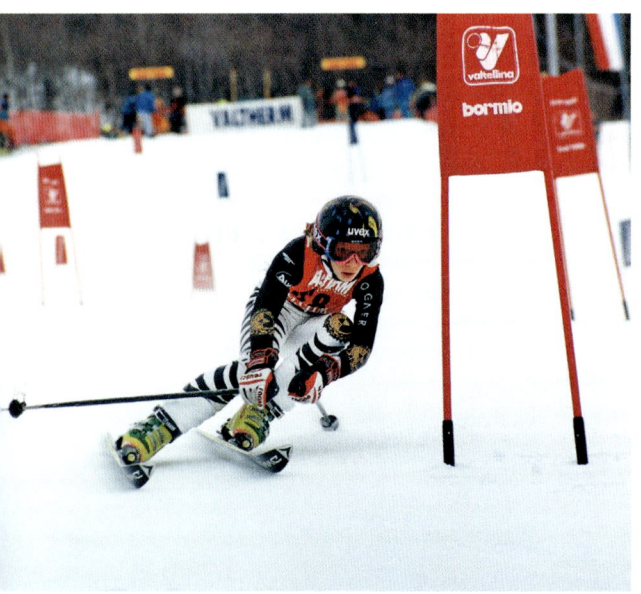

anderen mich nur bei meinem Nachnamen riefen. Oder einer von ihnen nannte mich „Schneekettenmaul", weil ich eine feste Zahnspange trug, und die anderen plapperten es nach. Im Bus wollte keiner neben mir sitzen, im Trainingslager niemand das Zimmer mit mir teilen. Entweder wurde ich mit dümmlichen Sprüchen bedacht oder komplett ignoriert. Warum sie ausgerechnet mich für ihre Gemeinheiten ausgesucht hatten? Ich kann es nicht sagen. Was nicht heißen soll, dass ich frei von Fehlern gewesen wäre, das bestimmt nicht. Damals hat mich das mächtig gequält. Mit etwas Abstand konnte ich dem ganzen Ärger aber auch etwas Gutes abgewinnen: Auf diese Weise lernte ich wenigstens gleich, was Sport eben auch bedeuten kann, nämlich sich durchzubeißen.

Der Weg in den Profisport

Die Probleme verschwanden, als ich mit vierzehn in die Jugendnationalmannschaft des Skiverbands aufrückte. Mit den Mädels in dem neuen Team verstand ich mich auf Anhieb. Auch sportlich konnte es kaum besser laufen. Alles wurde noch professioneller. Ich bekam einen Ausrüstervertrag, fuhr zu Trainingslehrgängen nach Österreich, Italien und Frankreich. Und es dauerte nicht lange, dann bestritt ich mein erstes internationales FIS-Rennen, einen Riesenslalom, in Ofterschwang. Die FIS – Fédération Internationale de Ski – ist der internationale Skiverband, er veranstaltet Olympische Winterspiele, Weltmeisterschaften und den alljährlichen Ski-Weltcup. Man kann sagen, ich war fast schon Profisportlerin. Zumindest lief alles

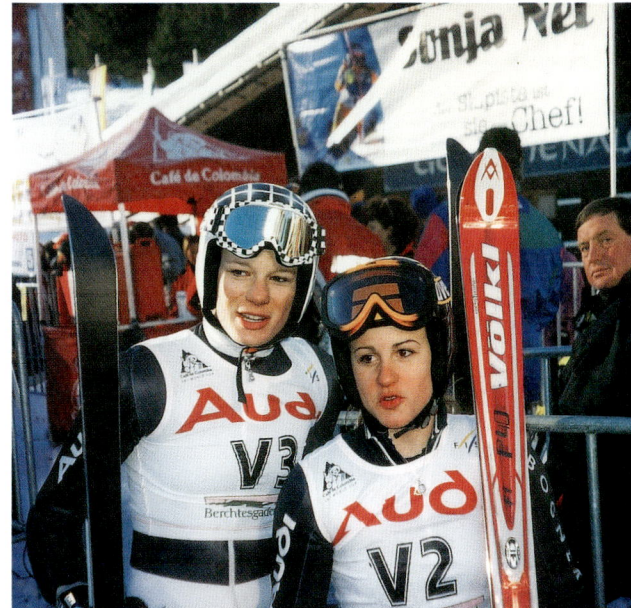

Mit meiner Teamkollegin Katy Hölzl

darauf hinaus. Das war inzwischen auch mein Berufswunsch, übrigens der einzige, Plan B existierte nicht. Offiziell blieb mein Status Schülerin. Allerdings fiel ich im Gymnasium zunehmend durch eine rasch anwachsende Zahl an Fehltagen auf. Was es mir bald enorm schwer machte, dem Unterrichtsstoff zu folgen. Es war eine ewige Hängepartie, so sehr ich mich auch mühte, die entstandenen Lücken zu stopfen. Bei sechzig Fehltagen – und mehr – war es nur eine Frage der Zeit, bis ich kapitulierte. In der zehnten Klasse deutete sich die Katastrophe an. Ich fuhr Europacup-Rennen und war auf dem Sprung ins Weltcup-Team. Sollte ich in dieser Situation einen Gang zurückschalten? Unmöglich. Manche Lehrer zeigten Verständnis, andere nicht. Doch selbst denen könnte ich keinen Vorwurf machen, sie hatten ihre Lehrpläne abzuarbeiten. Es war allein meine Entscheidung, mein Wunsch – oder mehr noch: mein Traum.

Die Rettung: das Skigymnasium

Ich war drauf und dran, die Schule abzubrechen. Aber weder mein damaliger Trainer noch meine Eltern wollten davon etwas hören. Wir führten einige Gespräche, man könnte sie kontrovers nennen. Auch mit der Schulleitung. Ich war ziemlich sauer, fühlte mich unverstanden, ging aber trotzdem weiter zum Unterricht und büffelte nach dem Training, bis es doch nicht mehr ging. Da war ich in der zwölften Klasse.

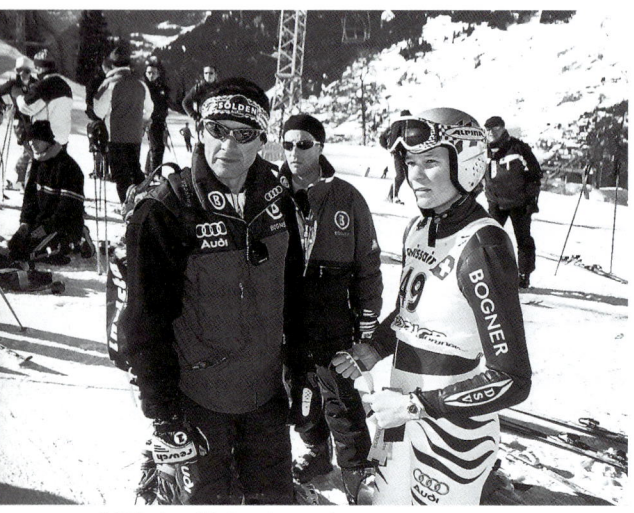

Mit Trainer Markus Anwander

Dass ich trotzdem das Abitur in Angriff nahm und auch schaffte, habe ich unter anderem Wolfgang Maier zu verdanken, der zu der Zeit Cheftrainer unserer Weltcup-Mannschaft war und heute Sportdirektor beim Deutschen Skiverband ist. Wolfi hatte die rettende Idee und die notwendigen Kontakte. Und so wechselte ich fürs letzte Schuljahr aufs Skigymnasium in Berchtesgaden. Dort waren die Unterrichtszeiten und alles andere auf die Bedürfnisse von Leistungssportlern ausgerichtet. Jeder bekam seinen Lehrplan individuell maßgeschneidert. Einfach war es trotzdem nicht, aber machbar.

Premiere zu Hause

Noch bevor ich das Abi in der Tasche hatte, war ich mein erstes Weltcup-Rennen gefahren, auf der Kandahar in Garmisch, vor heimischem Publikum. Beim Super-G am 16. Februar 2001, dieses Datum werde ich niemals vergessen. Als Neuling bekam ich Startnummer 60, die höchste, und wurde dementsprechend als Letzte auf die Strecke geschickt. Das Wetter war ideal, die Sonne schien, es herrschte gute Sicht. Ich fuhr nicht das Rennen meines Lebens, aber es gelang mir, schneller zu sein als vierzig Starterinnen, die vor mir gefahren waren – Platz zwanzig! Ich war überglücklich. Mein erstes Rennen bei den Großen, und gleich Weltcup-Punkte eingeheimst. *Bild* schrieb hinterher: „Eine 16-Jährige zeigt's den Stars". Und die *Süddeutsche Zeitung*: „Als einzige Deutsche überzeugt Maria Riesch." Hilde Gerg und Martina Ertl, die großen Namen im Team, hatten an dem Tag nämlich schlechter abgeschnitten.

Das Ziel: Immer besser werden

Dass ich bereits im zarten Alter von sechzehn Jahren mein Weltcup-Debüt geben durfte, war vor allem eine Belohnung für meine Erfolge bei der Junioren-Weltmeisterschaft in Verbier. Von dort war ich kurz zuvor mit einem kompletten Medaillensatz zurückgekehrt: Gold in der Kombination, Silber im Super-G, Bronze in der Abfahrt. Das bedeutete nicht, dass ich von nun an im Team gesetzt war, aber ich bekam immer mal wieder die Gelegenheit, im Weltcup zu starten. Und ich durfte nun auch häufiger mit den Erwachsenen trainieren. Bedingung war allerdings, dass ich meine

Hausaufgaben bei den Europacup-Rennen ordentlich erledigte, also weit vorn landete und kräftig Punkte einfuhr. Mir war klar, dass ich noch nicht gut genug war, um ständig im Weltcup mitzufahren, aber ich spürte, dass ich es schaffen konnte. Und nichts wollte ich mehr als das.

Wenn ich das heute erzähle, könnte man meinen, ich hätte einen Masterplan gehabt. Aber so war es nicht. Ich hatte einfach nur unheimlich viel Spaß am Skifahren und habe mich richtig reingehängt. Natürlich war ich auch stolz auf jede gute Platzierung – und danach umso mehr motiviert. Aber ich plante nicht, wo ich in zwei oder drei oder vier Jahren stehen wollte, ich dachte von Rennen zu Rennen.

Dämpfer als Ansporn

Die nächste Junioren-Weltmeisterschaft kam, wieder holte ich Medaillen, diesmal Gold und Silber. Was aber noch bedeutsamer war: Ich gewann am Ende des Winters die Gesamtwertung im Europacup. Denn damit qualifizierte ich mich für einen Startplatz im Weltcup-Team. Als die neue Saison losging, konnte ich es kaum erwarten, bekam aber gleich beim Auftaktwochenende in Sölden einen Dämpfer. Ein Riesenslalom, wir starteten mit sechs Fahrerinnen, nur eine schaffte es in den zweiten Durchgang. Ich schied im ersten durch einen Sturz aus. Danach ging es nach Amerika, drei Rennen standen an. Ich weiß nicht, ob ich mich zu sehr unter Druck setzte, jedenfalls schaffte ich es bei keinem in den Finaldurchgang. Nächste Station war Kanada, Lake Louise. Wurde Zeit, dass ich mal eine gute Platzierung hinbekam. Man wird nicht lockerer, wenn man ständig rausfliegt. Meine Trainingszeiten ließen hoffen, doch was geschah, als es drauf ankam? Ich stürzte wieder. Auch Niederlagen können ein Ansporn sein, man muss sie nur schnell verdauen und seine Lehren daraus ziehen. Darin war ich immer ganz gut. Klar ärgerte ich mich, wenn ich ausschied oder stürzte oder einfach schlecht fuhr, aber ich schleppte das schlechte Gefühl nicht ewig mit mir herum. Ich machte einen Haken dahinter und schaute nach vorn. Auch an dem Wochenende.

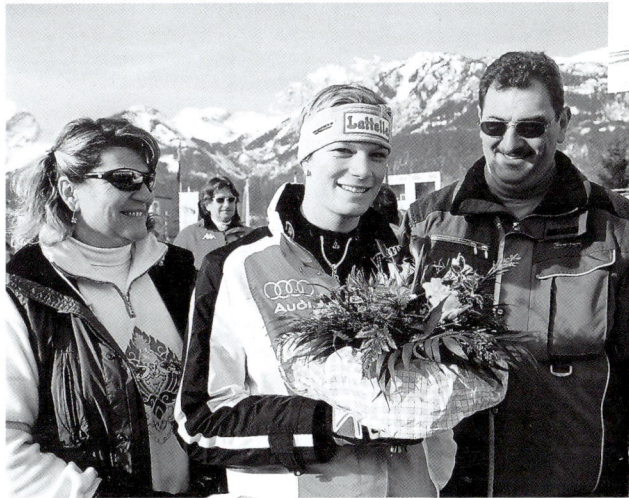

Mit meinen Eltern

Am nächsten Tag lief es umso besser: Platz elf in der Abfahrt. Das erste Leuchtzeichen am Horizont. Und noch bevor das Jahr zu Ende ging, fuhr ich zum ersten Mal im Weltcup aufs Podium – Platz drei in der Kombination. Nur Martina Ertl und Janica Kostelić – mein großes Vorbild damals – waren schneller.

Endlich im Weltcup

Meine ersten Auftritte im Weltcup waren wie ein Schnupperkurs. Ich gewöhnte mich an die neue Umgebung, an die Trainer und das

Team. Ich lernte die Strecken kennen und den ganzen Zirkus drum herum: Fernsehkameras, Journalisten, Autogrammjäger. Ich war also gut vorbereitet, als ich in die nächste Saison startete. Und noch etwas hatte sich geändert: Ich hatte über den Sommer das Abitur gemacht, die Schule war damit endlich passé. Mit einem Schlag fühlte ich mich wie befreit. Sicher war das auch ein Grund dafür, dass es sportlich nun immer besser lief. Ich schied bei den Rennen nur noch selten aus, peilte stattdessen öfter mal eine Podiumsplatzierung an.

Nerven bewahren

Und dann kam das Wochenende in Haus im Ennstal, Ende Januar 2004. Zuerst die Abfahrt. Ich hatte Startnummer 31, musste also ziemlich lange warten. Die Warterei ist unter normalen Umständen schon nicht das Beste für die Nerven. Sie ist es erst recht nicht, wenn Fahrerinnen stürzen, bevor man selbst auf die Strecke geschickt wird. An diesem Tag, es war ein Freitag, ereigneten sich gleich drei Stürze, ziemlich brutal, mit Knochenbrüchen und Kreuzbandrissen. Immer wieder musste das Rennen unterbrochen werden. Oben im Starthaus stieg die Anspannung, auch bei mir. Wenn man in solch einer Situation das Startsignal erhält, sollte man am besten an gar nichts denken, sondern sich einzig und allein auf die Fahrt konzentrieren, auf das Streckenprofil und seine Besonderheiten, die einem bei der Besichtigung vor dem Rennen aufgefallen sind. Anders gesagt: Man sollte die Welt um sich herum ausblenden, wie in einem Tunnel sein – und Vertrauen in die eigenen Fähigkeiten haben.

Mein erster Weltcup-Sieg

Das muss mir ganz gut gelungen sein. Als ich durchs Ziel schoss, blinkte auf der Anzeigetafel die Bestzeit auf – und dahinter eine Eins. Nach mir kamen noch andere Fahrerinnen, aber keine war schneller. Ich hatte es tatsächlich geschafft: mein erster Weltcup-Sieg! Meine Eltern hatten sich das Rennen zu Hause im Fernsehen angeschaut. Sie trauten ihren Augen kaum. Als sie realisierten, dass es wirklich ihre Tochter war, die auf dem Podest stand, in der Mitte, ganz oben, packten sie in Windeseile ein paar Sachen zusammen, sprangen in ihr Auto und düsten los Richtung Steiermark. Als ich am Abend bei der offiziellen Siegerehrung noch einmal aufs höchste Treppchen stieg und die deutsche Nationalhymne ertönte, standen sie im Publikum, beide verdrückten ein paar Tränen. Ich freute mich, dass sie da waren und diesen Augenblick miterlebten. Ich hatte ihnen so viel zu verdanken, es war auch ihr Sieg.

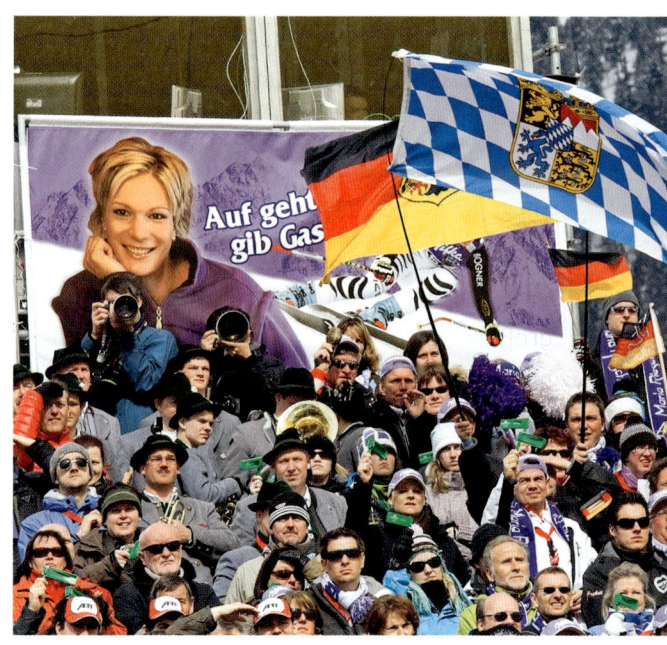

Kämpferherz

Gern hätte ich ihnen am nächsten Tag, es stand wieder eine Abfahrt an, eine ähnlich gute Vorstellung geboten. Stattdessen verschlug es mir auf einer Eisplatte in einer Rechtskurve den Innenski, sodass ich mit Tempo hundert von der Piste fegte und in einer Sicherheitsplane landete. Auf dem riesigen Bildschirm im Ziel muss es reichlich spektakulär ausgesehen haben, meine Eltern dachten, ich hätte mich schlimm verletzt. Aber ich hatte Glück, es war nichts gebrochen, nur ein paar Prellungen. Die allerdings taten so weh, auch am nächsten Tag noch, dass ich ernsthaft überlegte, das letzte Rennen des Wochenendes sausen zu lassen. Unser Mannschaftsarzt half mit einem Schmerzmittel, zusätzlich kühlte ich die wehen Stellen mit Eis bis kurz vor dem Start. Irgendwie hatte mich der Ehrgeiz gepackt. Zwar malte ich mir keine großen Chancen aus, aber ich wollte wenigstens versuchen, noch ein paar Punkte für die Gesamtwertung zu sammeln. Und wer weiß, manchmal wird allein der Wille belohnt. Mit dieser, wie ich fand, sehr realistischen Einstellung ging ich ins Rennen, diesmal war es ein Super-G. Aber dann geschah doch ein kleines Wunder, jedenfalls für mich. Nicht nur, dass ich auf der Piste keine Schmerzen mehr spürte, ich vermied unterwegs auch größere Patzer und legte eine richtig gute Zeit hin. Sogar die beste bis dahin. Wobei ich keineswegs ahnen konnte, was sie am Ende wert sein würde. Noch standen genügend Fahrerinnen am Start, die Kandidatinnen fürs Podest und auf den Sieg waren. Was soll ich sagen? Während ich in der „Leader-Box" stand und wartete, blieben mir fast die Worte weg. Eine nach der anderen kam ins Ziel, aber keine war schneller als ich. Nur Carole Montillet, die Französin, die das Rennen bei meiner Weltcup-Premiere in Garmisch gewonnen hatte, kam an meine Zeit heran – sie schaffte exakt die gleiche, wir teilten uns den Sieg.

Die Welle reiten

Es sollte in dieser Saison nicht mein letzter sein. Im finnischen Levi gelang mir der dritte Streich. Bei arktischen Temperaturen von minus zwanzig Grad fuhren wir zwei Slaloms. Beim ersten landete ich auf dem dritten Platz, was mich schon glücklich machte. Woher hätte ich wissen sollen, dass am nächsten Tag noch mehr drin sein würde: Platz eins! Drei Weltcup-Siege in drei verschiedenen Disziplinen – schon verrückt. Und irgendwie grandios. Manche kennen das vielleicht: Wenn man einmal die richtige Welle erwischt hat, ist man kaum zu bremsen. Man fühlt sich fast, als würde man schweben, alles geht viel leichter.

Drittbeste Skifahrerin der Welt

Ich will es kurz machen: Bis zum Ende der Saison fuhr ich noch ein paar gute Ergebnisse ein. Und nach dem vorletzten Rennen stand fest, dass ich bei der abschließenden Siegerehrung noch einmal aufs Podest steigen durfte: Ich hatte mich in der Gesamtwertung bis auf Platz drei vorgekämpft. Es kam mir beinahe surreal vor: Gerade hatte ich meine erste komplette Weltcup-Saison absolviert – und jetzt war ich plötzlich die drittbeste Skifahrerin der Welt!

Der Erfolg weckte Begehrlichkeiten und steigerte die Erwartungen, natürlich auch meine

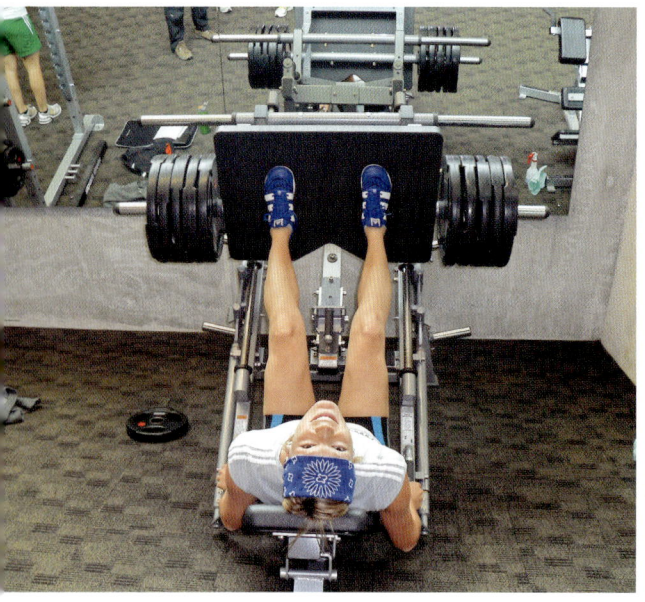

eigenen. Ich fieberte regelrecht dem nächsten Winter entgegen. Den Sommer nutzte ich, um vor allem Ausdauer und Kraft zu trainieren. Man sagt: Die Sieger des Winters werden im Sommer gemacht. Genau so ist es auch. Im Oktober ging es dann wieder los. Der Auftakt, wie immer in Sölden, fiel mäßig aus, aber das war noch nie meine Lieblingsstrecke. Außerdem brauchte man eine gewisse Zeit, um wieder in den Rennrhythmus zu finden. Ich war also guter Stimmung, als der Tross nach Amerika weiterzog. Das änderte sich dort allerdings schlagartig: Gleich im ersten Training stürzte ich und ramponierte mir dabei die rechte Schulter. Zwangspause, erst nach drei langen Wochen konnte ich wieder starten. Die Schmerzen waren nicht vollständig verschwunden, aber ich fuhr ordentliche Rennen, alles schien sich zu fügen. Dachte ich. Bis zum 12. Januar 2005, einem Mittwoch. Super-G in Cortina d'Ampezzo, auf der legendären Olimpia delle Tofane.

Der Sturz, die Hoffnung

Ich war noch keine dreißig Sekunden auf der Strecke, als ich eine Rechtskurve zu spät erwischte, in Rückenlage geriet und ausgehoben wurde. Ehe ich begriff, was passierte, schleuderte ich wie ein Dummy von der Piste und krachte mit voller Wucht in den Fangzaun. Die Schürfwunden im Gesicht sahen übel aus, aber wirklich kaputtgegangen war mein rechtes Knie – Kreuzbandriss. Die Saison war damit für mich vorüber. Auch die bevorstehende Weltmeisterschaft würde ohne mich stattfinden. Ich war wütend und frustriert, aber irgendwie noch im Kampfmodus. Was sollte ich klagen? Ich war nicht die erste Skifahrerin, der so etwas passierte. Ich musste nach vorn schauen. Es würde eine nächste Weltcup-Saison geben und in zwei Jahren die nächste Weltmeisterschaft. Und noch davor, in einem Jahr, Olympische Winterspiele. Wenn ich mich anstrengte und alles nach Plan lief, würde ich im nächsten Winter wieder am Start stehen. Das war mein Ziel, darauf konzentrierte ich mich – und daraus zog ich meine Motivation.

Was zählt?

Ich habe lange überlegt, welche Geschichten aus meinem Leben ich für dieses Buch aufschreibe. Am Anfang dachte ich, es müssten die Erfolgsstorys sein, die drei Olympiasiege, die zwei Weltmeistertitel, der Sieg im Gesamtweltcup, die würden andere am meisten motivieren. Aber dann habe ich mich gefragt, welche Momente meiner Karriere wirklich die entscheidenden waren, die mich vorangetrieben und weitergebracht haben, die mich gelehrt haben, was ich immer wieder anwenden konnte und kann, im Sport, aber auch sonst im Leben. Sicher, die größten Erfolge haben mein Leben jedes Mal ein Stück weit verändert, das ganze Drumherum, besonders die ersten beiden olympischen Goldmedaillen von Vancouver. Aber sie haben nicht mich als Person verändert. Das haben eher die schwierigeren Phasen meiner Karriere bewirkt, die Niederlagen und Rückschläge. Sich davon nicht niederschmettern oder lähmen zu lassen, ein negatives Erlebnis in positive Energie umzuwandeln, das ist aus meiner Sicht das größere Kunststück und am Ende, wenn man es hinbekommt, die größere Leistung.

Wieder aufstehen

An einen solchen Punkt war ich in jenem Winter Anfang 2005 geraten. Kleinere Verletzungen hatte ich davor schon erlitten, jetzt aber wurde ich zum ersten Mal komplett ausgebremst, sozusagen von hundert auf null. Es war schmerzhaft und ärgerlich und vor allem wider meine Natur: Ich war es gewohnt, ständig in Bewegung zu sein, zu trainieren, zu reisen. Auf einmal konnte ich nichts tun als warten. Bevor die Ärzte das Knie operierten, musste erst einmal die Schwellung zurückgehen. Doch wie gesagt, ich machte mir keine allzu großen Sorgen, zumal der Heilungsprozess nach dem Eingriff der Mediziner planmäßig verlief. Bald konnte ich mit der Reha beginnen, und als unser Team im Sommer zu den Vorbereitungstrainingslagern aufbrach, war ich mit dabei.

Aber ich war noch nicht wieder die Alte, vor allem im Kopf nicht. Beim Schneelehrgang in Neuseeland fuhr ich vorsichtiger die Piste hinunter, bei schlechten Sichtverhältnissen fast ein wenig ängstlich. Eine völlig normale Reaktion, die ich aber nicht gern akzeptierte. Weil ich wusste, dass man so keine Rennen gewinnt. Man darf keine Angst auf der Piste haben, man darf auch nicht unsicher sein, sonst ist die Gefahr noch größer, dass etwas schiefgeht. Und tatsächlich stürzte ich wieder – Knochenstauchung im linken Schienbein, noch eine unfreiwillige Pause. Aber ich schaffte es bis zum Saisonbeginn. Es war kein spektakuläres Comeback, doch ich konnte schnell wieder mit den Besten mithalten. Nach nur fünf Rennen hatte ich mich sogar für die Olympischen Spiele im kommenden Februar in Turin qualifiziert.

Rückschläge ohne Vorwarnung

Dieser Traum zerplatze am 10. Dezember 2005 beim Riesenslalom in Aspen. Es war ganz allein mein Fehler. Eine winzige Unaufmerksamkeit, eine Hundertstelsekunde vielleicht, oder weniger. Aber die darf man sich auf der Piste, bei dieser Geschwindigkeit und dem aggressiven Kunstschnee dort nicht erlauben. Ich rutschte weg, muss aber sofort versucht haben, wieder in die richtige Spur zu kommen. Das geschah in Bruchteilen von Sekunden, war also mehr ein Impuls als eine überlegte Entscheidung. Es ging auch gründlich schief. Der linke Ski „biss" sich mit der Kante in den Schnee. Fast gleichzeitig schoss mir ein höllischer Schmerz ins Knie. Ich glaubte sogar zu hören, dass etwas riss, und wusste sofort, dass das Kreuzband hinüber war, diesmal das linke. Zusätzlich hatte der Meniskus einen Korbhenkelriss erlitten und Ober- und Unterschenkel waren heftig gestaucht. Zwei Kreuzbandrisse in einem Jahr, und die neue Verletzung war noch weitaus gravierender. Ich mag gar nicht daran denken, wie elend ich mich nach der Diagnose fühlte.

Statt bei Olympia in der Klinik

Die Olympischen Spiele erlebte ich in der Rehaklinik am Fernseher. Diesmal dauerte alles viel länger. Nach einem halben Jahr hatte ich noch immer nicht genügend Muskeln aufgebaut. Ich hinkte nach wie vor und konnte das Knie nicht richtig strecken. Das machte es verdammt schwer, optimistisch zu bleiben. Zumal ich vom ersten Kreuzbandriss wusste, wie die Heilung normalerweise verläuft. Jetzt verlief nichts normal. Um ehrlich zu sein: Meine Geduld war längst erschöpft. Es wurde auch nicht besser, als ich mich im Sommer trotz Schmerzen und Bewegungseinschränkungen durch das Konditionstrainingslager quälte. Ich wollte unbedingt wieder beim Team sein, dachte, das würde mich anspornen. Unser Trainer scheuchte uns jeden Tag stundenlang mit den Fahrrädern durch die Botanik. Mir ging schon am ersten Anstieg die Puste aus. Das kaputte Knie war kaum belastbar, das andere musste doppelte Arbeit leisten und wurde dadurch überstrapaziert. Kurz gesagt: Ich war ein Schatten meiner selbst. Das Trainingslager sollte mir das Gefühl geben – oder überhaupt erst wecken –, dass es vorwärtsging. Aber das wäre eine Lüge gewesen, und im Lügen bin ich schlecht. Ich musste den Tatsachen ins Auge schauen: Der Ausflug zum Team war ein Fiasko, als Motivationshilfe völlig unbrauchbar. Und ich musste mich zwingen, das Undenkbare zu denken: Die Verletzung konnte das Ende meiner Karriere bedeuten, bevor sie überhaupt richtig begonnen hatte. Vielleicht war mein Traum schon ausgeträumt.

Ganz unten

Viele Ärzte haben in dieser Zeit versucht, mir zu helfen. In meiner Verzweiflung probierte ich unterschiedlichste Therapien aus. Bis ich an nichts mehr so recht glaubte und mich fühlte, als würde ich in einem tiefen dunklen Loch sitzen. Sicher war auch eine Portion Selbstmitleid im Spiel, das lässt sich gar nicht vermeiden. Warum hatte es ausgerechnet mich erwischt? Und warum wurde es ausgerechnet bei mir nicht besser? Solche Fragen kommen automatisch, obwohl mir natürlich klar war, dass sie unsinnig und alles andere als hilfreich sind. Die medizinischen Aspekte waren die eine Sache, da brauchte ich die Hilfe von Fachleuten. Unabhängig davon aber musste ich für mich eine Entscheidung treffen: Wollte ich es wirklich schaffen? Wollte ich mich weiter quälen, vielleicht noch Monate, nur um hinterher sagen zu können: „Ich habe alles gegeben"? Selbst wenn dieses „alles" am Ende nicht genügen sollte? Ich kann nicht behaupten, dass ich sofort eine Antwort wusste. Es dauerte eine Weile, aber dann begriff ich: Aus dem Loch konnte ich mich nur selbst herausziehen. Es war eine Frage des Willens und natürlich auch der Motivation. Noch war ich nicht bereit, meinen Traum aufzugeben. Ich wollte wieder Ski fahren und ich wollte wieder gewinnen.

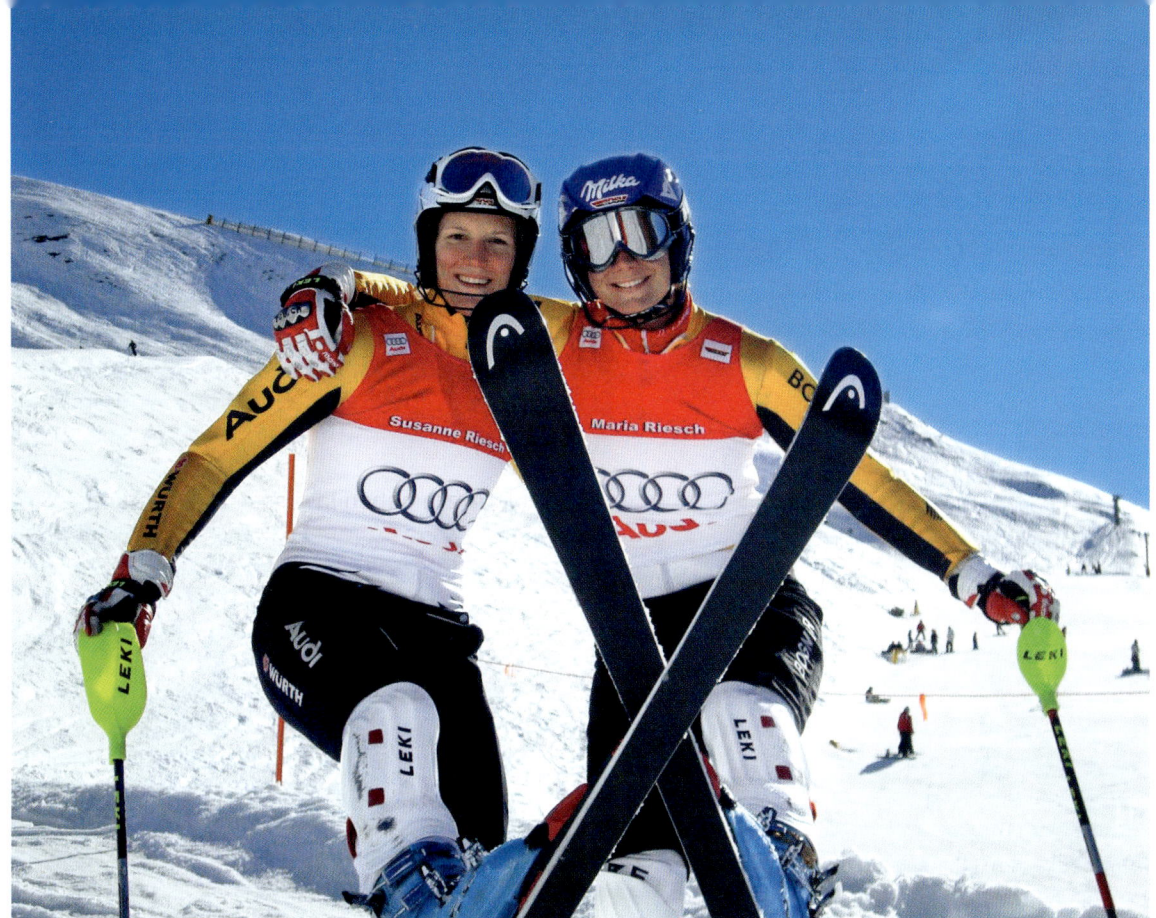
Mit meiner Schwester Susanne

Nur wer aufgibt, hat verloren

Wenn es in meiner Karriere Schlüsselmomente gab, die alles, was danach folgte, maßgeblich beeinflussten, dann war einer davon die Entscheidung damals im Sommer 2006, trotz aller Rückschläge nicht aufzugeben, sich durch unzählige Rehastunden zu quälen, um eines Tages wieder auf Ski stehen zu können. Ich verlor durch die beiden Kreuzbandrisse fast zwei Jahre. Was aber viel mehr zählte: Ich erfuhr am eigenen Leib, dass es sich lohnt, zu kämpfen, und wenn es einem am Anfang noch so aussichtslos erscheint. Nur wer aufgibt, hat verloren.

Als die Saison 2006/07 startete, stand ich wieder im Aufgebot. Und noch jemand hatte sich ins Team gekämpft: meine Schwester Susanne. Matthias dagegen stieg nur noch zum Spaß auf Ski, ihn zog es zum Fußball. Während ich weiterhin in allen Disziplinen antrat, konzentrierte sich Susanne auf Slalom. Es war schön, eine vertraute Seele in der Nähe zu haben. Besonders, weil es sich für mich beinahe wie ein Neustart anfühlte. Dadurch, dass ich lange nicht dabei gewesen war und dementsprechend keine Weltcup-Punkte vorzuweisen hatte, bekam ich schlechtere Startplätze. Somit war es umso schwieriger, bei den Rennen auf den vorderen Plätzen zu landen. Allein schon, weil die Pistenbedingungen in der Regel nicht besser wurden, je länger ein Rennen dauerte. In solchen Situationen muss man sich ganz auf sich selbst konzentrieren, um herauszufinden, welches der beste Weg für einen ist. Manch einer braucht Druck, damit er das Gefühl hat, es ginge um Leben und Tod. Andere wiederum würde zu großer Druck lähmen. Ich versuchte vor allem, eine gewisse Ruhe zu bewahren und meine Resultate möglichst realistisch zu sehen.

Schlüsselmomente

Die gesamte Saison war extrem mühsam, ein einziges Auf und Ab. Mäßige Platzierungen wechselten sich mit Ausfällen ab, zwischendurch gewann ich auch mal ein Rennen, aber meistens landete ich nicht mal unter den ersten zehn. Ich war heilfroh und am Ende meiner Kräfte, als die Saison endlich vorbei war. Erst viel später sollte ich begreifen, wie wichtig sie für meine weitere Karriere war. Ich hätte genügend Gründe gehabt, die Saison abzubrechen oder das Skifahren für immer aufzugeben. Dass ich trotz aller Nackenschläge weitergemacht und durchgehalten habe, war vielleicht mein größter Sieg.

Zwei Winter später erlebte ich einen weiteren Schlüsselmoment, bei der Weltmeisterschaft in Val d'Isère. Die Weltcup-Saison war bis dahin bestens gelaufen. Ich hatte mich an die Weltspitze zurückgekämpft. Besonders im Slalom lief es so gut, dass es fast unheimlich war. Nachdem ich einmal Dritte und einmal Zweite geworden war, hatte ich vier Rennen in Folge gewonnen. Ich brauchte mich also nicht zu wundern, dass ich von einigen Medien als heiße Favoritin gehandelt wurde, als die WM in Frankreich losging. Die Euphorie hatte mich ja selbst erfasst, sodass ich mich zu einer kühnen Prognose hinreißen ließ: „Zwei Medaillen – das sollte klappen." Ein klarer Fall von jugendlichem Leichtsinn. So was kann man Freunden erzählen oder jemandem aus der Familie, gegenüber Journalisten ist man besser etwas zurückhaltend. Und ich hätte es umso mehr sein sollen, da ich wusste, dass mir die Pisten dort überhaupt nicht lagen. Während meine Freundin Lindsey Vonn, die damals noch ihren Mädchennamen Kildow trug, gleich im ersten Rennen, dem Super-G, Gold holte, landete ich auf dem achten Platz und war nicht gerade happy.

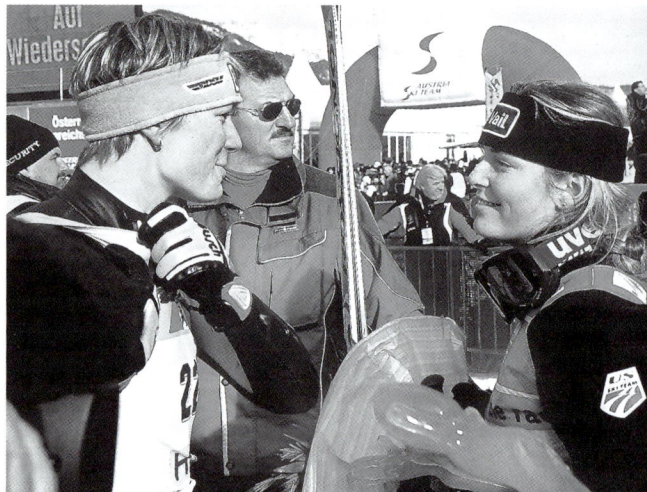

Mit meiner Freundin und Konkurrentin Lindsey Vonn

Bittere Tage

Das Abfahrtstraining am nächsten Tag geriet zum Desaster. Ich stürzte und landete mit aufgeschürftem Gesicht, aufgeschlagener Lippe und Schmerzen in Knie und Rücken im Fangnetz. Überflüssig zu erwähnen, dass noch während ich weinend im Schnee lag die Erinnerungen an meine beiden Kreuzbandrisse hochkamen. Trotzdem startete ich zwei Tage darauf bei der Super-Kombination, für die ich mir Chancen auf eine Medaille ausrechnete. Nach der Abfahrt lag ich auf Platz vier, verbockte dann aber ausgerechnet den Slalom, am Ende blieb ich auf dem vierten Rang. Der Alptraum schlechthin. Man muss zur Siegerehrung und mit anschauen, wie die ersten drei ihre Medaillen umgehängt bekommen. Als hätte ich mich nicht selbst genug geärgert, bekam ich auch noch von unserem Trainer einen Einlauf verpasst. Ich hätte auf der Stelle losheulen können.

Nur eine Fußnote

Aber es kam noch schlimmer. Beim dritten Rennen, der Abfahrt, unterlief mir ein blöder Fehler, ich verlor vollkommen den Rhythmus und wurde Zehnte. Drei Rennen und noch immer keine Medaille. „Der nächste Moment der Bitterkeit", schrieb eine Zeitung. Besser hätte man es nicht formulieren können. Zu allem Überfluss fing ich mir auch noch eine fiese Erkältung ein. Die nächste – und vorletzte – Chance war der Riesenslalom, wo ich ohnehin die geringsten Medaillenchancen hatte. Ich erspare mir die Details, nur so viel: Der erste Durchgang lief so lala, im zweiten schied ich nach guter Fahrt auf den letzten Metern aus. Zum Glück gelang Katy Hölzl, mit der ich mir bei den Wettkämpfen immer das Zimmer teilte, eine Sensation. Sie, die vorher nie ein Weltcup-Rennen gewonnen hatte, holte Gold. Dadurch konzentrierte sich alle Aufmerksamkeit auf sie. Mein Ausscheiden wurde lediglich als Fußnote erwähnt.

Favoritin ohne Medaille

Vielleicht kann man sich vorstellen, wie ich mich vor dem letzten Rennen, dem Slalom, fühlte. Bisher war alles schiefgelaufen, eine einzige Enttäuschung, die Favoritin stand ohne Medaille da. Es war der 14. Februar 2009. Vor dem Start war ich schrecklich nervös. Gleichzeitig versuchte ich mir einzureden, dass es zwar schön wäre, zu gewinnen, dass die Welt aber nicht untergehen würde, sollte es wieder nicht gelingen. Das lässt sich im Nachhinein leicht aufschreiben. Vor einem Rennen war ich generell eher pessimistisch. Ich kann mich nicht erinnern, dass ich jemals im Starthaus gestanden und zu mir selbst gesagt hätte: So, jetzt fährst du da runter und gewinnst das Ding, die anderen haben gegen dich gar keine Chance! Vielleicht hätte ich mit dieser Einstellung mehr Rennen gewinnen können. Aber letztlich half mir meine Skepsis immer ganz gut, mit dem Druck umzugehen.

Alles oder nichts

Ich wurde als sechste Starterin ins Rennen geschickt. Kaum war ich aus dem Starthaus heraus, spürte ich nichts mehr von der Nervosität. Es gelang mir ein recht guter Lauf, nur kurz vor dem Ziel hätte ich um ein Haar eine Dreiervertikale verpasst. Nach dem ersten Durchgang lag ich auf Platz sechs. Noch war alles drin, redete ich mir ein. Tatsächlich aber lag ich über acht Zehntel hinter der Führenden. In der Pause schlichen sich die verrücktesten Gedanken in mein Hirn. Zum Beispiel, was ich den Journalisten sagen würde, wenn ich auch diesmal leer ausginge. Und was die über mich schreiben würden, über die Favoritin, die zur großen Versagerin geworden war.

Das Letzte, was ich machte, bevor ich das Starthaus für den zweiten Lauf verließ – ich schickte ein Stoßgebet zum Himmel: „Bitte, lass es gut ausgehen!" Ich war bereit, alles zu riskieren. Lieber ausscheiden, als Vierte oder Fünfte zu werden.

Das Quentchen Glück

Ich bewältigte den extrem schwierigen Kurs fast fehlerfrei. Im Ziel hatte ich über eine Sekunde Vorsprung vor der bisher Führenden. Eine Sekunde klingt wenig, ist beim Slalom jedoch ziemlich viel. Ich hoffte, dass es für eine Medaille reichen würde. Aber noch kamen fünf Fahrerinnen – und zwar die fünf besten. Meine Nerven! Der ersten unterliefen gleich mehrere grobe Schnitzer, sie fiel weit zurück. Als auch die zweite langsamer war, bekam ich regelrecht Panik. Damit war ich auf Platz vier vorgerückt – bloß nicht Platz vier! Bei der nächsten Starterin schaute ich kaum hin. Eine Französin, die vom Heimpublikum frenetisch angefeuert wurde. Auf einmal ein lautes Raunen. Ihr war ein Riesenfehler passiert, fast wäre sie stehen geblieben. Dadurch fiel auch sie weit zurück – und ich hatte Bronze. Danach war Lindsey an der Reihe. Sie hatte inzwischen noch eine Goldmedaille gewonnen. Würde sie sich heute die dritte schnappen?

Nein, auch ihre Nerven spielten nicht mit, sie rutschte aus und stürzte. Als Letzte kam Manuela Mölgg, die Führende nach dem ersten Durchgang, eine Italienerin. Sie wuchtete sich voller Energie aus dem Starthaus und war bald schneller unterwegs als ich. Als die letzte Zwischenzeit angezeigt wurde, sie hatte drei Zehntel Vorsprung, fand ich mich damit ab, dass ich die Silbermedaille bekommen würde.

Gratulation von der Bundeskanzlerin

Und doch: Weltmeisterin!

Manuela hatte die Goldmedaille praktisch schon um den Hals. Vor ihr lagen nur noch wenige Tore und ein kurzes flaches Stück vorm Zieltor. Doch plötzlich blieb sie in einer Haarnadel mit dem Innenski hängen, kam dadurch nicht mehr schnell genug um die Kurve und fädelte ein. Damit war das Rennen für sie zu Ende. Fast war ich schockiert, dann aber brach ich in Jubel aus. Von einer Sekunde auf die nächste fiel eine gewaltige Last von mir. Am liebsten hätte ich die ganze Welt umarmt. Nun hatte ich es doch noch geschafft, ich war Weltmeisterin!

Es dauerte einige Zeit, bis ich begriff, was dieser Triumph für mich bedeutete. Was ihn so besonders machte, waren die Umstände, wie er zustande kam, besser gesagt: dass er zustande kam, trotz allem, was im Vorfeld geschehen war. Seit Val d'Isère weiß ich: Mag die eigene Lage noch so ausweglos erscheinen, man kann sie zum Guten wenden. Das wird nicht jedes Mal gelingen, aber tief in mir drin bin ich davon überzeugt, dass es möglich ist, dass man es schaffen kann. Allerdings muss man es wollen – und ich meine: wirklich wollen –, also auch bereit sein, alles dafür zu geben. Beides gehört für mich zusammen.

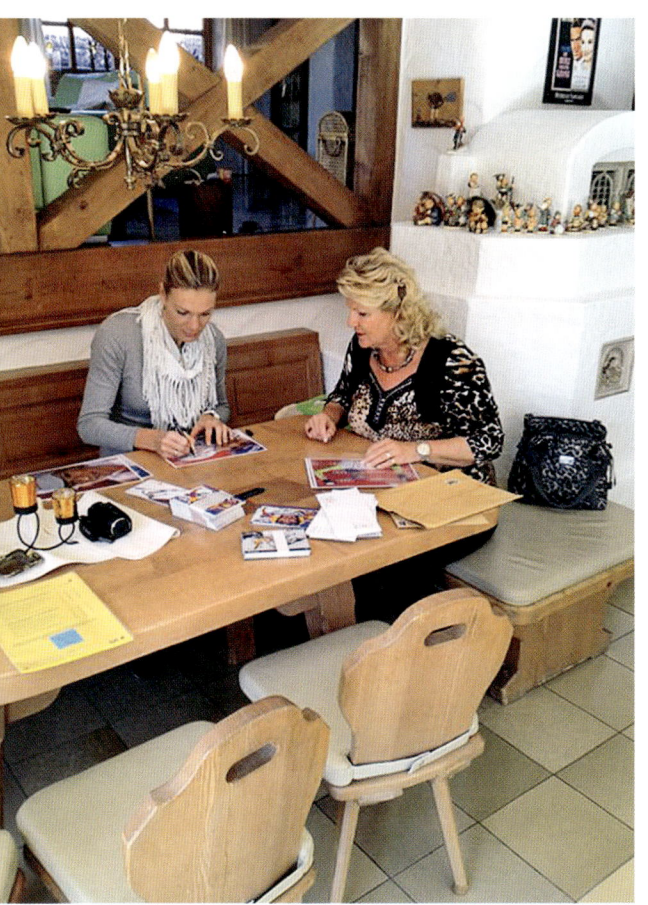

Mit Mama beim Autogrammeschreiben

Ich gehe sogar so weit, zu sagen, dass diese Erkenntnis die Grundlage für alle meine Erfolge war, die danach kamen.

Auf dem Gipfel

Die sind schnell erzählt, obwohl jeder einzelne mit unglaublich viel Training verbunden war, mit Herzblut und Schweiß. Zunächst die zwei Goldmedaillen bei den Olympischen Spielen in Vancouver 2010, die mein Leben in eine andere Umlaufbahn beförderten. Im Jahr danach der Sieg im Gesamtweltcup, der rein sportlich für mich die größte Leistung darstellt. Nicht zu vergessen die zwei Bronzemedaillen bei der Heim-WM in Garmisch-Partenkirchen, die ich trotz Erkrankung errungen habe. Dann die WM 2013, bei der ich drei Medaillen für Deutschland holte, eine goldene, zweimal Bronze. Und als krönenden Abschluss die Olympischen Winterspiele 2014 in Sotschi, mein letzter großer Auftritt im Skizirkus.

Nachdem ich meine Karriere beendet habe, werde ich manchmal gefragt: War es das alles wert, die ganze Schinderei, die vielen Sommer im Schnee und all die Entbehrungen, die für die Erfolge notwendig waren? Ich brauche nicht eine Sekunde für die Antwort nachzudenken: Ja, auf jeden Fall. Manche Niederlagen hätte ich mir gern gespart, aber man bekommt nie nur das Eine. Ohne Fleiß kein Preis. Ich weiß, dieser Satz ist furchtbar abgedroschen. Deswegen ist er heute aber nicht weniger richtig als vor hundert Jahren. Abgesehen davon passt er gut zu meinem Fitnessprogramm BE.YOU.. Die Übungen sind für jeden machbar. Wenn du willst, kannst du sofort loslegen – viel Spaß!

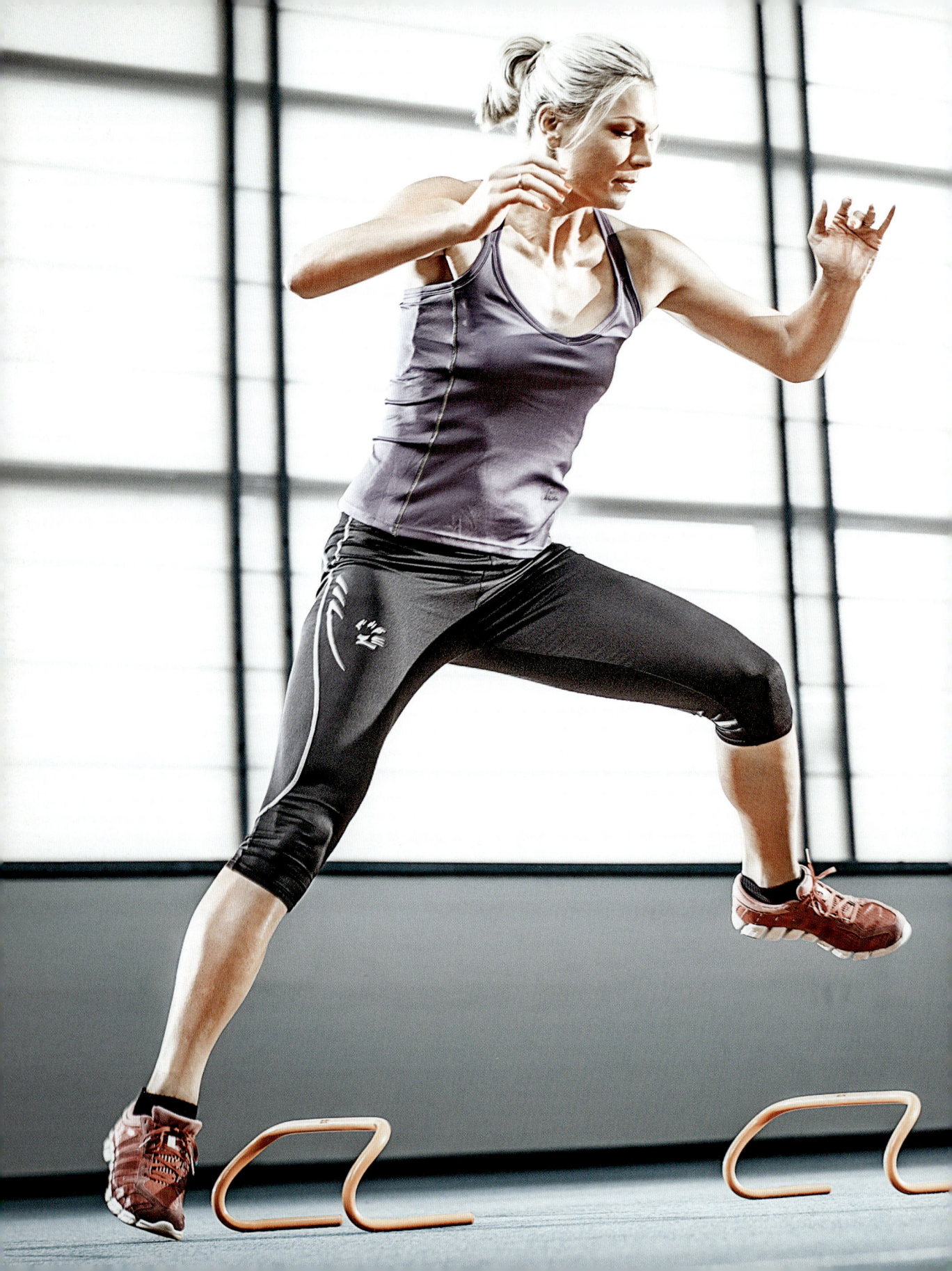

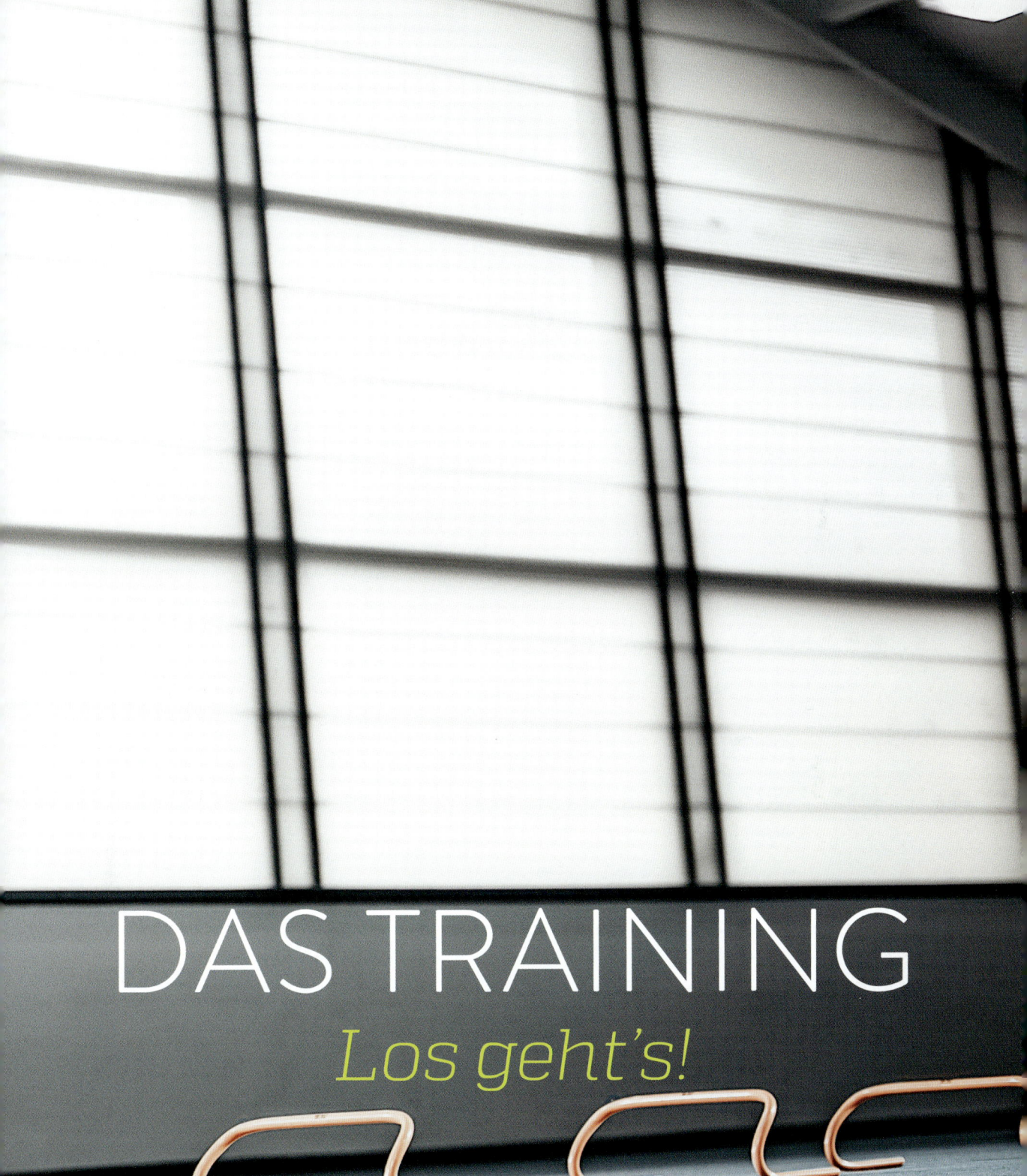

DAS TRAINING
Los geht's!

Fitter, schlanker, schöner

Das Vier-Wochen-Programm

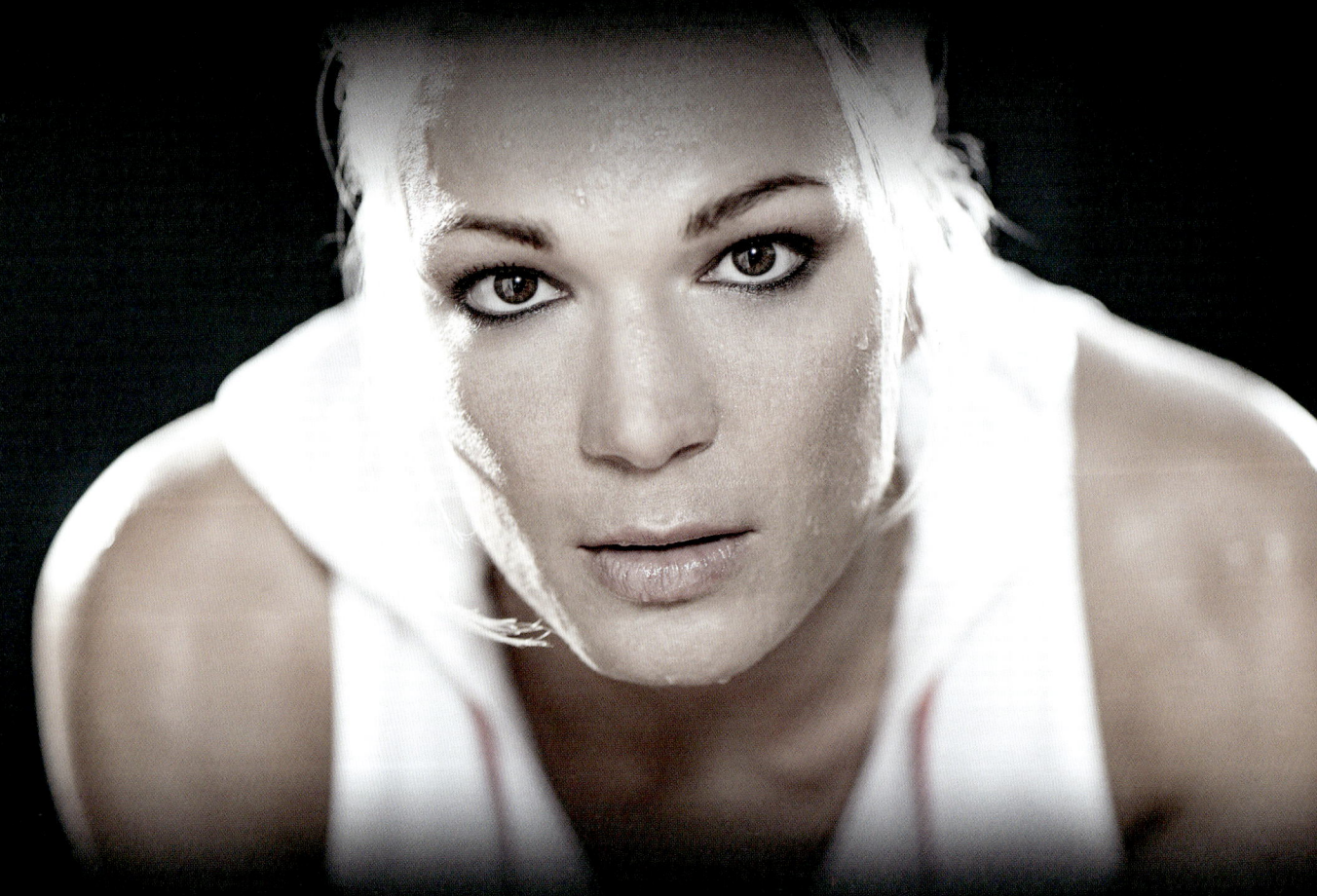

Hier findest du meine besten Übungen für dein Workout – vom lockeren Warm-up über hocheffiziente Kraftübungen bis hin zum gechillten Cool-down.

Die Basics

Was ist wichtig für deinen Körper? Wie solltest du ihn trainieren? Und vor allem: Was möchtest du für dich erreichen? Eine persönliche Zielsetzung ist wichtig für die Motivation. Als Sportlerin wollte ich gewinnen, und ich wusste, dass ich dafür regelmäßig hart arbeiten muss. Aber es war ja auch mein Beruf. Welche Voraussetzungen muss man mitbringen, um erfolgreich zu trainieren?

Zu den körperlichen Grundlagen kommen wir im nächsten Kapitel. Jetzt geht es erst einmal um die innere Einstellung. Sie nämlich entscheidet darüber, ob du dir die Übungsbilder auf den nächsten Seiten anschaust – und gleich mit dem Training anfängst oder das Buch erst mal beiseitelegst. Weil du gerade keine Zeit hast oder zumindest glaubst, keine zu haben. Oder weil die Sportsachen vielleicht nicht mehr passen oder die falsche Farbe haben. Jeder kennt das von sich: Im Erfinden von Ausreden sind wir großartig.

Feste Trainingszeiten

Aus meiner Erfahrung ist es, zumindest am Anfang, am einfachsten sich feste Zeiten fürs Training zu reservieren. Wie man es im Berufsleben auch mit seinen Terminen macht. Man trägt sie sich in den Kalender ein, und damit sind sie (fast) unumstößlich. Dabei sollte es das Ziel sein, die Trainingseinheiten zu einem festen Bestandteil seines Alltags zu machen – wie duschen, Zähne putzen, mit dem Hund Gassi gehen und so etwas. Wenn man das schafft, läuft es irgendwann wie von selbst, dann fehlt einem sogar etwas, wenn man mal nicht zum Trainieren kommen sollte.

Das Training: einfach, flexibel …

Die wichtigste Voraussetzung dafür wiederum ist ein Programm, das einfach und flexibel umzusetzen ist und nicht viel Zeit verschlingt. Einfach umzusetzen bedeutet, dass du nicht ins Fitnessstudio musst, die Übungen ohne große Hilfsmittel durchführen kannst und praktisch an jedem Ort. Für das Programm brauchst du nicht mehr als eine Trainingsmatte (zur Not tut es auch ein Teppich), ein Handtuch, einen Stuhl und ein elastisches Trainingsband (Theraband). Das gibt es günstig (ca. fünf Euro) im Internet zu bestellen und passt in jede Tasche. Damit kannst du auf Reisen genauso trainieren wie zu Hause im Wohnzimmer.

… und locker machbar

Um es möglichst effektiv und praktikabel zu gestalten, haben wir ein Programm für vier Wochen zusammengestellt. Das heißt nicht, dass du nur einen Monat trainieren solltest und dich dann wieder in den Ruhestand zurückziehst. Das würde nicht viel bringen, besonders dann, wenn du vielleicht ein paar Pfunde loswerden willst. Aber vier Wochen sind eine gute Zeit, um die Übungen zu verinnerlichen und das Training in deinen Alltag zu integrieren und zur Gewohnheit werden zu lassen. Außerdem fand ich es als Sportlerin immer hilfreich für die Motivation, wenn ich mir Ziele stecken konnte, die nicht irgendwann in ferner Zukunft lagen, sondern in Reichweite. Vier Wochen sind überschaubar und auch für einen Einsteiger sehr gut durchzuhalten.

Dein Trainingsziel

Was ist das Ziel des Trainingsprogramms? Ich halte nichts davon, dir das Blaue vom Himmel zu versprechen. Sicher kannst du in vier Wochen ein paar Pfunde abnehmen und gleichzeitig deine Muskulatur aufbauen, wenn du das Training konsequent durchziehst und nur noch die Hälfte (und das Richtige) isst. Doch mir geht es vielmehr darum, dass du deine Fitness längerfristig verbesserst, also deinen Bewegungsapparat in Schwung bringst, dein Herz-Kreislauf-System trainierst und so deinen Stoffwechsel optimierst. So nimmst du – wenn du das möchtest – auch nachhaltig ab, ohne dass nach Beendigung des Trainingsprogramms der Jo-Jo-Effekt zuschlägt. Anders gesagt: Es geht darum, dass du etwas für deine Gesundheit tust und dadurch gleichzeitig dein Wohlbefinden steigerst. Das alles in Kombination mit einer ausgewogenen Ernährung (dazu mehr ab Seite 140) und – für immer. Als besonderes Extra haben wir noch vier einfache, kurze und dabei hocheffiziente Spezialprogramme entwickelt: Mini-Workout (Seite 166), Starker Rücken (Seite 168), Bodyshape (Seite 170), Power-Training (Seite 172).

- Jede Woche machst du vier bis sechs Workouts durch, davon zwei für die Ganzkörperkräftigung und zwei bis vier Einheiten für den Fettstoffwechsel in Form von einem einfachen Ausdauertraining (siehe Seite 132).
- Zeitlich und auch von der Intensität her kannst du die Workouts dann ganz einfach steigern. Als Einsteiger oder Wiedereinsteiger beginnst du mit 20 Minuten pro Einheit und dehnst sie dann schrittweise, je nach Fortschritt, auf 30 bis 45 Minuten aus.

Zwei Trainingslevel

Von allen Übungen zeige ich dir eine Variante für *Beginner* und eine für *Advanced*. Damit du den passenden Schwierigkeitsgrad für dich herausfinden kannst, gibt es ab Seite 40 einige Tests, die dir dabei helfen, deinen persönlichen Fitnessstand einzuschätzen. Fange bitte nicht zu ambitioniert an. Gerade in der ersten Zeit kannst du deine Motivation besser aufrechterhalten, wenn du spürst, dass du relativ zügig Fortschritte machst. Abgesehen davon ist der Trainingseffekt nicht größer, wenn du dich überforderst oder völlig auspowerst.

Der Trainingsaufbau

Die Trainingseinheiten für die Ganzkörperkräftigung solltest du wie folgt zusammenstellen:

- Immer mit einem Warm-up beginnen. Ab Seite 54 findest du dazu sechs Übungen. In der Regel setze ich bei einem Workout drei davon ein. Anschließend geht's dann los mit dem eigentlichen Krafttraining.
- Die Kraftübungen (ab Seite 66) sind in Einheiten von je vier Stück gegliedert. Wenn du mit allen vieren durch bist und noch Power hast, mache eine kurze Pause und wiederhole die Einheit.
- Zum Abschluss kommt immer ein Cool-down mit drei Übungen. Hierfür finde ich leichte Dehnübungen ideal, um die Spannung in den beanspruchten Körperregionen wieder zu regulieren. Diese findest du ab Seite 60.

Dein Workout auf einen Blick

1 Einheit à **4** Kraftübungen

3 Warm-up-Übungen

3 Cool-down-Übungen

2–4 Wiederholungen der Einheit

Qualität vor Quantität

Wichtig ist – und das kann ich gar nicht oft genug sagen –, dass jede einzelne Übung so sorgfältig wie möglich ausgeführt wird. Qualität geht immer vor Quantität. Es bringt dir mehr, dir Zeit zu lassen und auf eine sorgfältige Ausführung bei den einzelnen Bewegungsabfolgen zu achten, als die Übungen in einem hohen Takt hinzuschludern. Viel schwitzen und ein hoher Puls bedeuten nicht automatisch, dass auch der Trainingseffekt hoch ist. Überhaupt solltest du dich und deinen Körper beim Üben gut beobachten und immer wieder in dich hineinhören. Das Training kann – und wird – dich fordern, trotzdem solltest du die Intensität stets so wählen, dass es sich gut anfühlt und du Spaß daran hast. Zielführender als die Intensität ist die Regelmäßigkeit. Lieber etwas niederschwelliger trainieren, dafür aber ausdauernd und in kurzen, regelmäßigen Abständen.

Ohne Ausdauer kein echter Trainingserfolg

Das gilt umso mehr für das Thema Ausdauertraining. Hier sollte dein oberstes Ziel eine gute Grundlagenausdauer sein, die dein Herz-Kreislauf-System stärkt und den Fettstoffwechsel ankurbelt, der ja die entscheidende Stellschraube für eine erfolgreiche Ge-

Sehr leicht
So geht's:
Grundlagenausdauertraining für einen besseren Fettstoffwechsel
Kräftigungsübungen lernen und sorgfältig ausführen

So fühlt es sich an:
Beim Training kann man noch singen.
Du atmest tief und ruhig.

Leicht
So geht's:
Grundlagenausdauertraining für einen besseren Fettstoffwechsel
Sehr leichtes Kraftausdauertraining
(alle Übungen für Beginner, kontinuierlich ausgeführt)

So fühlt es sich an:
Beim Training kann man noch mit einem anderen plaudern.
Du atmest entspannt und in deinem Rhythmus.

Etwas anstrengend
So geht's:
Grundlagenausdauertraining
(Übergang von Fett- zu Kohlenhydratstoffwechseltraining)
Moderates Kraftausdauertraining
(alle Übungen für Advanced im Lernmodus)

So fühlt es sich an:
Beim Üben kann man noch ganze Sätze sprechen.
Du atmest immer noch in deinem natürlichen Rhythmus.

Anstrengend
So geht's:
Mittelintensives Ausdauertraining
(entleert die Zuckerspeicher in den Muskeln)
Mittelintensives Kraftausdauertraining
(alle Übungen für Advanced, kontinuierlich durchgeführt)

So fühlt es sich an:
Beim Üben ist nur ein knapper Wortwechsel möglich.
Der Atem wird flacher.

Sehr anstrengend
So geht's:
Hochintensives Ausdauer- oder Kraftausdauertraining
(alle Übungen für Advanced)

So fühlt es sich an:
Beim Üben ist kein Wortwechsel mehr möglich.
Die Atmung wird schnell und flach.

---

wichtsabnahme ist. Ab Seite 132 findest du ein Kapitel speziell zum Ausdauertraining. Dabei geht es schwerpunktmäßig um eine niedrigintensive Belastung. Warum? Weil das viele Vorteile mit sich bringt: Der Körper lernt so, das Fett in den Speichern an Bauch, Beinen und Po durch eine verstärkte Enzymaktivität besser zu nutzen. Dadurch verbessern sich auch die Blutfettwerte. Zudem sinken Herzfrequenz und Blutdruck, das schont das Herz. Funktioniert der Fettstoffwechsel optimal, verbrennen die Muskeln nicht nur unter Belastung Fett, sondern auch im Ruhezustand. Als Sportlerin war die Grundlagenausdauer ein wesentlicher Baustein meines Erfolgs, ganz besonders in der letzten Saison, die mit dem Olympiasieg und einer Silbermedaille in Sotschi endete.

Eine gute Grundlagenausdauer ist die Basis für alles. Und da es die verschiedensten Möglichkeiten gibt, sie zu trainieren, ob mit Radfahren, Joggen, Walken, Wandern oder Schwimmen, sollte sich für dich etwas finden lassen, das dir Spaß macht. Und auch hierbei gilt: Es ist wichtig, dich selbst zu beobachten beziehungsweise auf die Signale deines Körpers zu achten. Nicht zuletzt, um den Belastungsgrad herauszufinden, der dir ein individuell-optimales Training ermöglicht. Die Skala links kann als Orientierung dienen, mir hilft sie immer ganz gut. Für die Übungen zur Ganzkörperkräftigung solltest du nach dem subjektiven Belastungsempfinden die Level 3 und 4 ansteuern, also „etwas anstrengend" bis „anstrengend". Wohingegen für das Ausdauertraining die Bereiche 2 und 3 zu empfehlen sind – „leicht" bis „etwas anstrengend".

Dein Trainingsplan für 4 Wochen

Hier findest du zwei Vorschläge, wie deine Wochenplanungen mit den einzelnen Kraft- und Ausdauertrainingseinheiten aussehen könnten – natürlich kannst und sollst du das auf deine eigenen Möglichkeiten anpassen. Auf jeden Fall sind zumindest vier kurze Einheiten pro Woche empfehlenswert (Beginner-Programm), mit der Möglichkeit bei angepasster Intensität auch auf fünf bis sechs Einheiten pro Woche zu kommen (Advanced).

Beginner
Pro Woche 2 x Kraft- und 2 x Ausdauertraining

Woche	Montag	Dienstag	Mittwoch	Donnerstag	Freitag	Samstag	Sonntag
1	TE-1	frei	Ausdauer	frei	TE-2	Ausdauer	frei
2	TE-3	frei	Ausdauer	frei	TE-4	Ausdauer	frei
3	TE-5	frei	Ausdauer	frei	TE-6	Ausdauer	frei
4	TE-7	frei	Ausdauer	frei	TE-8	Ausdauer	frei

Advanced
Pro Woche 2 x Kraft- und 3-4 x Ausdauertraining

Woche	Montag	Dienstag	Mittwoch	Donnerstag	Freitag	Samstag	Sonntag
1	TE-1	Ausdauer	Ausdauer	TE-2	Ausdauer	Ausdauer	frei
2	TE-3	Ausdauer	Ausdauer	TE-4	Ausdauer	Ausdauer	frei
3	TE-5	Ausdauer	Ausdauer	TE-6	Ausdauer	Ausdauer	frei
4	TE-7	Ausdauer	Ausdauer	TE-8	Ausdauer	Ausdauer	frei

Wie fit bist du?

Der Test

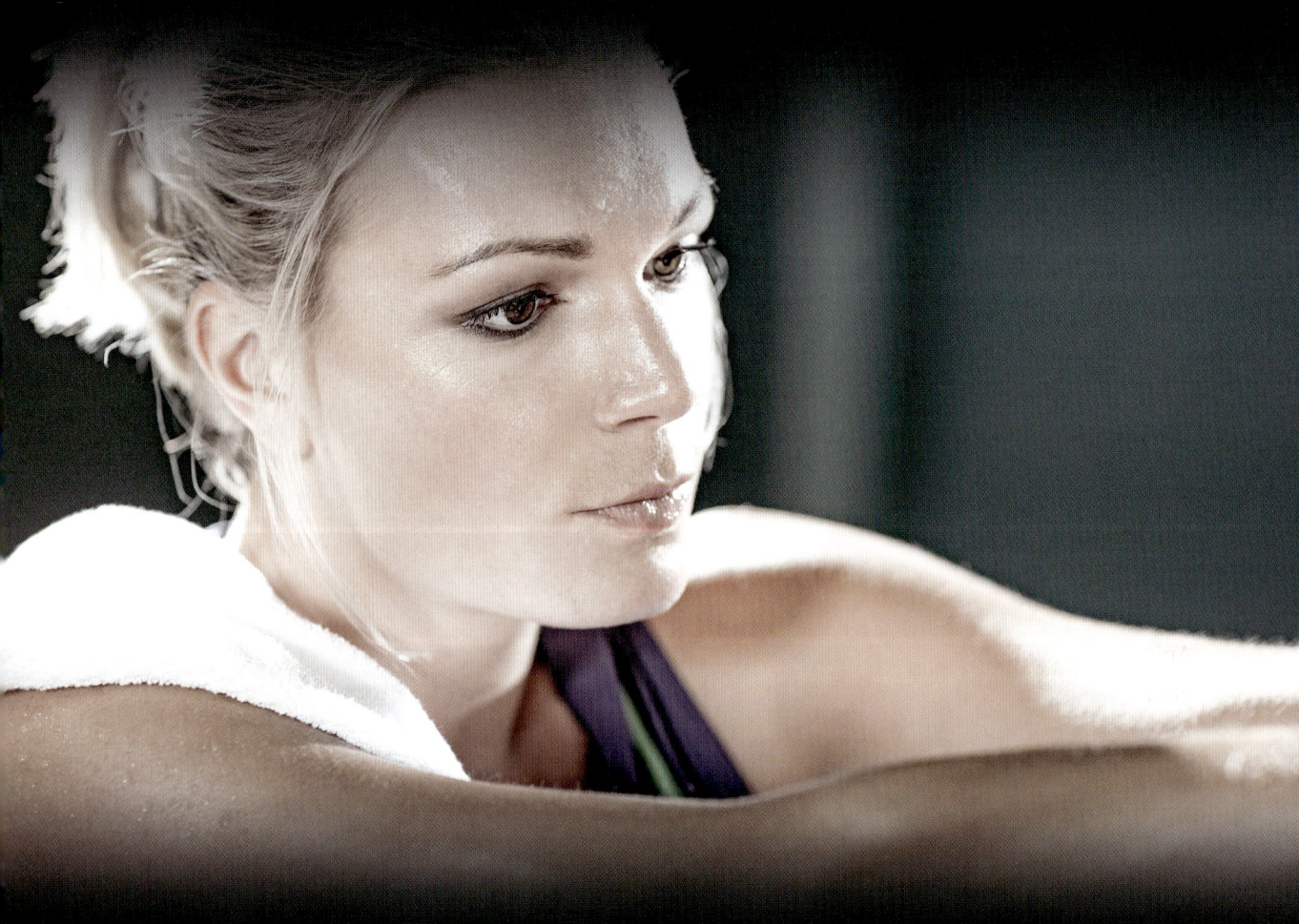

Mit den einfachen Übungen auf den folgenden Seiten findest du ganz schnell heraus, welches Trainingsprogramm optimal für dich ist: Beginner oder Advanced.

Welche Übungen passen zu dir?

Worauf kommt es an beim Training? Neben den körperlichen Voraussetzungen, die man ererbt hat, ist dabei der persönliche Fitnesszustand ein wichtiger Gradmesser. Beide Faktoren solltest du bei der Zusammenstellung des Trainingsprogramms berücksichtigen.
Generell empfiehlt es sich, deine Fitness in regelmäßigen Abständen von einem Arzt feststellen zu lassen. Du kannst aber auch mit relativ einfachen Übungen dein Leistungsvermögen selbst einschätzen. Das gilt für die Bereiche der Stabilität-Kraft-Koordination ebenso wie für Ausdauer und den Energiestoffwechsel.
Dafür habe ich drei Übungen für die wichtigsten Muskelgruppen ausgewählt. Von jeder gibt es zwei Varianten, eine leichtere und eine, für die du schon fitter sein solltest.

Beginner oder Advanced?

Mithilfe dieser Übungen weißt du in weniger als fünf Minuten, ob du dich noch eher zu den Anfängern – also: Beginner – zählen solltest oder schon zu den Fortgeschrittenen, den Advanced. Entsprechend dieser Unterteilung ist das Testprogramm aufgebaut: Auf dem oberen Teil der Seiten stehen die Übungen für Beginner, darunter die etwas anspruchsvolleren für Advanced.

Wichtig: die Ausgangsposition

Bevor du mit dem Test und danach mit dem Übungsprogramm loslegen kannst, noch ein paar Worte zum Thema „Neutrale Position der Wirbelsäule", denn die zieht sich durch alle Übungen: Beim Mobilisations- und Stabilisationstraining geht es um Bewegungskontrolle im Allgemeinen und um die optimale Einstellung der Wirbelsäule und de angrenzenden Körperbereiche Becken und Hüften sowie Schulterblätter und Schulter im Besonderen. Umso wichtiger ist es, jede der Übungen in einer Ausgangsstellung zu beginnen, bei der sich die Wirbelsäule in der sogenannten neutralen Position befindet. Dabei sind die beteiligten Rumpfmuskelgruppen ausgewogen aktiv, die Wirbelsäule befindet sich in einer Mittelstellung und die Bandscheiben sind gleichmäßig belastet. Wenn du diese Haltung einnimmst, sind auch Schulterblätter, Schulter- und Hüftgelenke in der richtigen Ausgangsposition.

So geht's

Mit den Übungen testest du deine vordere, rückwärtige und seitliche Muskelkette.

- Bevor du startest, solltest du dich etwas aufwärmen, fünf Minuten zügiges Gehen auf der Stelle genügen schon.
- Dann machst du die erste Übungin der Beginner-Version, ungefähr 20 Sekunden lang.
- Fühlst du dich gut dabei und nicht überfordert, legst du eine Pause von etwa 30 Sekunden ein und machst mit der Advanced-Version weiter.
- Hast du auch dabei das Gefühl, dass du die Übung gut bewältigst, legst du erneut eine kurze Pause ein und wechselst zur Beginner-Version von Übung 2.
- Solltest du dich allerdings schon nach der Beginner-Version von Übung 1 gut belastet fühlen, mache mit den leichteren Übungversionen weiter.

TEST: VORDERE MUSKELKETTE

Beginner – Übung 1

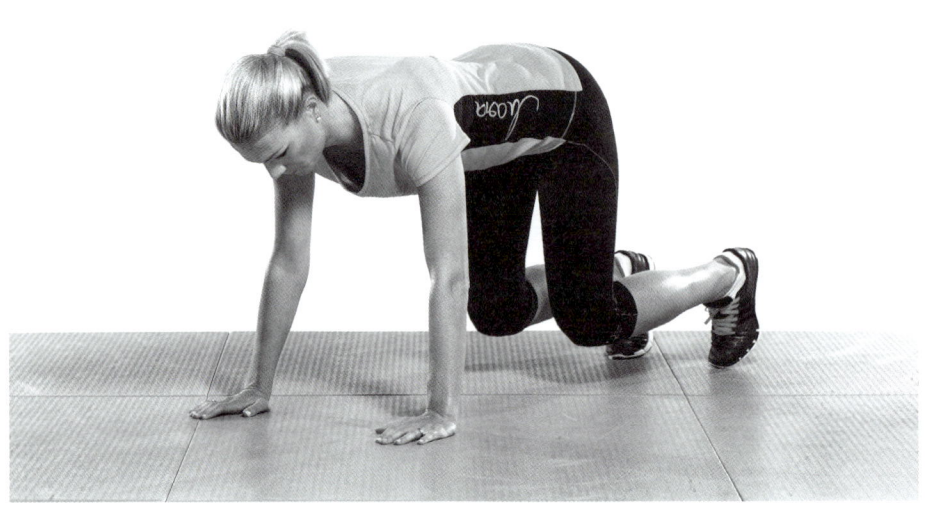

Advanced – Übung 1

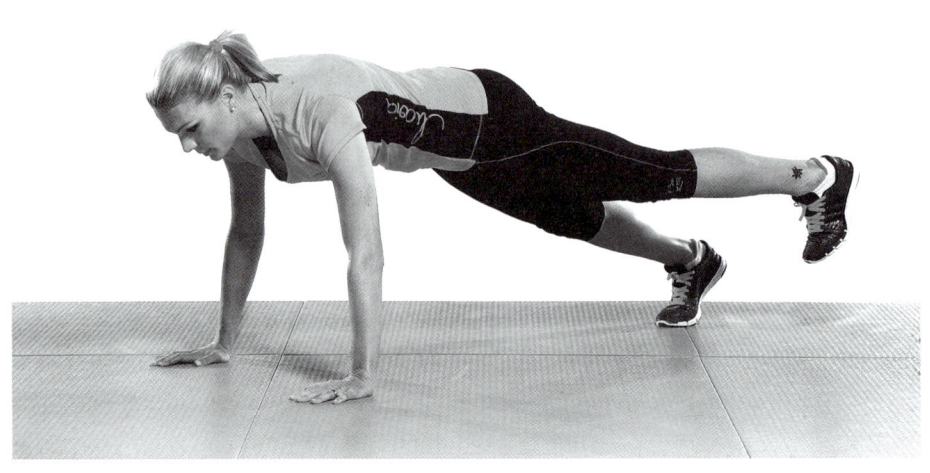

KURZER STÜTZ

1 Gehe in den Vierfüßlerstand: Die Hände sind unter den Schultern, die Knie unter den Hüften. Stelle dich auf die Zehen und richte die Wirbelsäule neutral aus.
2 Löse die Knie leicht vom Boden. Halte die Position 20 Sekunden.
3 Geht diese Übung leicht, mache 30 Sekunden Pause und dann weiter mit der nächsten Schwierigkeitsstufe.
4 Fordert dich diese Übung, mache 30 Sekunden Pause und fahre mit den Beginner-Testübungen für die rückwärtige Muskelkette auf der nächsten Seite fort.

STÜTZ-BEINHEBER

1 Begib dich in den Liegestütz – die Hände sind unter den Schultern, die Füße hüftbreit auseinander. Richte die Wirbelsäule neutral aus.
2 Achte darauf, dass sich Schulter-, Hüft- und Sprunggelenke in einer Linie befinden.
3 Löse nun unter Beibehaltung der Position 20 Sekunden lang im Zwei-Sekunden-Takt abwechselnd den linken und rechten Fuß vom Boden und stelle ihn wieder ab.
4 Mache 30 Sekunden Pause und wechsle zur Übungssequenz für die rückwärtige Muskelkette (nächste Seite).

TEST: RÜCKWÄRTIGE MUSKELKETTE

Beginner – Übung 2

DYNAMISCHER SCHULTERSTAND

1. Lege dich auf den Rücken. Winkle die Beine an, die Arme liegen seitlich neben dem Rumpf. Richte die Wirbelsäule neutral aus.
2. Das Becken anheben, bis Oberschenkel und Rumpf eine Linie bilden, und wieder bis kurz vor dem Boden absenken. Die Bewegung 20 Sekunden lang im Zwei-Sekunden-Takt wiederholen. Die Arme unterstützen die Bewegung, indem sie kräftig auf den Boden drücken.
3. Geht diese Übung leicht, 30 Sekunden Pause einlegen und weiter zur Schwierigkeitsstufe Advanced.
4. Fordert dich diese Übung ausreichend, 30 Sekunden Pause und mit den Übungen für die seitliche Muskelkette (nächste Seite) fortfahren.

Advanced – Übung 2

DYNAMISCHER BEINLIFT

1. Lege dich auf den Rücken. Winkle die Beine an, die Arme liegen seitlich neben dem Rumpf. Richte die Wirbelsäule neutral aus.
2. Das Becken anheben, bis Oberschenkel und Rumpf eine Linie bilden, und halten. 20 Sekunden lang im Zwei-Sekunden-Takt abwechselnd das linke und das rechte Bein strecken, bis die Oberschenkel jeweils auf gleicher Höhe sind, und wieder abstellen. Die Arme unterstützen die Bewegung, indem sie kräftig auf den Boden drücken.
3. Nach der Übung 30 Sekunden Pause. Dann mit der Übungssequenz für die seitliche Muskelkette (nächste Seite) fortfahren.

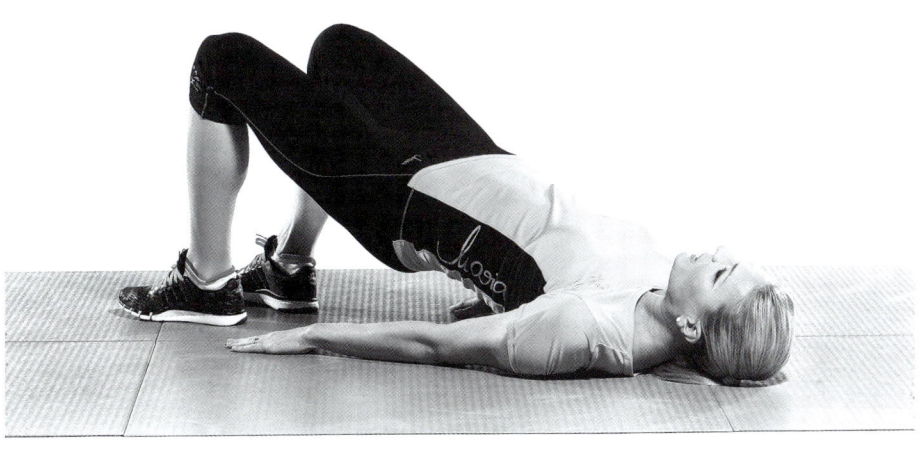

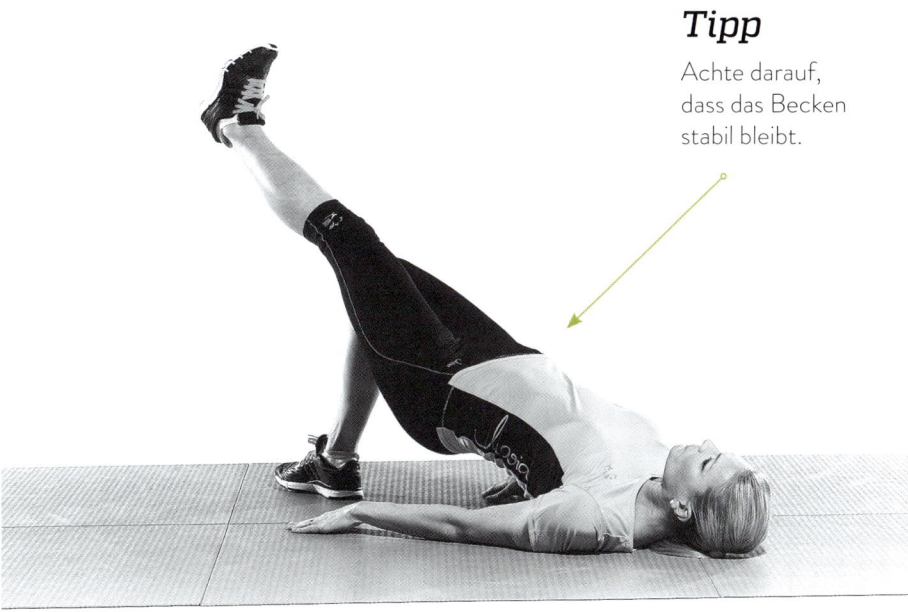

Tipp
Achte darauf, dass das Becken stabil bleibt.

TEST: SEITLICHE MUSKELKETTE

Beginner – Übung 3

SEITSTÜTZ

1. Gehe in den Seitstütz auf Unterarm und Knie. Richte die Wirbelsäule neutral aus.
2. Hebe und senke das Becken 20 Sekunden lang im Zwei-Sekunden-Takt. Beim Anheben achte auf eine gerade Körperlinie. Anschließend die Seite wechseln.
3. Geht diese Übung leicht, mache 30 Sekunden Pause und gehe dann zur nächsten Schwierigkeitsstufe. Dabei wieder mit der ersten Seite beginnen

Advanced – Übung 3

POWER-SEITSTÜTZ

1. Gehe in den Seitstütz auf Unterarm und Fußaußenrand. Richte die Wirbelsäule neutral aus.
2. Hebe das Becken an, sodass eine gerade Körperlinie entsteht, und senke es wieder ab. Wiederhole die Bewegung 20 Sekunden lang im Zwei-Sekunden-Takt und wechsle anschließend die Seite.

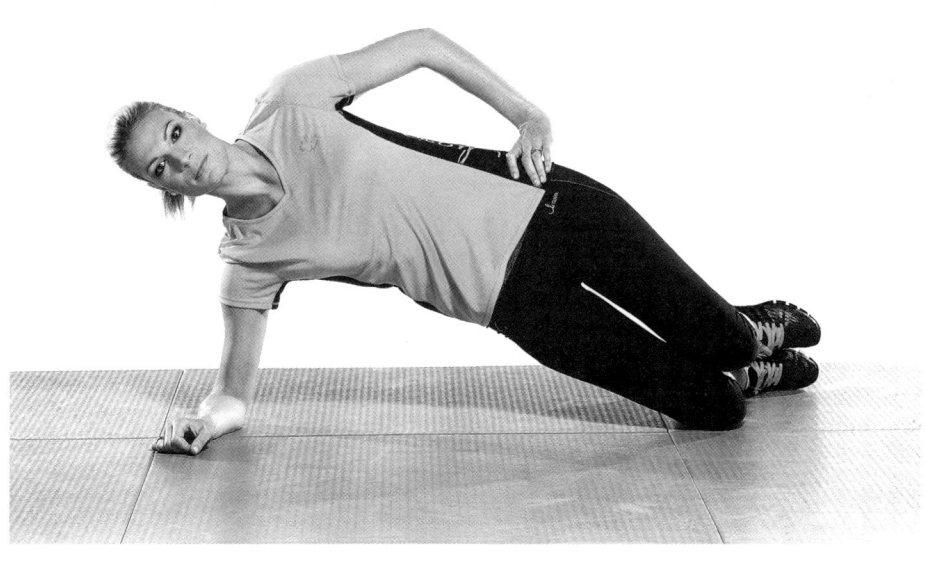

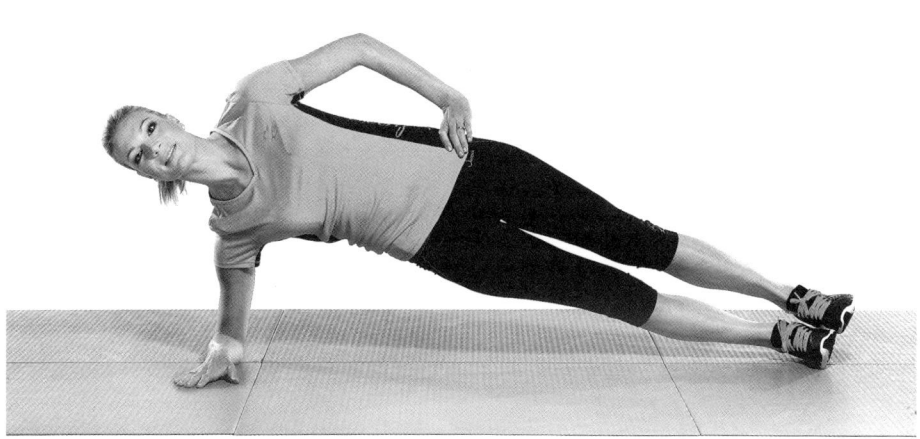

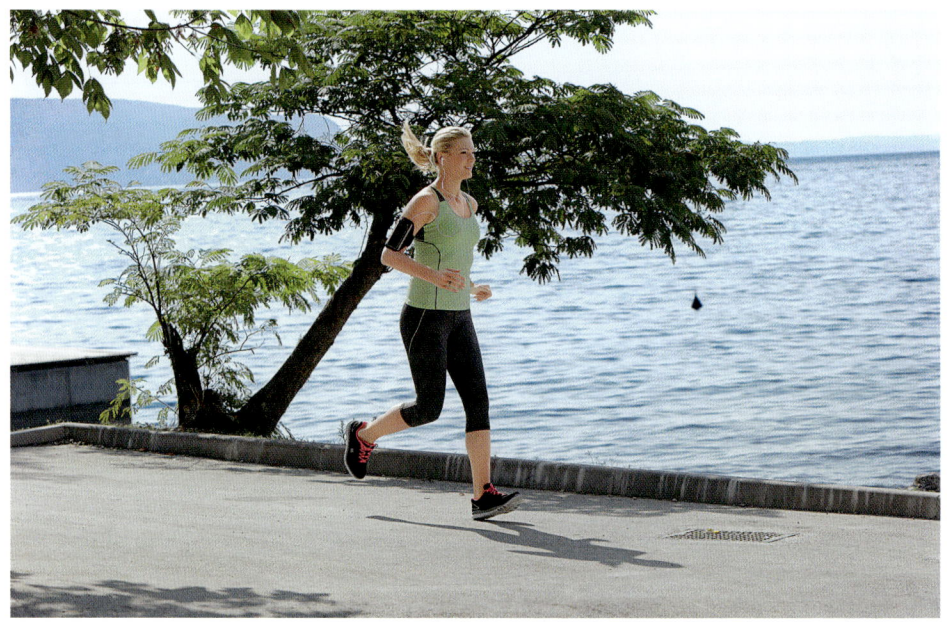

Auswertung

Nachdem du alle drei Übungen nacheinander ausgeführt hast, entweder jeweils in beiden Schwierigkeitsstufen oder nur in der leichteren, besteht deine nächste Aufgabe darin, dich selbst einzuschätzen. Dabei solltest du ehrlich zu dir sein. Stelle dir einfach folgende Fragen:

1. Wie sehr hat mich die Übung angestrengt?
2. Habe ich die Position über die gesamte Zeit der Übung so halten können, wie es beschrieben ist? Musste ich zwischendurch absetzen?
3. Und habe ich alle Übungen gleich gut hinbekommen?

Wenn du dich mit der ersten leichtgetan hast, aber bei der zweiten oder dritten Schwierigkeiten hattest, beginnst du das Trainingsprogramm am besten mit der Beginner-Stufe.

Wobei ich überhaupt dazu rate, nicht übertrieben motiviert heranzugehen und im Zweifel lieber erst einmal mit dem niedrigeren Schwierigkeitsgrad zu starten. Auf jeden Fall sollten sich die beiden Pole Herausforderung und Sicherheit bei den Übungen die Waage halten.

Auf die Ausführung kommt es an

Manche der Übungen werden dir bekannt vorkommen, weshalb du vielleicht dazu neigst, gleich die höhere Stufe in Angriff zu nehmen. Doch bevor du dich dazu entschließt, solltest du dich selbstkritisch fragen, wie sorgfältig du die Übungen bisher ausgeführt hast. Manchmal geht es nur um wenige Zentimeter, die aber den gesamten Trainingseffekt erheblich mindern können.

Oder darum, wie konsequent du die optimale Haltung während der Übungsausführung beibehalten hast.

Ich kenne das von mir. Wie schnell vergisst man mal, den rechten Arm weiter schön gestreckt nach oben zu halten, wenn man sich gerade mehr auf den linken konzentrieren muss, um damit die Fußspitze zu erreichen? Die Qualität, in der man die Übungen ausführt, ist einfach das A und O!

Und wie steht es um die Ausdauer?

Was ich eingangs zum individuellen Krafttraining sagte, gilt in gleicher Weise fürs Ausdauertraining. Auch das sollte auf deinen individuellen Fitnesszustand zugeschnitten sein. Die Möglichkeiten, diesen zu ermitteln, sind hier sogar weitaus zahlreicher. Allerdings sind einige Methoden recht ungenau (zum Beispiel Formeln zur Berechnung der optimalen Trainingsherzfrequenz), andere zu aufwendig (wie der sogenannte Laktatstufentest) oder nur in Verbindung mit speziellen Gerätschaften umsetzbar.

Testen wie die Profis

Gute Erfahrungen habe ich mit der Atemgasanalyse gemacht, der sogenannten Spirometrie, die recht zuverlässig und unkompliziert ist. Zwei- bis dreimal im Jahr fahre ich auf dem Kreuzfahrtschiff MS Europa 2 und trainiere Passagiere persönlich mit meinem Fitnessprogramm. Dort machen wir es genauso. Vor der ersten Übungseinheit wird jeder Teilnehmer getestet. Das handliche Gerät, in das man während des Test hinein atmet, hat sich bewährt. Damit messen wir in verschiedenen Belastungsstufen – auf dem Laufband oder auf dem Ergometer – das Verhältnis von Sauerstoffaufnahme beim Einatmen und Kohlendioxidabgabe beim Ausatmen. Der Wert gibt Auskunft darüber, ob man in der jeweiligen Belastungsstufe eher aus den Fettspeichern Energie zieht, oder ob die Intensität in einem Bereich liegt, in dem man hauptsächlich Kohlenhydrate (Zucker) verbraucht. Was übrigens beim Gewichtsmanagement ein zentraler Punkt ist. Jedenfalls kann man so sein Training den ermittelten Werten anpassen.

So geht's auch

Für den Hausgebrauch gibt es aber auch ganz simple Methoden. Zum Beispiel kann man sich gut an der Aufstellung mit den unterschiedlichen Stufen des subjektiven Belastungsempfindens auf Seite 38 orientieren. Voraussetzung ist allerdings eine vernünftige Selbsteinschätzung. Als Richtwerte kannst du Folgendes nehmen: Um den Fettstoffwechsel ordentlich in Schwung zu bringen, sollten beim Ausdauertraining die Bereiche 2 bis 3 („leicht" bis „etwas anstrengend") angestrebt werden.

Spieglein, Spieglein…

Dazu noch ein kleiner Tipp:

Wenn du die Übungen vor einem großen Spiegel ausführst, kannst du dich gut beobachten und deine Haltung und die einzelnen Bewegungen sofort korrigieren, sobald sich Ungenauigkeiten einschleichen.

Was jedes Training braucht

Warm-up & Cool-down

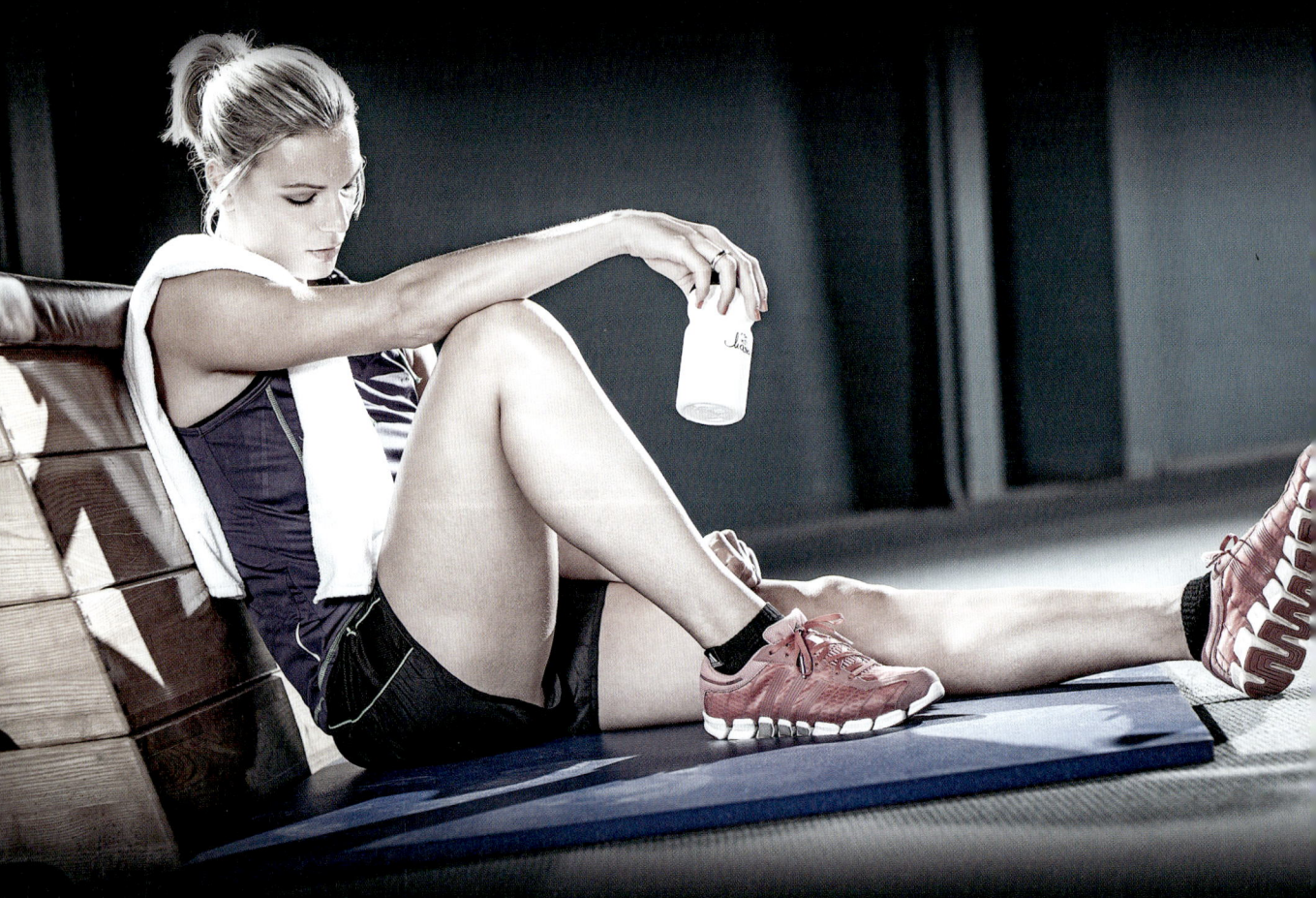

Zu jeder Übungseinheit gehört vorab ein ordentliches Warm-up und hinterher ein ebenso ordentliches Cool-down. Darauf solltest du auf keinen Fall verzichten!

Sinnvoll trainieren

Jetzt ist es nur noch ein kleiner Schritt, bis du mit deinem Trainingsprogramm loslegen kannst. Die Aufwärmübungen am Anfang (Warm-up) und die Dehnübungen am Schluss (Cool-down) solltest du mit der gleichen Präzision ausführen wie alle anderen Übungen. Es ist also von Anfang an Konzentration gefragt.

Für mich ist das Warm-up jedes Mal eine schöne Einstimmung. Dabei geht es hauptsächlich um die Verbesserung der Beweglichkeit und um die Schulung der Bewegungskontrolle, wobei die Beanspruchung dabei möglichst niedrig gehalten werden sollte. Man bringt sich sozusagen ganz langsam in Schwung.

Auf den nächsten Seiten zeige ich dir sechs Übungen, die ich seit Jahren beim Warm-up praktiziere. Wobei ich zugeben muss, dass ich einige lieber mag als andere. Meine aktuellen Favoriten sind die Übungen 1, 2 und 6, die ich in Form eines kleinen Zirkeltrainings miteinander kombiniere.

Nach dem gleichen Prinzip lasse ich jede Trainingseinheit mit einem Cool-down ausklingen. Auch das ist für den Körper wichtig. Vor allem lockere Dehnungsübungen helfen, nach dem eigentlichen Training die Spannung in den beanspruchten Körperregionen wieder zu regulieren. Gleichzeitig leitest du auf diese Weise die Regenerationsphase ein.

Auch fürs Cool-down habe ich sechs Übungen ausgewählt, mit denen du die entsprechenden Muskelgruppen zu einem leichten Dehngefühl führen kannst. Meine Lieblingsübungen hier: die Übungen 1, 3 und 5.

Jeweils zwei bis drei Übungen solltest du für Warm-up und Cool-down auswählen. Du kannst ja mit Übungen anfangen, die dir eher liegen, oder – falls du sie noch nicht kennst – die dir auf den ersten Blick zusagen. Das erleichtert den Einstieg. So, jetzt dürfte alles so weit sein. Nun kannst du es dir zu Hause gemütlich machen, Sportsachen anziehen und deine Lieblingsmusik anstellen als Soundtrack für die ersten Übungen ...

So geht's ganz einfach

Die folgenden Seiten, auf denen die einzelnen Übungen abgebildet sind, haben immer zwei Ebenen: Auf der oberen Hälfte sind die leichteren Übungen dargestellt, die für Beginner, auf der unteren die mit einem höheren Schwierigkeitsgrad – für Advanced. Auf der einen Seite befinden sich die Fotos mit Übungssteps (in der Regel die Ausgangs- und die Schlussposition), auf der anderen Seite die dazugehörigen Anleitungen.

Die Belastungsangaben, die du in der Spalte am Rand siehst, helfen dir, dich auf das Training einzustellen. Hier findest du auch Angaben zur empfohlenen Übungsintensität sowie Vorschläge für Pausen. Ich rate jedem, lieber eine Pause zu viel einzulegen, als aus falschem Ehrgeiz oder um Zeit zu sparen auf diese kurzen Erholungsphasen zu verzichten. Sie sind notwendig für die Regeneration und wichtiger Bestandteil des Trainingsprogramms. Manche Übungen mögen auf den ersten Blick einfach erscheinen, führt man sie jedoch in hoher Präzision und mehrmals hintereinander aus, wird man schnell ihren Effekt spüren.

So funktionieren die Übungen

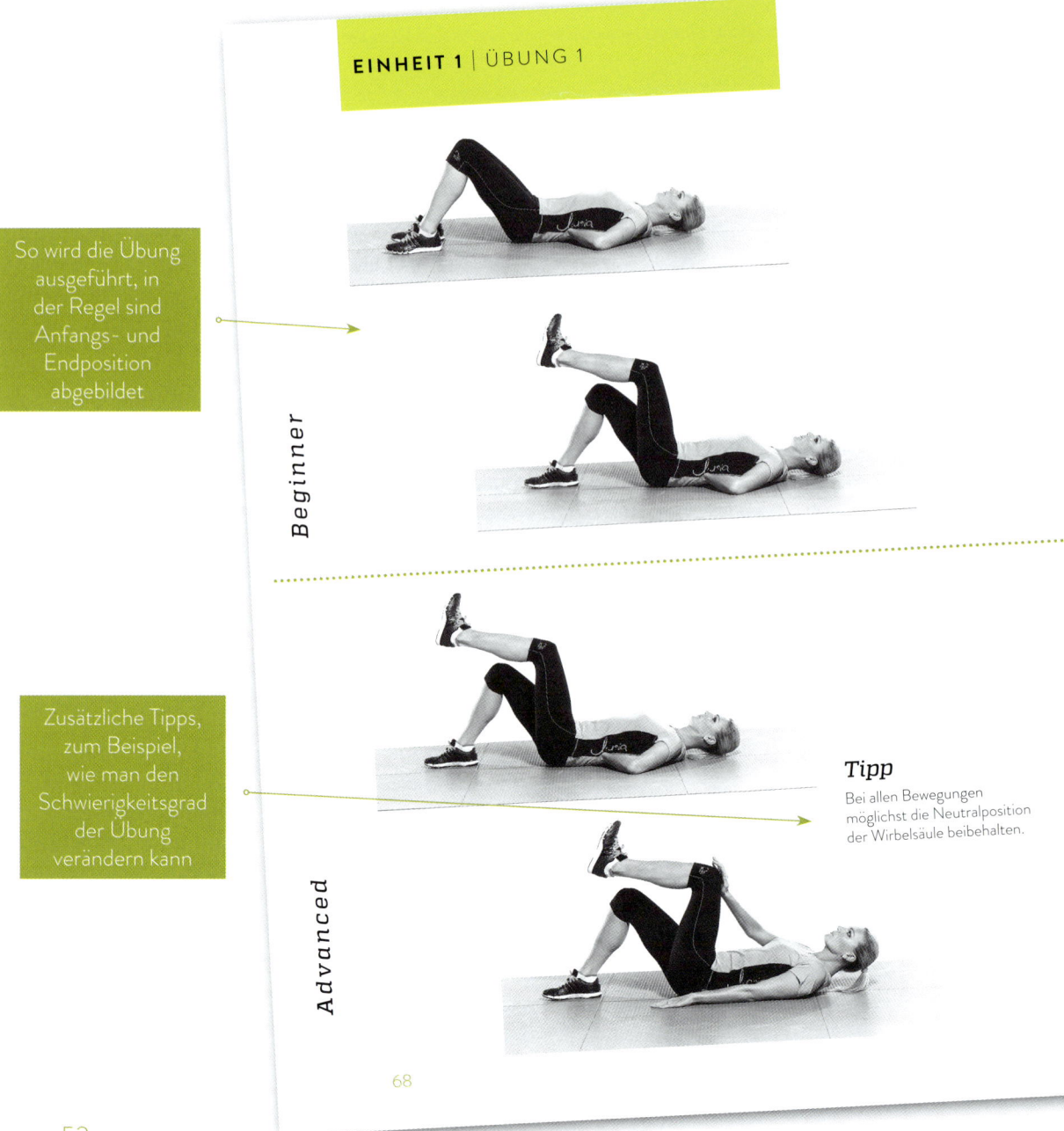

EINHEIT 1 | ÜBUNG 1

Beginner

So wird die Übung ausgeführt, in der Regel sind Anfangs- und Endposition abgebildet

Advanced

Zusätzliche Tipps, zum Beispiel, wie man den Schwierigkeitsgrad der Übung verändern kann

Tipp
Bei allen Bewegungen möglichst die Neutralposition der Wirbelsäule beibehalten.

> Die einzelnen Punkte beschreiben die Ausführung der Übung und worauf besonders zu achten ist

BEINLIFT LIGHT

1. Lege dich auf den Rücken und winkle die Beine an.
2. Platziere die Finger beider Hände flach in der kleinen Kuhle unter der Lendenwirbelsäule. Richte über leichte Kippbewegungen die Wirbelsäule neutral aus.
3. Winkle nun langsam das linke Bein an, bis der Unterschenkel fast waagerecht steht. Kurz halten und das Bein langsam wieder zum Boden bewegen. Die Wirbelsäule bleibt stabil.
4. Das Bein wechseln, ein Bewegungszyklus dauert etwa 3 bis 5 Sekunden. Atme dabei in deinem Rhythmus.

DAUER
30–45 Sek.

LEVEL
3–4

WIE OFT?
2–3 volle Einheiten

PAUSE
30 Sek. bis zur nächsten Übung

Nach jeder vollen Einheit (Übung 1–4) 2 Min.

> Angaben zu: Dauer, angestrebter Trainingsintensität, Häufigkeit der Wiederholungen und Pausen

BEINLIFT STRONG

1. Lege dich auf den Rücken und winkle die Beine an.
2. Platziere die Finger beider Hände flach in der kleinen Kuhle unter der Lendenwirbelsäule. Richte über leichte Kippbewegungen die Wirbelsäule neutral aus.
3. Strecke die Arme seitlich aus, winkle das linke Bein an, bis der Unterschenkel fast waagerecht steht. Hebe den Kopf leicht an und führ das linke Knie und die rechte Hand diagonal über dem Hüftgelenk zusammen. Hand und Knie pressen für 3 Sekunden leicht gegeneinander.
4. Senke Arm und Bein wieder ab und wechsle die Seite.

DAUER
30–45 Sek.

LEVEL
3–4

WIE OFT?
2–4 volle Einheiten

PAUSE
30 Sek. bis zur nächsten Übung

Nach jeder vollen Einheit (Übung 1–4) 2 Min.

WARM-UP

Tipp
Achte darauf, die Bewegung gleichmäßig mit der ganzen Wirbelsäule auszuführen.

Übung 1

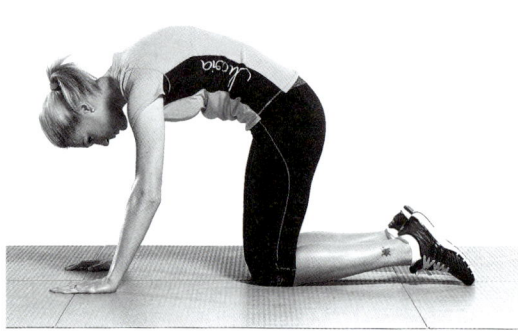
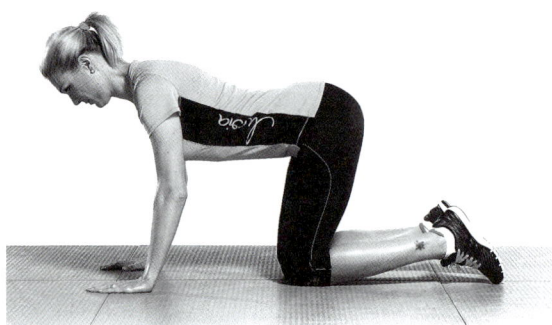

Tipp
Beim ersten „Bewegungsstopp" kurz innehalten.

Übung 2

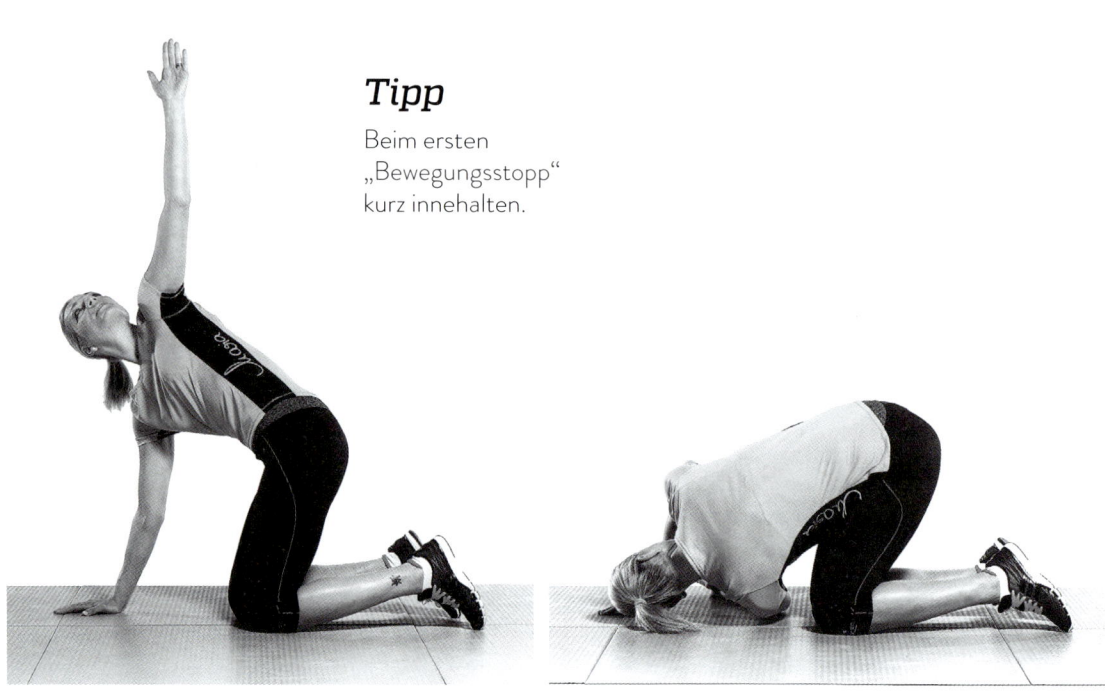

KATZE

1 Gehe in den Vierfüßlerstand: Die Hände sind unter den Schultern, die Knie unter den Hüften. Richte die Wirbelsäule neutral aus.
2 Mit dem Ausatmen die Wirbelsäule langsam und gleichmäßig zu einem Katzenbuckel beugen, der Kopf sinkt dabei nach unten.
3 Mit dem Einatmen den Rücken wieder sinken lassen und sich auf die Streckung der Brustwirbelsäule konzentrieren.
4 Den Bewegungsablauf im Fünf-Sekunden-Takt wiederholen.

DAUER
30–60 Sek.

LEVEL
1–2

WIE OFT?
1–2 x

PAUSE
keine

TWISTER

1 Gehe in den Vierfüßlerstand: Die Hände sind unter den Schultern, die Knie unter den Hüften. Richte die Wirbelsäule neutral aus.
2 Mit dem Einatmen den linken Arm seitlich und gerade nach oben strecken, dabei der Hand hinterherblicken.
3 Ausatmen und den Arm nach unten führen und am Boden zur Gegenseite bewegen, dabei den Stützarm leicht beugen.
4 Den Bewegungsablauf fortlaufend im Fünf-Sekunden-Takt wiederholen. Danach die Seite wechseln.

DAUER
30–60 Sek.
pro Seite

LEVEL
1–2

WIE OFT?
1–2 x

PAUSE
keine

WARM-UP

SCHULTERMOBILISATION

1. Lege dich auf den Rücken. Die Beine sind gestreckt oder leicht angewinkelt, richte die Wirbelsäule neutral aus. Lege die Arme seitlich angewinkelt neben den Kopf.
2. Im Fünf-Sekunden-Takt beide Arme gleichzeitig nach oben bewegen.
3. Bringe die Arme wieder zurück in die Ausgangsposition und beginne von vorn.

Übung 3

HÜFTDREHER

1. Lege dich auf den Bauch und die Stirn auf den Handrücken. Die Knie sind angewinkelt, die Beine hüftbreit auseinander, die Waden über Kreuz. Richte die Wirbelsäule neutral aus.
2. Bewege die Unterschenkel abwechselnd im Zwei-Sekunden-Takt nach innen und nach außen.

Übung 4

Tipp

Du kannst die Hände auch auf einem gerollten Handtuch lagern oder in die Bauchlage wechseln. Die Armposition nicht erzwingen!

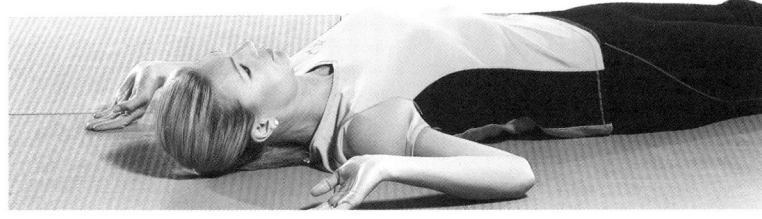

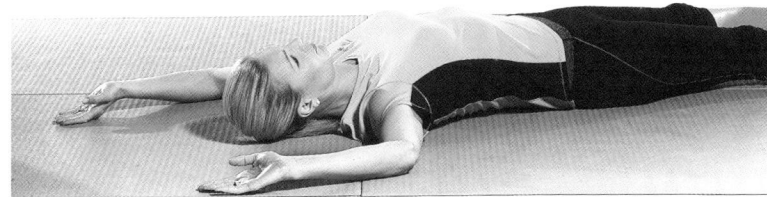

DAUER
30–60 Sek.

LEVEL
1–2

WIE OFT?
1–2 x

PAUSE
keine

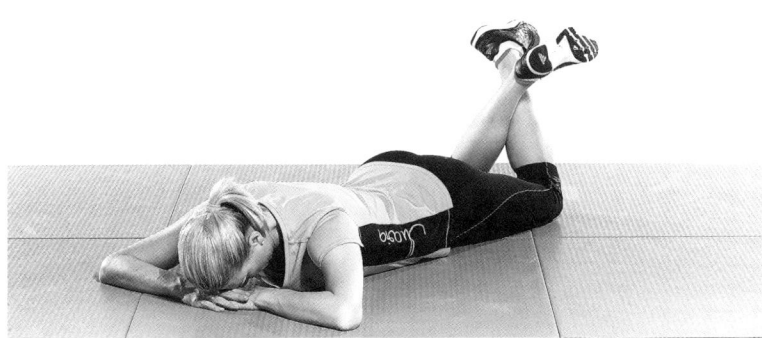

Tipp

Den ersten Bewegungsstopp akzeptieren! Die Übung darf nicht wehtun.

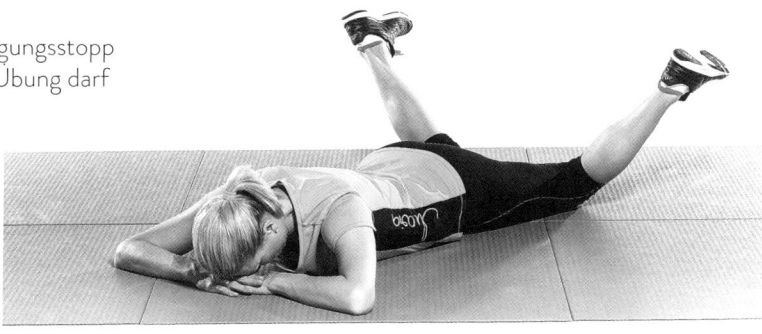

DAUER
30–60 Sek.

LEVEL
1–2

WIE OFT?
1–2 x

PAUSE
keine

WARM-UP

KLEIN UND GROSS

1. Stelle dich mit hüftbreit geöffneten Beinen auf und richte die Wirbelsäule neutral aus.
2. Mit dem Ausatmen beuge dich langsam und gleichmäßig nach vorn und winkle die Beine dabei an.
3. Mit dem Einatmen aufrichten, konzentriere dich dabei auf die Streckung der Brustwirbelsäule. Nimm die gestreckten Arme nach oben und folge ihnen mit dem Blick.
4. Wiederhole den Bewegungsablauf im Fünf-Sekunden-Takt.

Übung 5

SIDESTRETCH

1. Stelle dich mit etwas weiter als hüftbreit geöffneten Beinen auf und richte die Wirbelsäule neutral aus.
2. Mit dem Ausatmen stütze die rechte Hand in die Hüfte und strecke den linken Arm nach oben, neige dich dabei zur Seite – die Bewegung verteilt sich gleichmäßig. Einatmen und mit dem Ausatmen die Bewegung zur anderen Seite wiederholen.
3. Den Bewegungsablauf abwechselnd im Fünf-Sekunden-Takt fortsetzen.

Übung 6

Tipp

Beim Vorbeugen immer die Knie mit beugen.

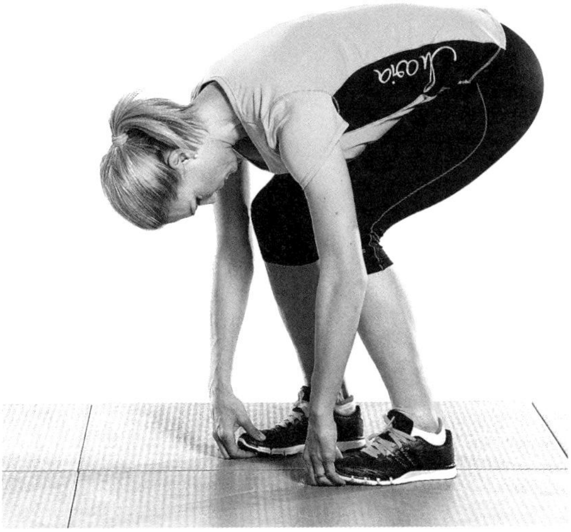

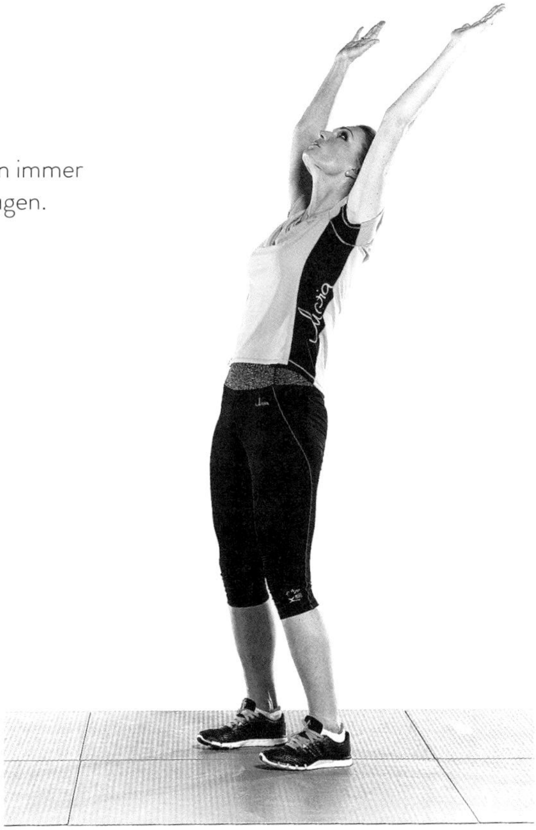

DAUER
30–60 Sek.

LEVEL
1–2

WIE OFT?
1–2 x

PAUSE
keine

Tipp

Die Übungen 5 und 6 lassen sich gut zu einem Bewegungsablauf verschmelzen.

DAUER
30–60 Sek.

LEVEL
1–2

WIE OFT?
1–2 x

PAUSE
keine

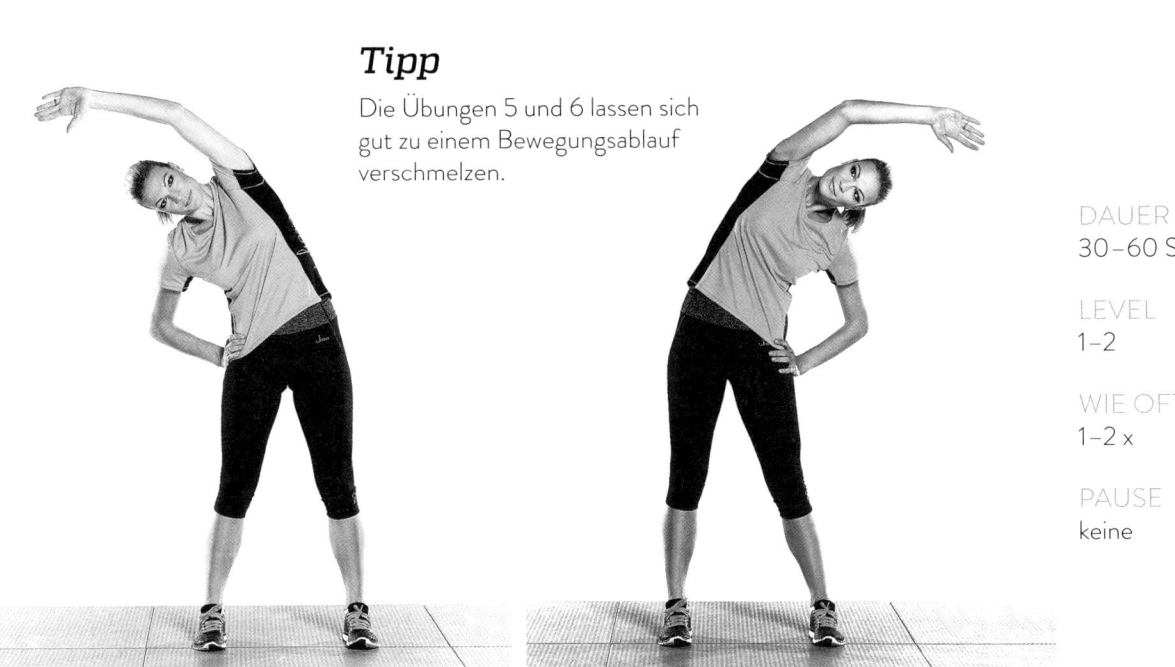

COOL-DOWN

Übung 1

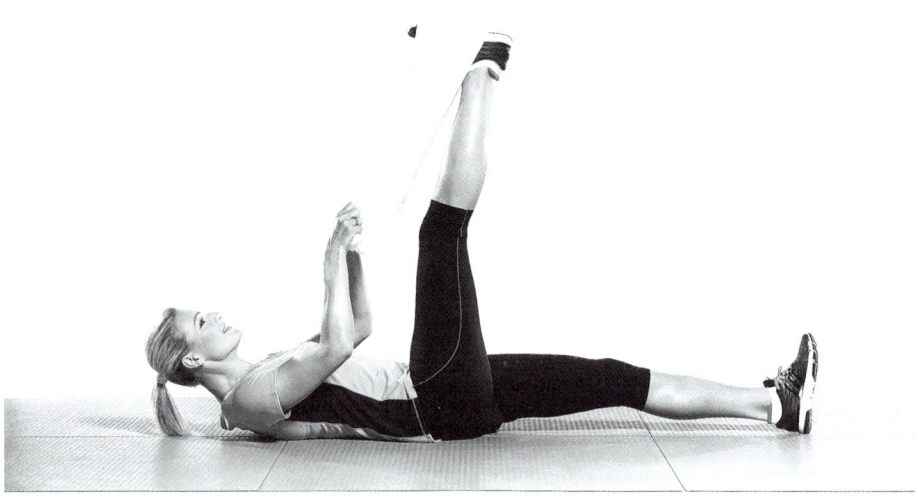

Übung 2

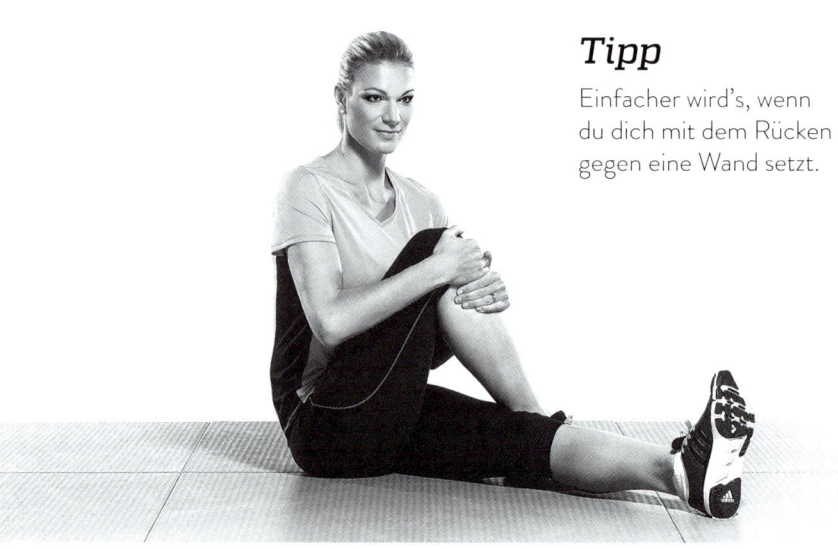

Tipp

Einfacher wird's, wenn du dich mit dem Rücken gegen eine Wand setzt.

BEINSTRETCH

1. Lege dich auf den Rücken, strecke die Beine aus und stelle den rechten Fuß in ein längs gefaltetes großes Handtuch. Hebe nun das rechte Bein leicht gebeugt an und ziehe dabei das Handtuch ganz straff.
2. Du kannst die leichte Dehnung besonders in der hinteren Oberschenkelmuskulatur über etwas mehr oder weniger Hüftbeugung und Kniestreckung gut dosieren.
3. Die Position halten und entspannt ein- und ausatmen.
4. Dann zur anderen Seite wechseln.

DAUER
30–45 Sek. pro Seite

LEVEL
1–2

WIE OFT?
1–2 x

PAUSE
keine

GESTRECKTER DREHSITZ

1. Begib dich in den Langsitz und stelle den rechten Fuß außen neben das linke Knie. Der Rücken ist gerade, die Schultern zeigen nach unten.
2. Ziehe das rechte Bein mit beiden Händen leicht weiter in Richtung Brustkorb, sodass ein leichtes Dehngefühl im Gesäß entsteht.
3. Die Position halten und entspannt atmen. Dann zur anderen Seite wechseln.

DAUER
30–45 Sek. pro Seite

LEVEL
1–2

WIE OFT?
1–2 x

PAUSE
keine

COOL-DOWN

GERADER HÜFTSTRETCH

1. Gehe in den Halbkniestand und richte die Wirbelsäule neutral aus. Stütze dich mit den Händen auf dem linken Bein ab.
2. Strecke die linke Seite der Hüfte und schiebe das Becken leicht nach vorn, bis du eine leichte Dehnung spürst. Das Becken bleibt aufgerichtet, die Wirbelsäule neutral.
3. Die Position halten und entspannt atmen. Dann die Seite wechseln.

Übung 3

SIDE HÜFTSTRETCH

1. Begib dich in den Vierfüßlerstand und strecke das rechte Bein gerade zur Seite, die Fußsohle sollte möglichst komplett den Boden berühren.
2. Schiebe den rechten Fuß so weit nach außen, bis du an der Oberschenkelinnenseite eine leichte Dehnung spürst.
3. Halte die Position und atme entspannt. Dann die Seite wechseln.

Übung 4

Tipp

Wenn du den Oberschenkel mehr dehnen möchtest, lege ein zusammengerolltes Handtuch unter den hinteren Fuß.

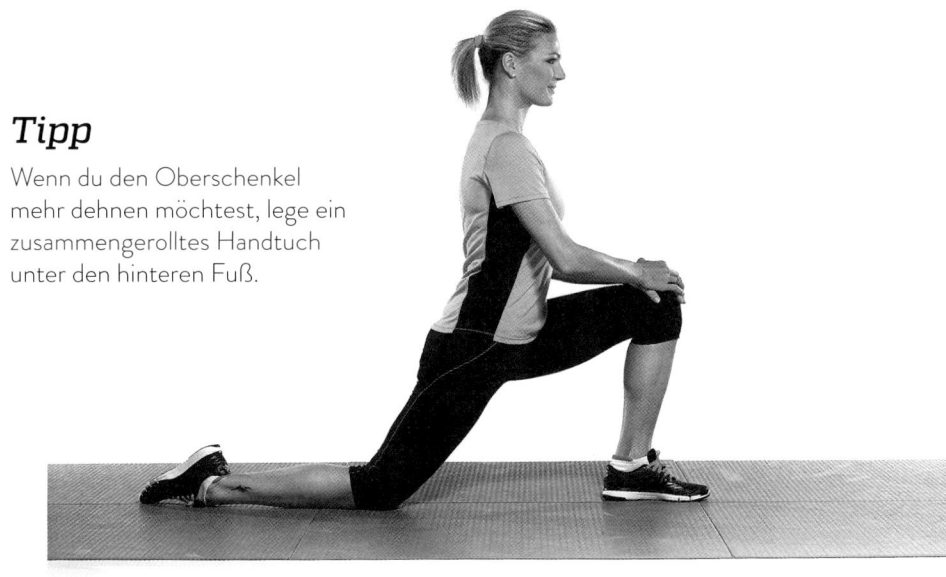

DAUER
30–45 Sek. pro Seite

LEVEL
1–2

WIE OFT?
1–2 x

PAUSE
keine

Tipp

Du kannst die Dehnung verlagern, indem du die Hände vom Boden löst und den Oberkörper aufrichtest.

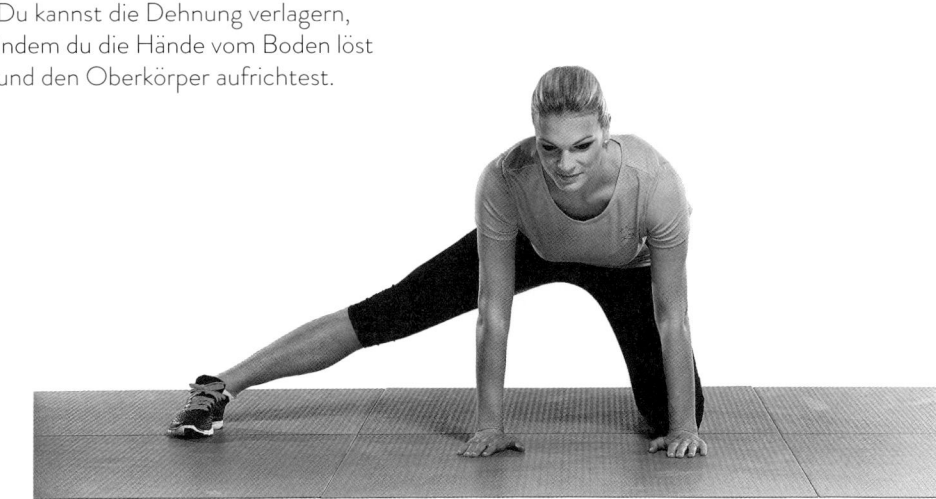

DAUER
30–45 Sek. pro Seite

LEVEL
1–2

WIE OFT?
1–2 x

PAUSE
keine

COOL-DOWN

SCHULTER-RUMPF-STRETCH

1. Gehe in den Kniestand, strecke die Arme nach vorn aus und lege die Hände auf einen Stuhl.
2. Bringe den Rücken durch Absenken in eine leichte Streckbewegung, bis du in der vorderen Rumpf- und Schultergürtelmuskulatur ein leichtes Dehngefühl spürst.
3. Die Position halten und entspannt atmen.

Übung 5

NACKENSTRETCH

1. Du stehst aufrecht mit schulterbreit geöffneten Beinen und neigst den Kopf leicht nach links.
2. Ziehe nun den gestreckten rechten Arm und die Schulter langsam nach unten, bis ein leichtes Dehngefühl in der Schultergürtel- und Nackenmuskulatur entsteht.
3. Verstärke die Dehnung vorsichtig, indem du mit der linken Hand die Seitneigung des Kopfes etwas verstärkst.
4. Die Position halten und entspannt atmen, dabei den Kopf leicht nach vorn neigen und langsam zur anderen Seite wechseln.

Übung 6

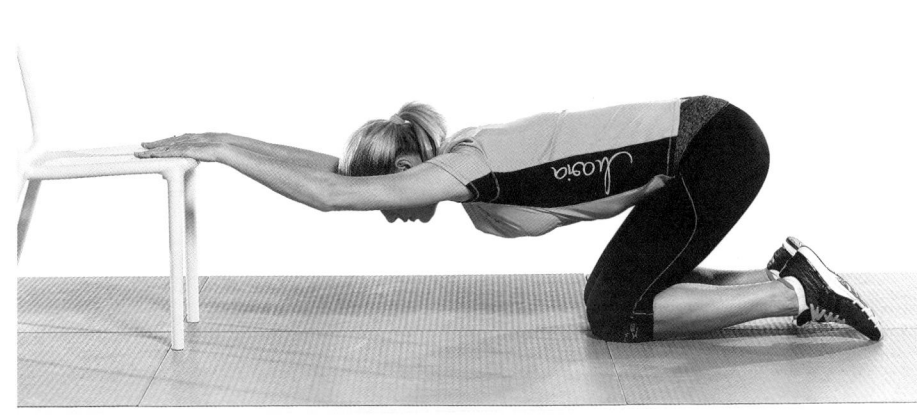

DAUER	30–45 Sek. pro Seite
LEVEL	1–2
WIE OFT?	1–2 x
PAUSE	keine

Tipp

Führe die Dehnung im Nacken sehr vorsichtig aus. Es darf nichts wehtun!

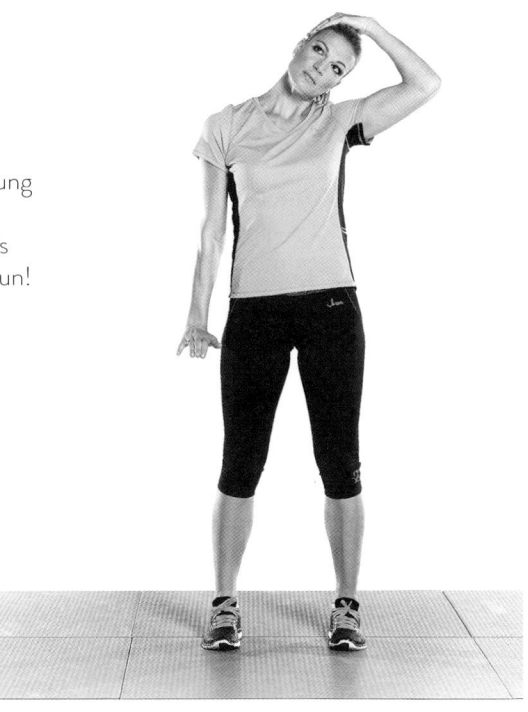

DAUER	30–45 Sek. pro Seite
LEVEL	1–2
WIE OFT?	1–2 x
PAUSE	keine

Entdecke, was in dir steckt

Das Krafttraining

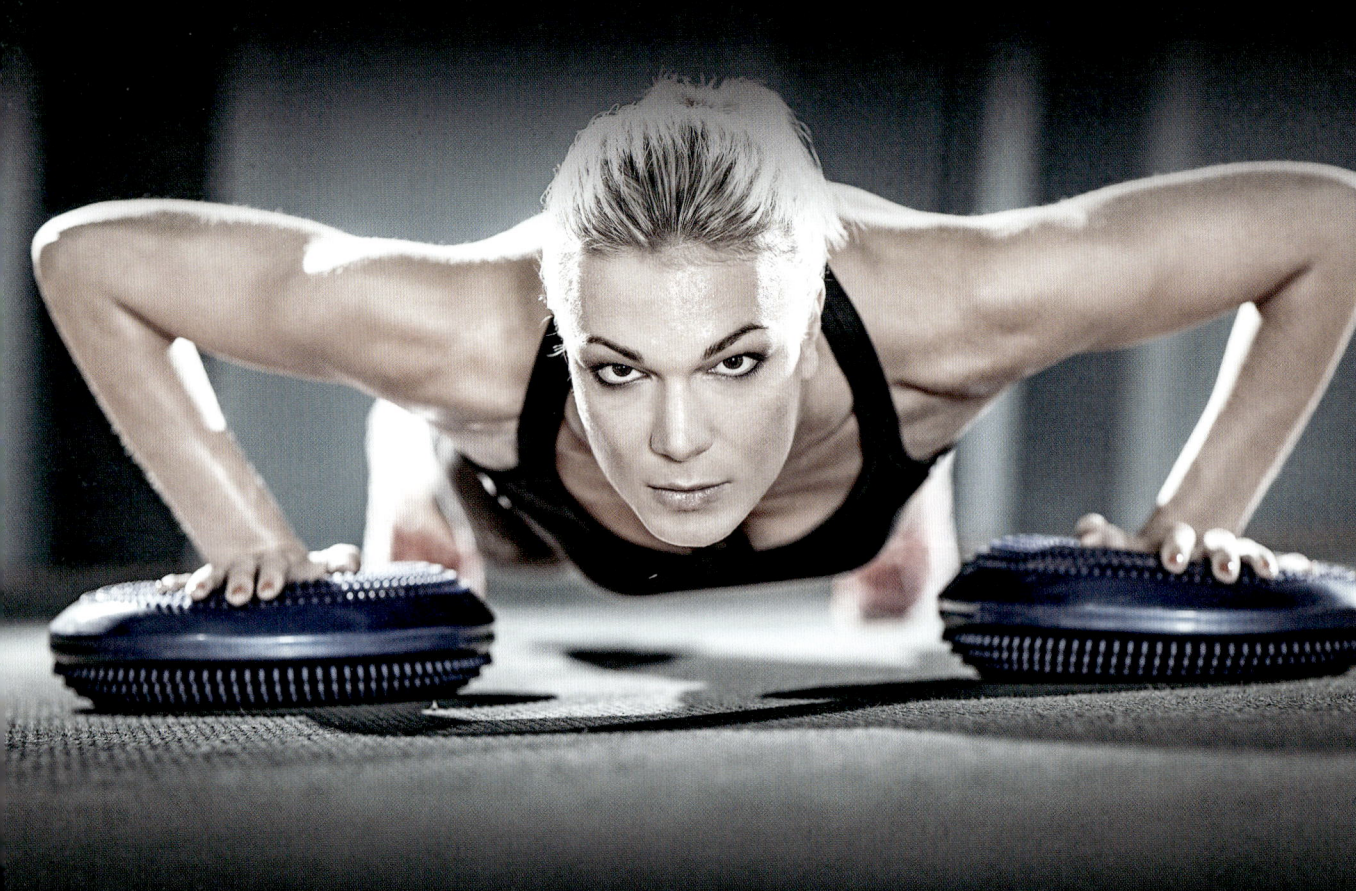

Meine Lieblingsübungen auf den nächsten Seiten bringen dich in kurzer Zeit auf ein ganz neues Fitnesslevel – ein besseres Lebensgefühl inbegriffen! Viel Spaß dabei!

Was du erreichen kannst

Nachdem du die Testübungen absolviert hast und weißt, ob du als Beginner oder als Advanced in das Trainingsprogramm einsteigst, kann es losgehen. Damit du motiviert an dein Training herangehst, ist es hilfreich, dir vor Augen zu führen, was du erreichen kannst, wenn du regelmäßig etwas für dich und deinen Körper tust.

Darum geht's

- Mehr Leistungsfähigkeit und Freude an Bewegung und Sport allgemein; auch andere Sportarten werden dir leichter fallen.
- Optimierung des Hormonhaushalts. Das ist wichtig, um gesund zu bleiben, und ebenfalls eine wichtige Stellschraube fürs Gewicht.
- Erhöhung des Grundumsatzes, also stärkerer Kalorienverbrauch. So nimmst du leichter ab, sogar im Ruhezustand oder im Schlaf.
- Stoffwechselerkrankungen vorbeugen. Gestählte Muskeln minimieren negativen Zellstress. So werden Dysfunktionen in den Zellen vorgebeugt, Entzündungen vermieden und der Stoffwechsel geschont.
- Stabilisierung und Schutz der Gelenke vor Fehlbelastungen – die optimale Verletzungsprophylaxe.

Genug gute Gründe also, um loszulegen und auch langfristig dranzubleiben.

Bevor es losgeht

Es ist sinnvoll, wenn du dir vorher einen Überblick über alle Übungen einer Trainingseinheit verschaffst, inklusive der fürs Warm-up und fürs Cool-down. Hier kannst du dir ruhig die aussuchen, die auf den ersten Blick am meisten Spaß machen.

Am Ende des Buchs findest du außerdem Beispielpläne, die zeigen, wie du ausgesuchte Kraft- und Ausdauerübungen zu einem Workout, zum Beispiel für den Rücken oder für Tage, an denen du nur wenig Zeit hast, zusammenstellen kannst. Diese kannst du unkompliziert deinen eigenen Bedürfnissen und vor allem deinen individuellen Belastungszielen anpassen.

Langsam steigern

Auf jeden Fall ist es ratsam, auch dafür feste Abläufe zu etablieren. Die Trainingseinheiten und alles, was damit verbunden ist, sollten in Gewohnheit übergehen. Wenn ich hier „Gewohnheit" sage, meine ich nicht Alltagstrott oder Langeweile, sondern ein Ritual im positiven Sinne.

Der Rat, das persönliche Trainingspensum kontinuierlich und seinem Leistungsvermögen entsprechend zu steigern, gilt auch für den Schwierigkeitsgrad. Besonders wenn du als Beginner startest, ist es ratsam, das Training am Anfang nicht zu hoch zu dosieren. Wer auf seinen Körper hört, merkt recht schnell, welches Belastungsniveau für ihn das geeignete ist. Als Faustregel gilt: Herausforderung – ja, Überforderung – nein!

Und jetzt:
Viel Spaß und bleib dran!
Es lohnt sich, schließlich
geht es um dich!

EINHEIT 1 | ÜBUNG 1

Beginner

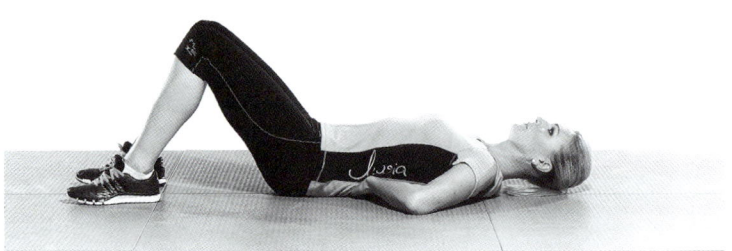

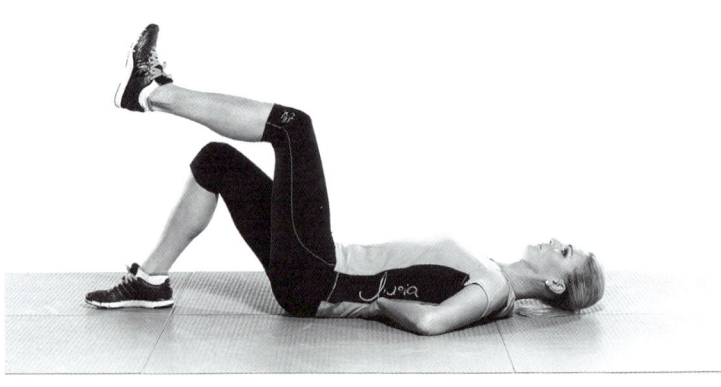

Advanced

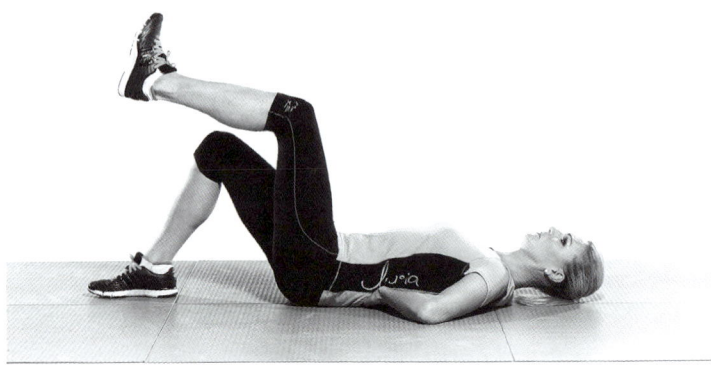

Tipp
Bei allen Bewegungen möglichst die Neutralposition der Wirbelsäule beibehalten.

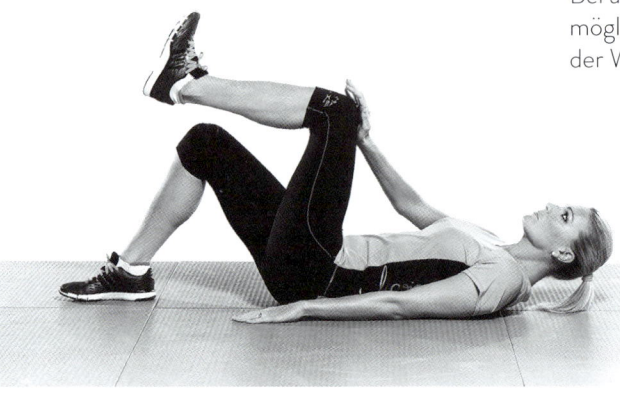

BEINLIFT LIGHT

1. Lege dich auf den Rücken und winkle die Beine an.
2. Platziere die Finger beider Hände flach in der kleinen Kuhle unter der Lendenwirbelsäule. Richte über leichte Kippbewegungen die Wirbelsäule neutral aus.
3. Winkle nun langsam das linke Bein an, bis der Unterschenkel fast waagerecht steht. Kurz halten und das Bein langsam wieder zum Boden bewegen. Die Wirbelsäule bleibt stabil.
4. Das Bein wechseln, ein Bewegungszyklus dauert etwa 3 bis 5 Sekunden. Atme dabei in deinem Rhythmus.

DAUER
30–45 Sek.

LEVEL
3–4

WIE OFT?
2–3 volle Einheiten

PAUSE
30 Sek. bis zur nächsten Übung

Nach jeder vollen Einheit (Übung 1–4) 2 Min.

BEINLIFT STRONG

1. Lege dich auf den Rücken und winkle die Beine an.
2. Platziere die Finger beider Hände flach in der kleinen Kuhle unter der Lendenwirbelsäule. Richte über leichte Kippbewegungen die Wirbelsäule neutral aus.
3. Strecke die Arme seitlich aus, winkle das linke Bein an, bis der Unterschenkel fast waagerecht steht. Hebe den Kopf leicht an und führe das linke Knie und die rechte Hand diagonal über dem Hüftgelenk zusammen. Hand und Knie pressen für 3 Sekunden leicht gegeneinander.
4. Senke Arm und Bein wieder ab und wechsle die Seite.

DAUER
30–45 Sek.

LEVEL
3–4

WIE OFT?
2–4 volle Einheiten

PAUSE
30 Sek. bis zur nächsten Übung

Nach jeder vollen Einheit (Übung 1–4) 2 Min.

EINHEIT 1 | ÜBUNG 2

RUMPFHEBER

1. Lege dich auf den Bauch, die Beine sind gestreckt, die Fußspitzen aufgestellt. Die Arme ruhen angewinkelt neben dem Kopf. Richte die Wirbelsäule neutral aus.
2. Hebe nun den Oberkörper leicht an. Strecke und beuge beide Arme im Zwei-Sekunden-Takt, die Daumen zeigen dabei leicht nach oben.

Beginner

SCHWIMMER

1. Lege dich auf den Bauch, die Beine sind gestreckt, die Fußspitzen aufgestellt. Die Arme ruhen gestreckt neben dem Kopf, die Daumen zeigen leicht nach oben. Richte die Wirbelsäule neutral aus.
2. Nun abwechselnd das gestreckte rechte und linke Bein im Zwei-Sekunden-Takt heben und senken, dabei mit dem jeweils anderen Arm die gleichen Bewegungen ausführen.

Advanced

Tipp

Die Übung wird einfacher, wenn du beide Hände auf ein Handtuch legst und es am Boden leicht auf- und abwärts schiebst. Es darf nichts wehtun!

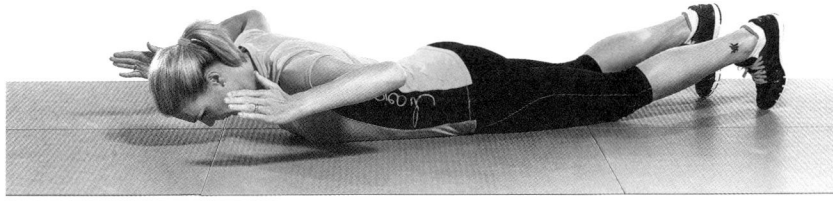

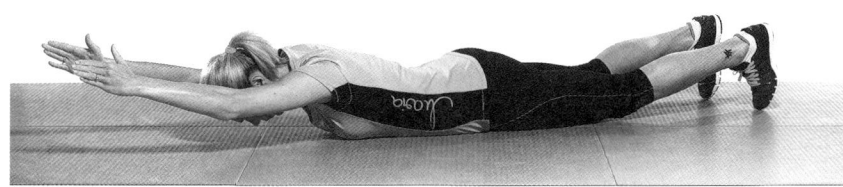

DAUER
30–45 Sek.

LEVEL
3–4

WIE OFT?
2–3 volle Einheiten

PAUSE
30 Sek. bis zur nächsten Übung

Nach jeder vollen Einheit (Übung 1–4) 2 Min.

....

Tipp

Führe die Arm- und Beinbewegungen möglichst langsam aus.

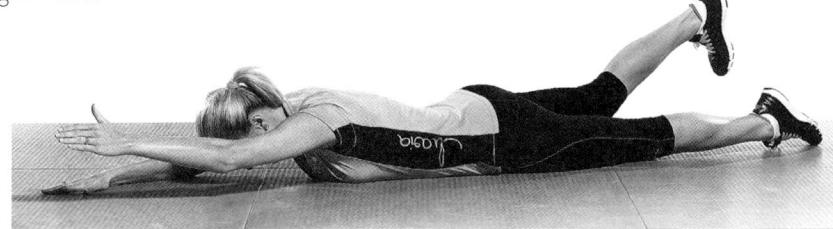

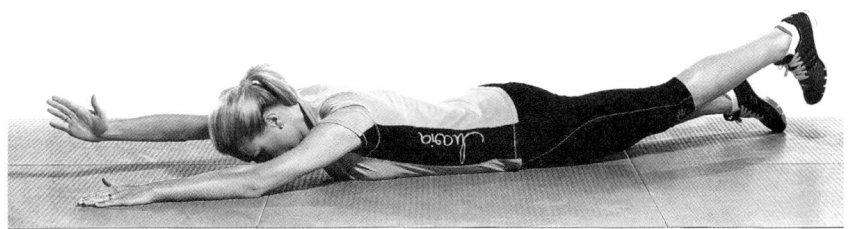

DAUER
30–45 Sek.

LEVEL
3–4

WIE OFT?
2–4 volle Einheiten

PAUSE
30 Sek. bis zur nächsten Übung

Nach jeder vollen Einheit (Übung 1–4) 2 Min.

EINHEIT 1 | ÜBUNG 3

KOMBISEITLIFT

Beginner

1. Lege dich auf die rechte Seite und stütze mit dem angewinkelten rechten Arm leicht den Kopf ab, die Beine sind leicht nach vorn angewinkelt. Richte deine Wirbelsäule neutral aus.
2. Hebe das linke Bein leicht an, Hüfte und Knie bilden in etwa einen 90-Grad-Winkel.
3. Strecke das linke Bein zur Seite und hebe es weiter an. Kurz halten und wieder beugen.
4. Den Bewegungsablauf im Zwei-Sekunden-Takt wiederholen und die Seite wechseln.

DOPPELSEITLIFT

Advanced

1. Lege dich auf die rechte Seite und strecke den rechten Arm nach oben aus. Mit dem linken stützt du dich vor dem Brustkorb am Boden ab. Richte die Wirbelsäule neutral aus.
2. Strecke beide Beine mit leicht angezogenen Füßen, hebe sie im Zwei-Sekunden-Takt etwas an und senke sie wieder ab. Dabei gleichzeitig den Kopf leicht anheben.
3. Die Seite wechseln.

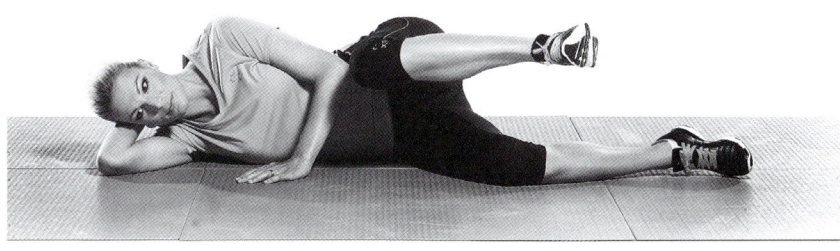

Tipp
Wichtig: Nur in der Hüfte bewegen, die Wirbelsäule bleibt stabil.

DAUER
30–45 Sek. pro Seite

LEVEL
3–4

WIE OFT?
2–3 volle Einheiten

PAUSE
30 Sek. bis zur nächsten Übung

Nach jeder vollen Einheit (Übung 1–4) 2 Min.

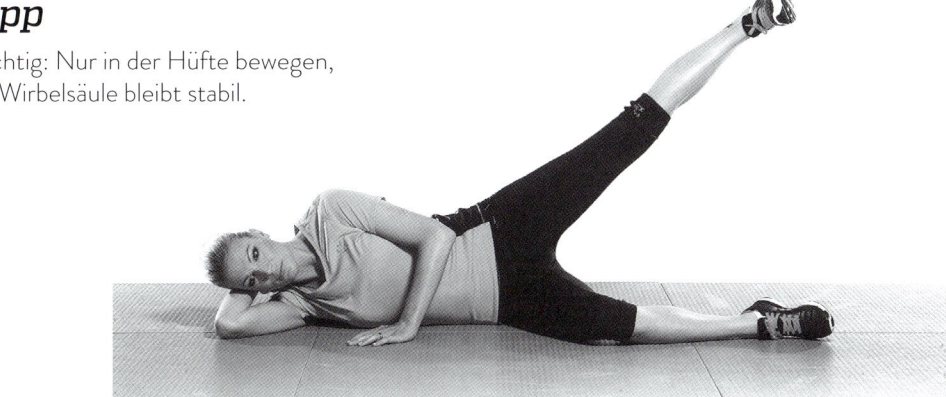

Tipp
Den Hüftbereich kann man mit einem weichen Handtuch etwas polstern.

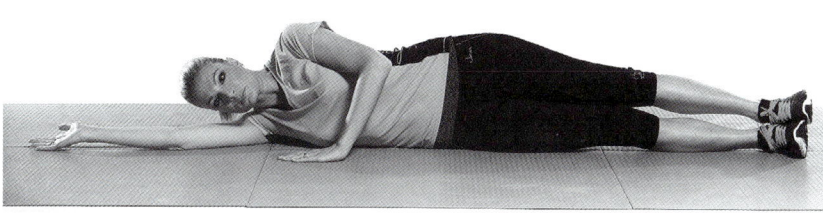

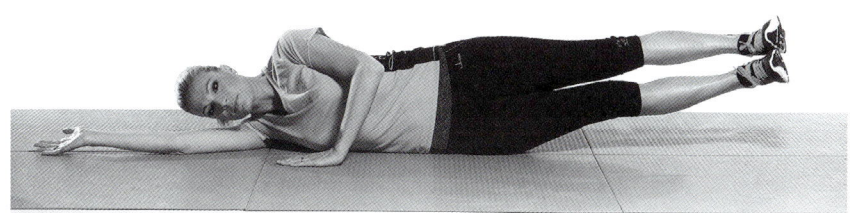

DAUER
30–45 Sek. pro Seite

LEVEL
3–4

WIE OFT?
2–4 volle Einheiten

PAUSE
30 Sek. bis zur nächsten Übung

Nach jeder vollen Einheit (Übung 1–4) 2 Min.

EINHEIT 1 | ÜBUNG 4

DYNAMISCHER EINBEINSTAND

1. Stelle dich aufrecht hin und hebe das linke Bein im 90-Grad-Winkel nach vorn an. Richte die Wirbelsäule neutral aus und verschränke die Arme vor der Brust.
2. Beuge dich nun aus der Hüfte leicht nach vorn. Bringe das linke Bein nach hinten und beuge das vordere rechte etwas an.
3. Wiederhole den Bewegungsablauf im Zwei-Sekunden-Takt.
4. Wechsle alle 15 bis 20 Sekunden das Standbein.

Beginner

SCHRITTKNIEBEUGE

1. Du stehst im Ausfallschritt nach vorn, das vordere Knie über die Fußmitte, und richte die Wirbelsäule neutral aus. Strecke die Arme über den Kopf und lege die Hände zusammen.
2. Senke jetzt den Körperschwerpunkt ab, bis du maximal einen 90-Grad-Winkel im Knie erreichst – dann streckst du die Beine wieder.
3. Den Bewegungsablauf im Zwei-Sekunden-Takt wiederholen. Danach die Seite wechseln.

Advanced

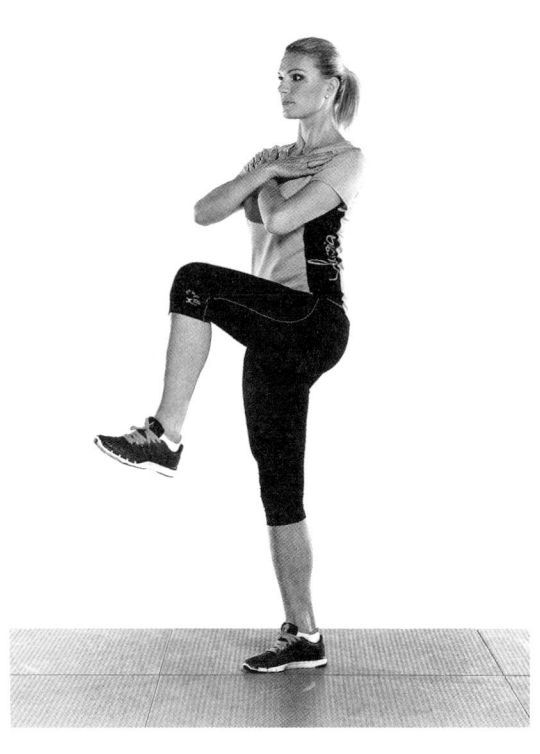
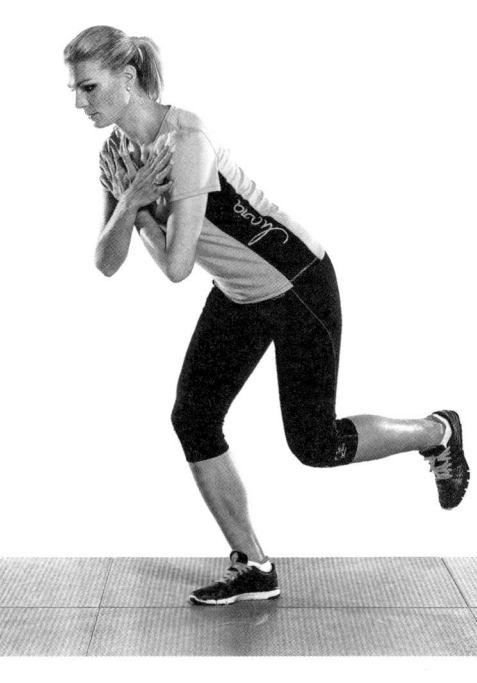

DAUER
2 x 15–20 Sek. pro Seite

LEVEL
3–4

WIE OFT?
2–3 volle Einheiten

PAUSE
30 Sek. bis zur nächsten Übung

Nach jeder vollen Einheit (Übung 1–4) 2 Min.

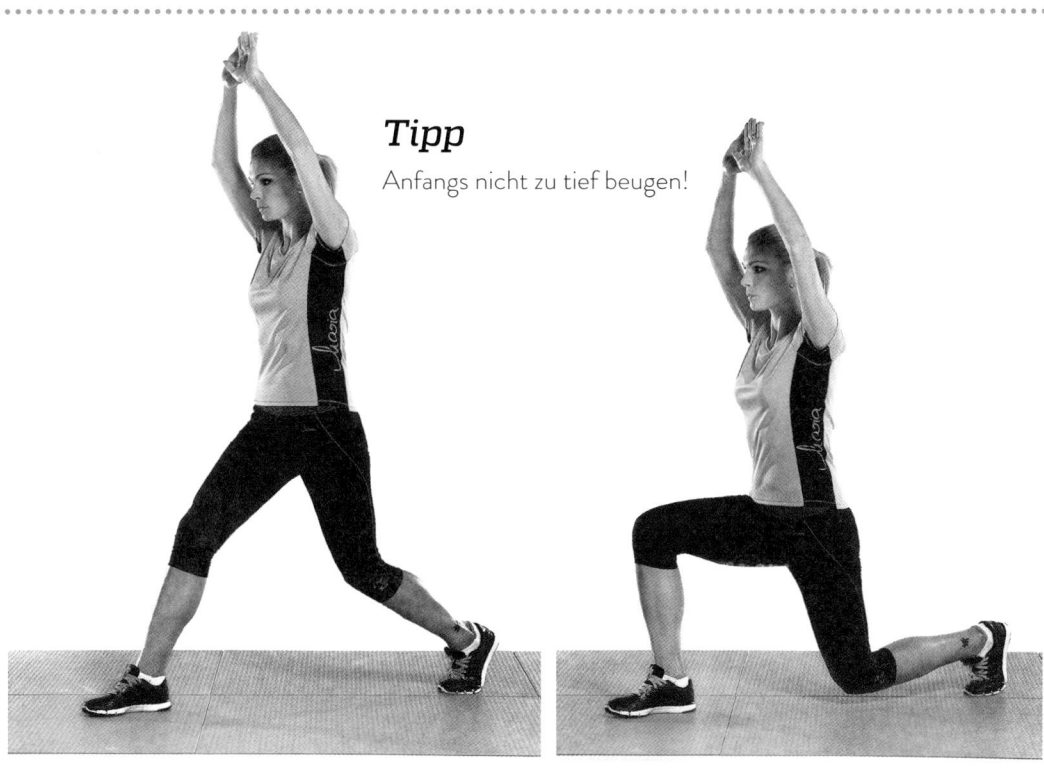

Tipp
Anfangs nicht zu tief beugen!

DAUER
30–45 Sek. pro Seite

LEVEL
3–4

WIE OFT?
2–4 volle Einheiten

PAUSE
30 Sek. bis zur nächsten Übung

Nach jeder vollen Einheit (Übung 1–4) 2 Min.

EINHEIT 2 | ÜBUNG 1

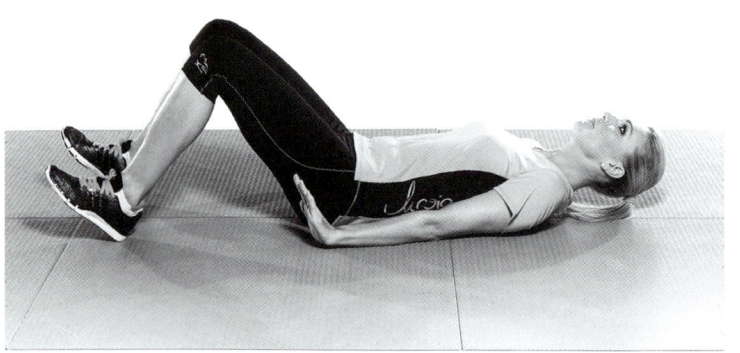

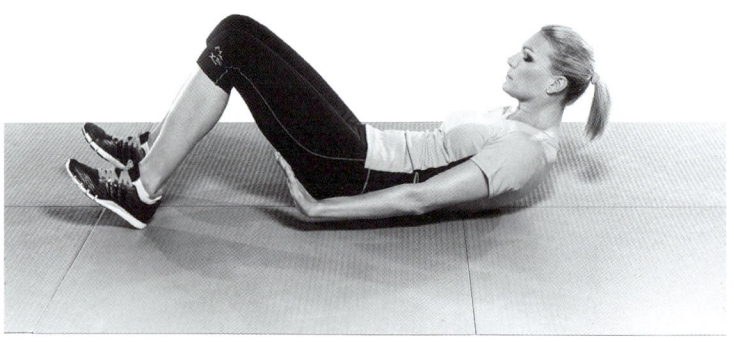

Beginner

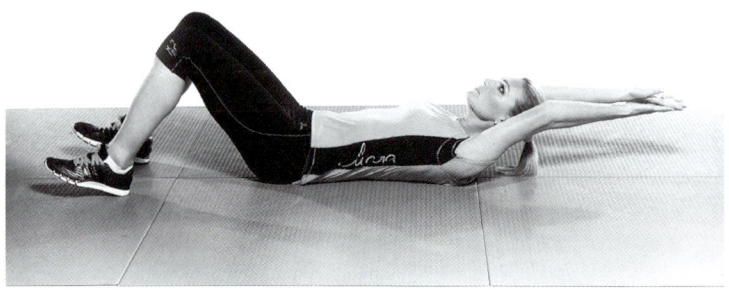

Tipp
Passe deine Atmung dem Bewegungsablauf an.

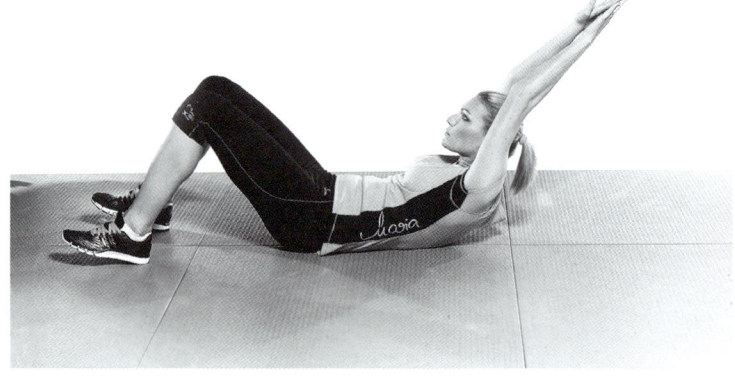

Advanced

MINI-CRUNCH

1. Lege dich auf den Rücken und winkle die Beine an, die Arme liegen parallel zum Körper, die Fingerspitzen zeigen nach oben. Richte über leichte Kippbewegungen im Becken die Wirbelsäule neutral aus.
2. Hebe nun den Oberkörper leicht an, die Schulterblätter lösen sich vom Boden. Drücke die Hände gleichzeitig in Richtung Fersen.
3. Dann den Oberkörper wieder ablegen und den Bewegungsablauf im Zwei-Sekunden-Takt fortsetzen.

DAUER
30–45 Sek.

LEVEL
3–4

WIE OFT?
2–3 volle Einheiten

PAUSE
30 Sek. bis zur nächsten Übung

Nach jeder vollen Einheit (Übung 1–4) 2 Min.

LANGER CRUNCH

1. Lege dich auf den Rücken und winkle die Beine an. Hebe den Kopf leicht an, strecke die Arme in Verlängerung des Körpers nach oben und lege die Hände übereinander. Richte über leichte Kippbewegungen die Wirbelsäule neutral aus.
2. Hebe den Oberkörper leicht an, die Schulterblätter lösen sich vom Boden. Die Arme folgen der Bewegung und bleiben gestreckt.
3. Lege den Oberkörper wieder ab und wiederhole den Bewegungsablauf im Zwei-Sekunden-Takt.

DAUER
30–45 Sek.

LEVEL
3–4

WIE OFT?
2–4 volle Einheiten

PAUSE
30 Sek. bis zur nächsten Übung

Nach jeder vollen Einheit (Übung 1–4) 2 Min.

EINHEIT 2 | ÜBUNG 2

RUMPF-SCHEIBENWISCHER

1. Lege dich auf den Bauch, die Beine sind gestreckt, die Füße angestellt. Die Arme ruhen angewinkelt neben dem Kopf. Richte die Wirbelsäule neutral aus.
2. Hebe den Oberkörper und die Arme leicht an, die Fingerspitzen zeigen nach oben. Beuge im Zwei-Sekunden-Takt Oberkörper und Arme abwechselnd leicht nach links und rechts.
3. Passe deine Atmung dem Bewegungsablauf an.

Beginner

DIAGONAL-VIERFÜSSLER

1. Gehe in den Vierfüßlerstand. Hebe den rechten Arm mit erhobenem Daumen und das linke Bein in Verlängerung der Körperachse etwas an. Der vordere Fuß ist angestellt. Richte die Wirbelsäule neutral aus.
2. Strecke den rechten Arm und das linke Bein, hebe sie an und senke sie wieder ab.
3. Wiederhole den Bewegungsablauf im Zwei-Sekunden-Takt. Passe deine Atmung an.
4. Wechsle die Seite.

Advanced

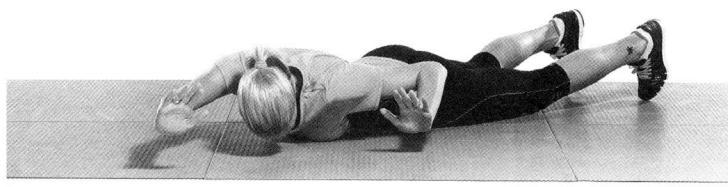

Tipp

Du kannst die Übung vereinfachen, indem du beide Hände auf ein Handtuch stützst, das du am Boden mit der Rumpfbewegung nach rechts und links schiebst.

DAUER
30–45 Sek.

LEVEL
3–4

WIE OFT?
2–3 volle Einheiten

PAUSE
30 Sek. bis zur nächsten Übung

Nach jeder vollen Einheit (Übung 1–4) 2 Min.

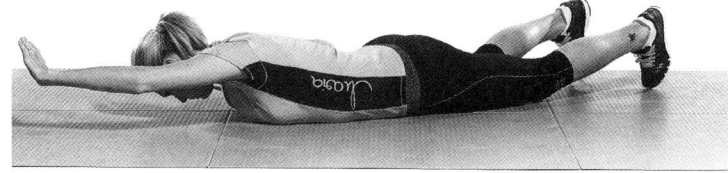

Tipp

Den Kopf in gerader Verlängerung zur Wirbelsäule halten.

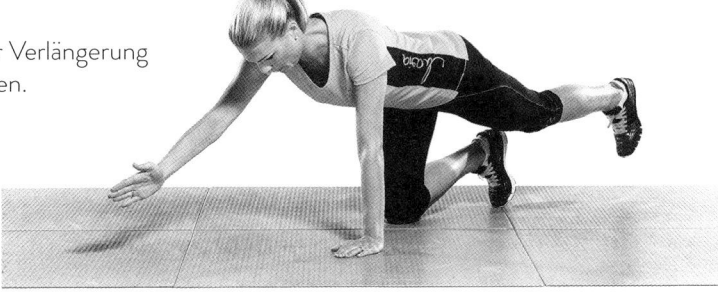

Tipp

Die Bewegung erfolgt im Hüft- beziehungsweise im Schultergelenk, die Wirbelsäule bleibt stabil.

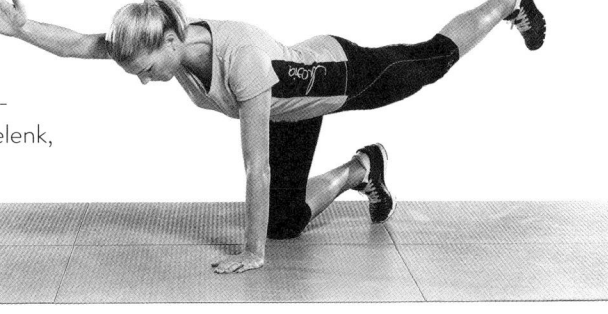

DAUER
30–45 Sek. pro Seite

LEVEL
3–4

WIE OFT?
2–4 volle Einheiten

PAUSE
30 Sek. bis zur nächsten Übung

Nach jeder vollen Einheit (Übung 1–4) 2 Min.

EINHEIT 2 | ÜBUNG 3

SEITSTÜTZ LIGHT

1 Stütze dich seitlich auf deinen nach vorn gerichteten Unterarm. Die Beine sind nach hinten angewinkelt. Ziehe die Füße etwas an und stütze den oberen Arm in die Taille. Richte die Wirbelsäule neutral aus.
2 Hebe das Becken, bis eine gerade Körperlinie entsteht, und senke es wieder ab.
3 Wiederhole den Bewegungsablauf im Zwei-Sekunden-Takt und wechsle dann die Seite.

Beginner

SEITSTÜTZ STRONG

1 Stütze dich seitlich auf deinen nach vorn gerichteten Unterarm auf. Die Beine sind gestreckt, das Gewicht liegt auf dem Fußaußenrand. Richte die Wirbelsäule neutral aus.
2 Hebe das Becken, bis eine gerade Körperlinie entsteht, und senke es wieder ab.
3 Wiederhole den Bewegungsablauf im Zwei-Sekunden-Takt und wechsle dann die Seite.

Advanced

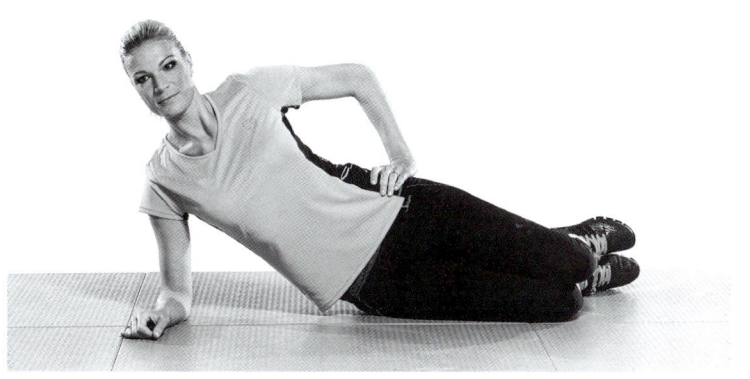

DAUER
30–45 Sek.
pro Seite

LEVEL
3–4

WIE OFT?
2–3 volle
Einheiten

PAUSE
30 Sek. bis
zur nächsten
Übung

Nach jeder
vollen Einheit
(Übung 1–4)
2 Min.

Tipp
Die Position
kannst du auch
einfach halten.

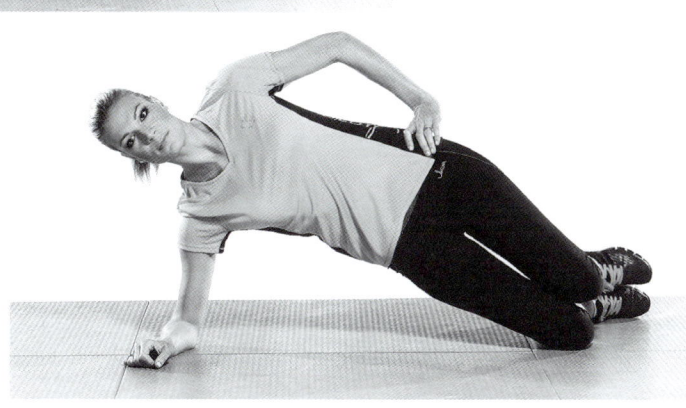

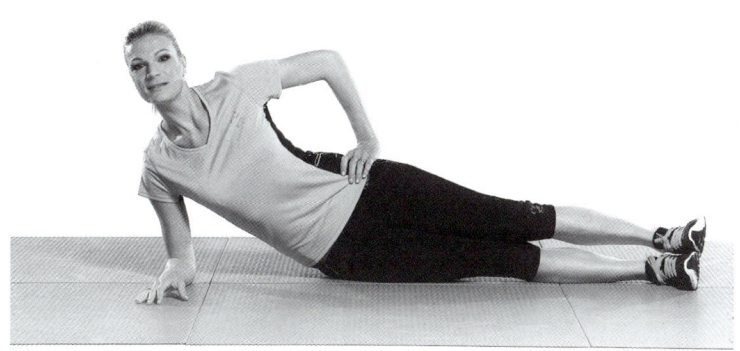

Tipp
Du kannst die
Position auch
einfach halten.

DAUER
30–45 Sek.
pro Seite

LEVEL
3–4

WIE OFT?
2–4 volle
Einheiten

PAUSE
30 Sek. bis
zur nächsten
Übung

Nach jeder
vollen Einheit
(Übung 1–4)
2 Min.

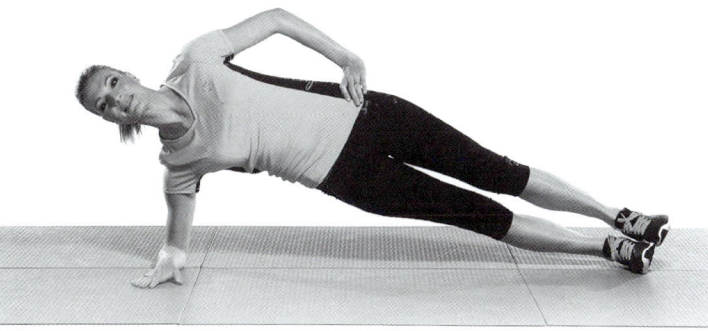

EINHEIT 2 | ÜBUNG 4

EINBEIN-BALANCE

1. Stelle dich sicher auf das linke, leicht gebeugte Bein, mit dem Knie über der Fußmitte, und richte die Wirbelsäule neutral aus. Das rechte Bein ist leicht nach vorn gestreckt und angewinkelt.
2. Strecke den linken Arm nach vorn, den rechten zur Seite.
3. Wechsle nun leicht dynamisch die Armposition: Der linke Arm geht zur Seite, der rechte nach vorn.
4. Wiederhole den Bewegungsablauf im Zwei-Sekunden-Takt und wechsle alle 15 bis 20 Sekunden das Standbein.

Beginner

DYNAMISCHE STANDWAAGE

1. Stelle dich sicher auf das rechte Bein und beuge den Rumpf leicht nach vorn. Das Standbein ist leicht gebeugt, das linke mit dem Knie über der Fußmitte angewinkelt. Winkle beide Arme vor der Brust an, die Hände berühren sich. Die Wirbelsäule ist leicht eingerollt.
2. Strecke das linke Bein nach hinten aus und beide Arme nach vorn und leicht zur Seite.
3. Wiederhole den Bewegungsablauf im Zwei-Sekunden-Takt und wechsle alle 15 bis 20 Sekunden das Standbein.

Advanced

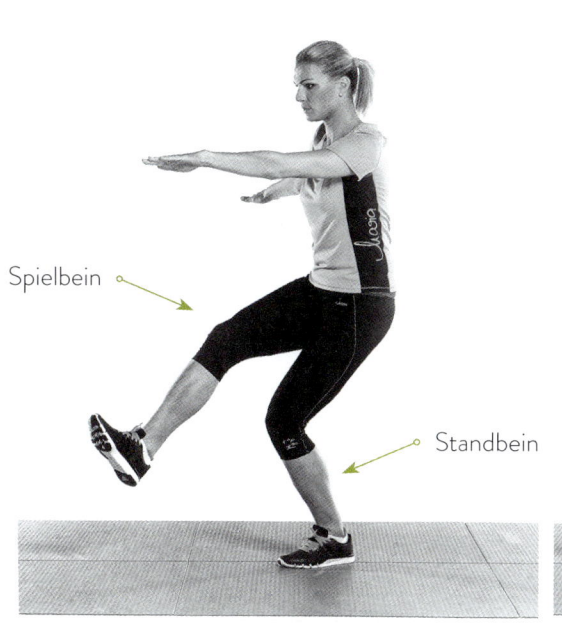
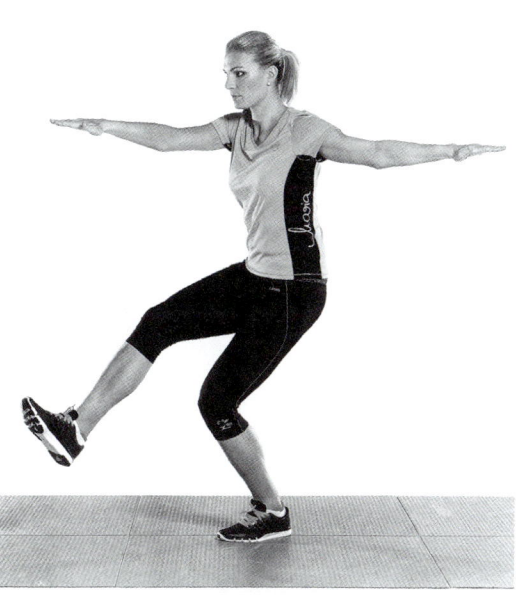

Spielbein

Standbein

DAUER
2 x 15–20 Sek. pro Seite

LEVEL
3–4

WIE OFT?
2–3 volle Einheiten

PAUSE
30 Sek. bis zur nächsten Übung

Nach jeder vollen Einheit (Übung 1–4) 2 Min.

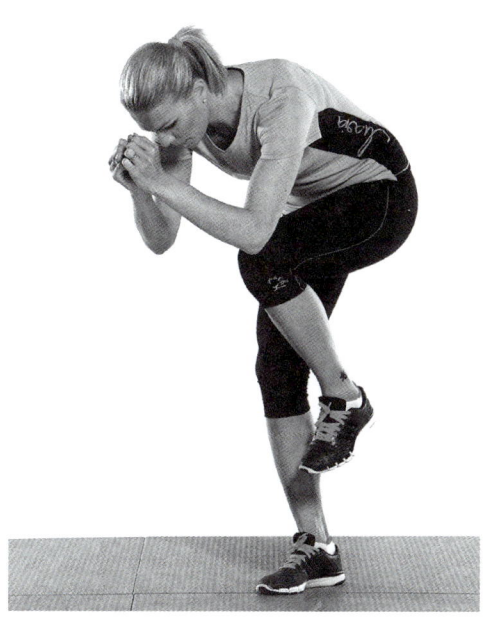
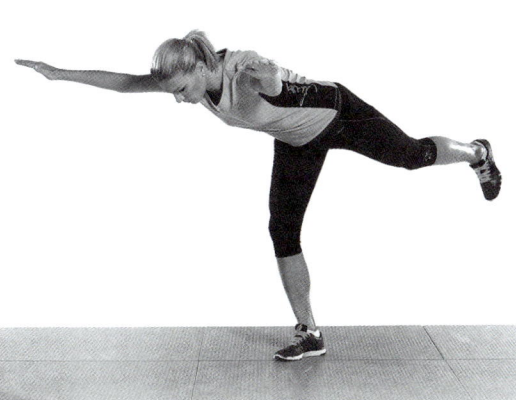

Tipp

Du kannst die Übung vereinfachen, indem du den Rumpf weniger weit nach vorn neigst.

DAUER
2 x 15–20 Sek. pro Seite

LEVEL
3–4

WIE OFT?
2–4 volle Einheiten

PAUSE
30 Sek. bis zur nächsten Übung

Nach jeder vollen Einheit (Übung 1–4) 2 Min.

EINHEIT 3 | ÜBUNG 1

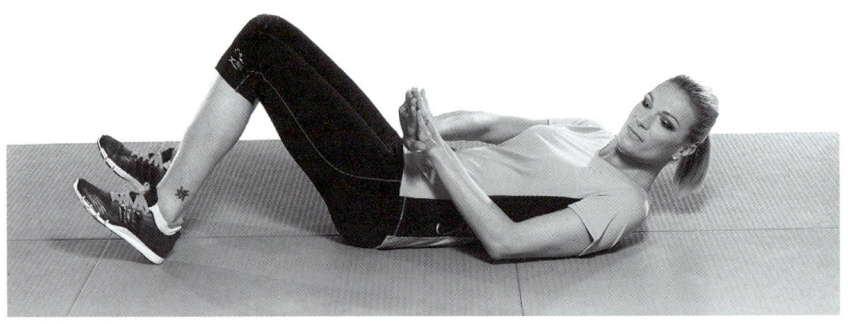

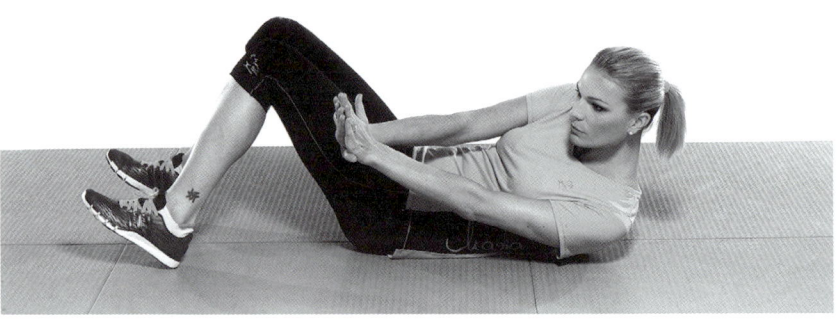

Beginner

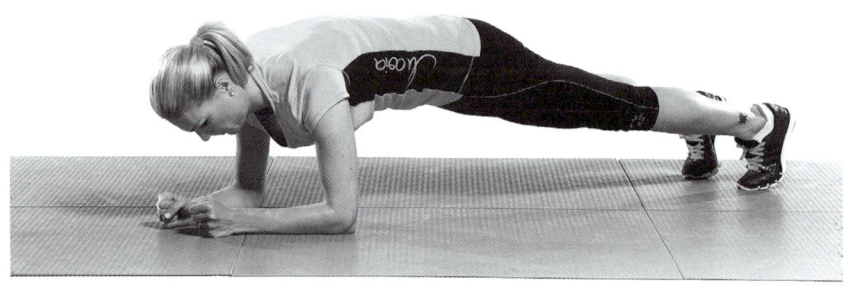

Tipp

Das Bein nicht zu weit anbeugen.

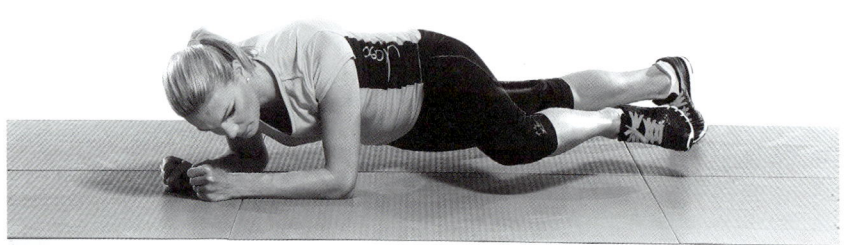

Advanced

MINI-CROSS-CRUNCH

1. Lege dich auf den Rücken und stelle die Beine an. Bringe die leicht gebeugten Arme nach vorn, die Hände berühren sich. Richte die Wirbelsäule neutral aus.
2. Hebe den Oberkörper leicht diagonal an, Schulterblätter lösen sich vom Boden. Die Arme unterstützen die Bewegung, indem du beide Hände in Richtung der gegenüberliegenden Hüftseite drückst.
3. Lege den Oberkörper wieder ab und wechsle die Seite.
4. Wiederhole den Bewegungsablauf im Zwei-Sekunden-Takt und passe deine Atmung an.

DAUER
30–45 Sek.

LEVEL
3–4

WIE OFT?
2–3 volle Einheiten

PAUSE
30 Sek. bis zur nächsten Übung

Nach jeder vollen Einheit (Übung 1–4) 2 Min.

SPIDER

1. Gehe in den Unterarmstütz, die Beine sind gestreckt und du stehst auf den Zehenspitzen. Balle die Hände zu Fäusten, Nacken und Rücken bilden eine gerade Linie.
2. Ein Bein anheben und seitlich zum Ellbogen beugen. Das Bein wieder aufstellen und die Seite wechseln. Den Bewegungsablauf im Zwei-Sekunden-Takt wiederholen.

DAUER
2 x 30–45 Sek. pro Seite

LEVEL
3–4

WIE OFT?
2–4 volle Einheiten

PAUSE
30 Sek. bis zur nächsten Übung

Nach jeder vollen Einheit (Übung 1–4) 2 Min.

EINHEIT 3 | ÜBUNG 2

Beginner

SCHULTERSTAND

1. Lege dich auf den Rücken und winkle die Beine an. Die Arme ruhen leicht angewinkelt seitlich neben dem Körper. Richte die Wirbelsäule neutral aus.
2. Hebe das Becken an, bis Oberschenkel und Rumpf eine Linie bilden, und senke es wieder ab. Die Arme unterstützen die Bewegung, indem sie kräftig auf den Boden drücken.
3. Wiederhole den Bewegungsablauf im Zwei-Sekunden-Takt und passe deine Atmung an.

Advanced

BACK-PULL

1. Gehe in den Kniestand, die Hüften sind etwa um 90 Grad gebeugt, die Knie etwas mehr, die Hände seitlich am Kopf, die Fingerspitzen über den Ohren. Richte die Wirbelsäule neutral aus.
2. Rolle im Zwei-Sekunden-Takt die Wirbelsäule ein und strecke sie wieder, verändere dabei den Hüftbeugewinkel nur geringfügig.
3. Passe die Atmung an den Bewegungsablauf an.

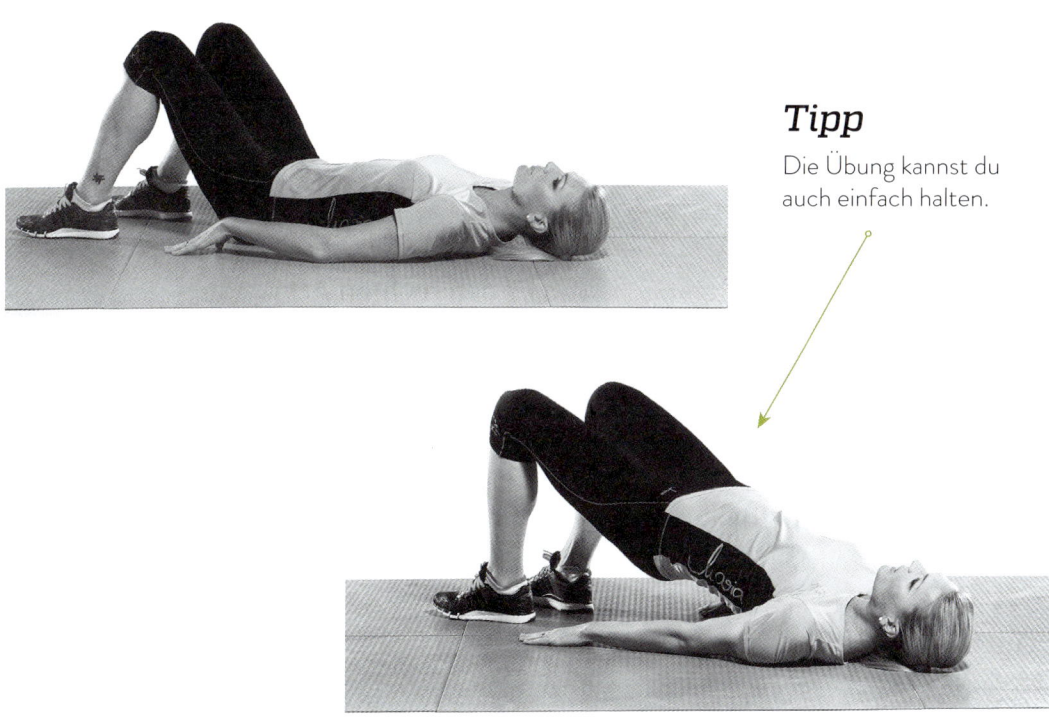

Tipp
Die Übung kannst du auch einfach halten.

DAUER
30–45 Sek.

LEVEL
3–4

WIE OFT?
2–3 volle Einheiten

PAUSE
30 Sek. bis zur nächsten Übung

Nach jeder vollen Einheit (Übung 1–4) 2 Min.

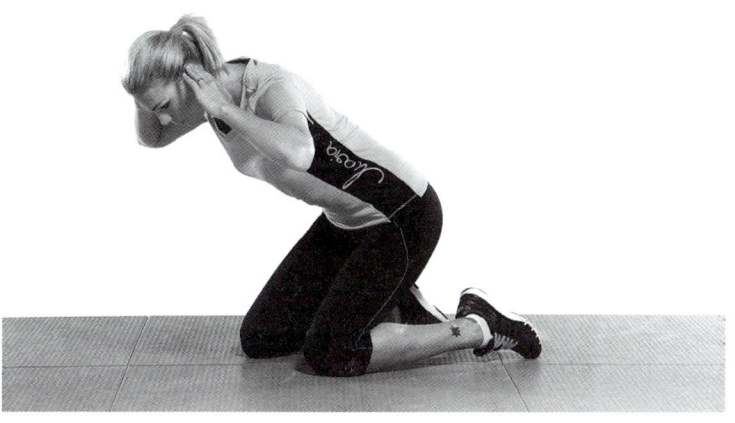
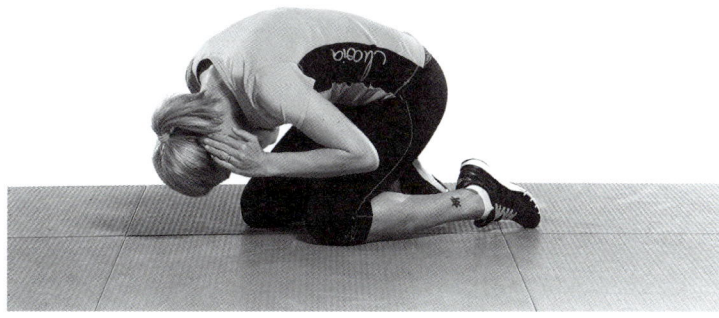

Tipp
Schwieriger wird's, wenn du die Arme nach oben ausstreckst. Einfacher, wenn du den Hüftbeugewinkel verringerst und den Rumpf etwas aufrechter hältst.

DAUER
30–45 Sek.

LEVEL
3–4

WIE OFT?
2–4 volle Einheiten

PAUSE
30 Sek. bis zur nächsten Übung

Nach jeder vollen Einheit (Übung 1–4) 2 Min.

EINHEIT 3 | ÜBUNG 3

DYNAMISCHER DOPPELSEITLIFT

1. Lege dich auf die rechte Seite und strecke den rechten Arm nach oben aus, mit dem linken stützt du dich vor dem Brustkorb am Boden ab. Richte die Wirbelsäule neutral aus. Hebe die gestreckten Beine mit leicht angezogenen Füßen an. Dabei gleichzeitig den Kopf anheben.
2. Beuge und strecke die Beine im Zwei-Sekunden-Takt. In der Streckung entsteht eine gerade Körperlinie.
3. Danach die Seite wechseln.

Beginner

SEITSTÜTZ MIT BEINKICK

1. Stütze dich seitlich auf deinen nach vorn gerichteten rechten Unterarm. Das untere rechte Bein ist nach hinten angewinkelt, das linke Bein ist gestreckt. Ziehe den Fuß etwas an und richte die Wirbelsäule neutral aus.
2. Hebe im Zwei-Sekunden-Takt das gestreckte obere Bein an und senke es wieder ab.
3. Wiederhole den Bewegungsablauf fortlaufend. Danach die Seite wechseln.

Advanced

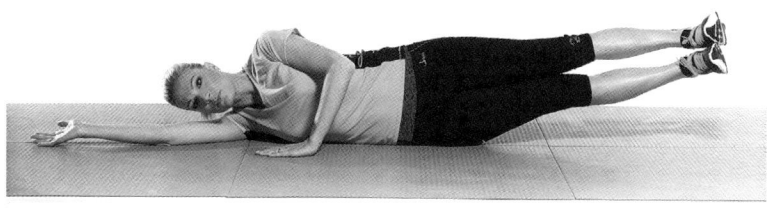

Tipp
Winkle die Beine nur so weit an, dass die Bewegung ausschließlich im Hüftgelenk stattfindet.

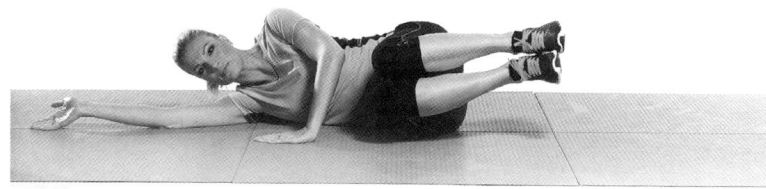

DAUER
30–45 Sek. pro Seite

LEVEL
3–4

WIE OFT?
2–3 volle Einheiten

PAUSE
30 Sek. bis zur nächsten Übung

Nach jeder vollen Einheit (Übung 1–4) 2 Min.

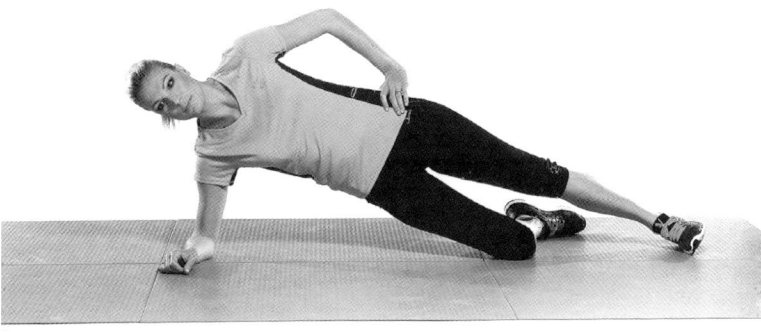

Tipp
Du kannst die Position einfach auch halten. Dabei ruhig weiter atmen.

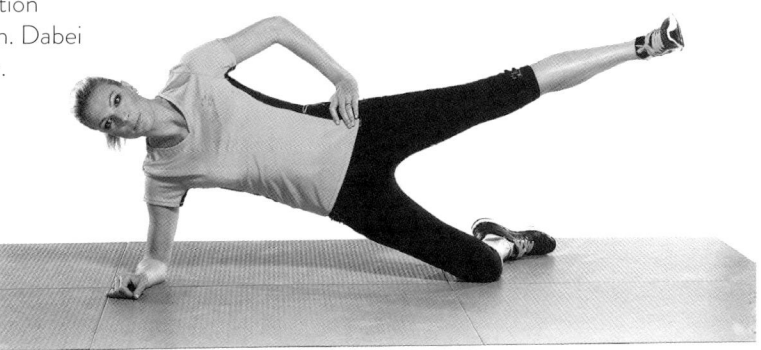

DAUER
30–45 Sek. pro Seite

LEVEL
3–4

WIE OFT?
2–4 volle Einheiten

PAUSE
30 Sek. bis zur nächsten Übung

Nach jeder vollen Einheit (Übung 1–4) 2 Min.

EINHEIT 3 | ÜBUNG 4

AUSFALLSCHRITT MIT TWIST

1. Stehe aufrecht und drücke die Hände in Brusthöhe vor dem Körper gegeneinander. Richte die Wirbelsäule neutral aus und mache mit links einen großen Ausfallschritt nach vorn. Das vordere Bein ist fast rechtwinklig gebeugt.
2. Den Rumpf weit nach rechts drehen. Arme und Kopf folgen der Bewegung. Kurz halten und zur anderen Seite drehen, dabei auf eine stabile Beinachse achten.
3. Nach 15 bis 20 Sekunden die Beine wechseln.

Beginner

EINBEIN-SIDEBEND

1. Stelle dich auf ein Bein und neige den Rumpf leicht zur Seite, das Standbein ist leicht gebeugt, das Spielbein angewinkelt. Winkle beide Arme vor dem Oberkörper an.
2. Das Spielbein zur Seite und gleichzeitig beide Arme seitlich nach oben strecken.
3. Die Wirbelsäule in Neutralposition halten, das Knie des Standbeins über der Fußmitte, und den Bewegungsablauf im Zwei-Sekunden-Takt wiederholen. Dabei alle 15 bis 20 Sekunden das Standbein wechseln.

Advanced

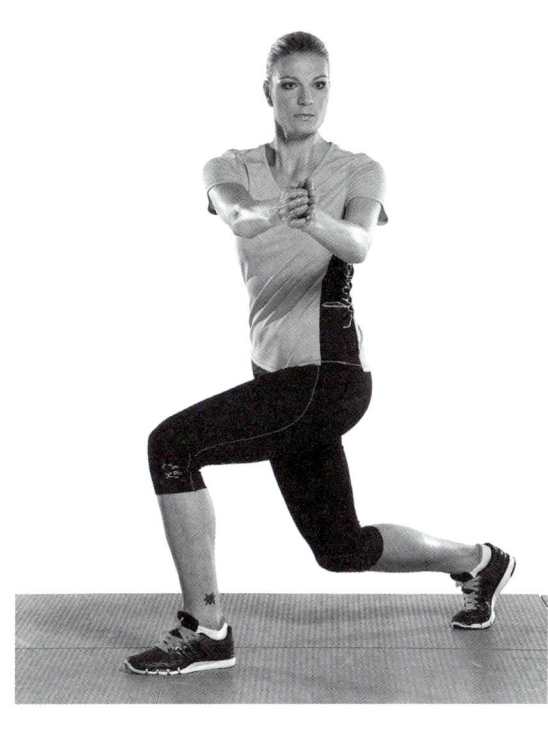
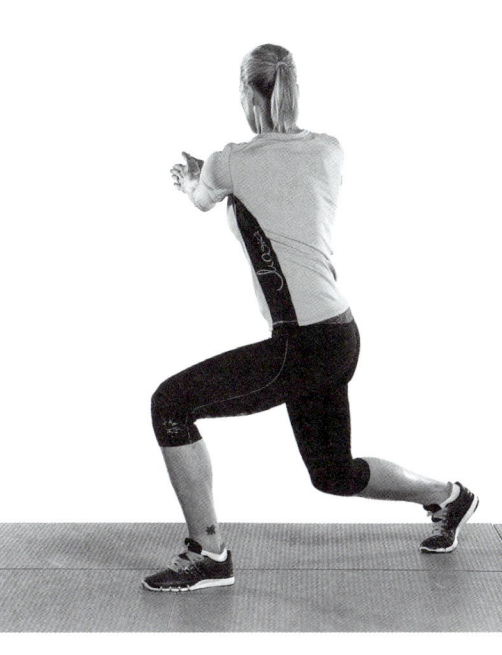

DAUER
2 x 15–20
Sek. pro Seite

LEVEL
3–4

WIE OFT?
2–3 volle
Einheiten

PAUSE
30 Sek. bis
zur nächsten
Übung

Nach jeder
vollen Einheit
(Übung 1–4)
2 Min.

Tipp
Die Übung wird einfacher, wenn du den Rumpf weniger weit zur Seite neigst.

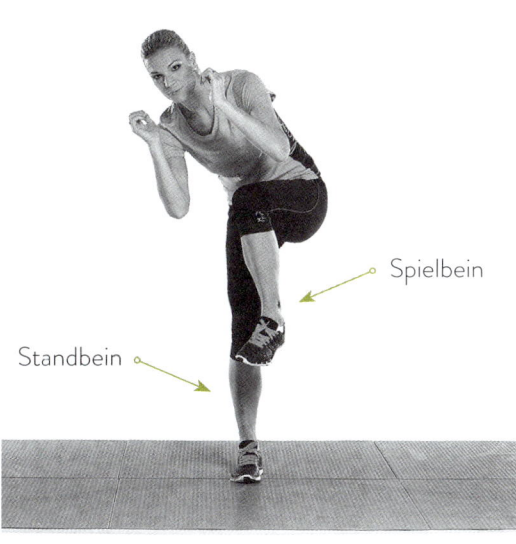

Spielbein

Standbein

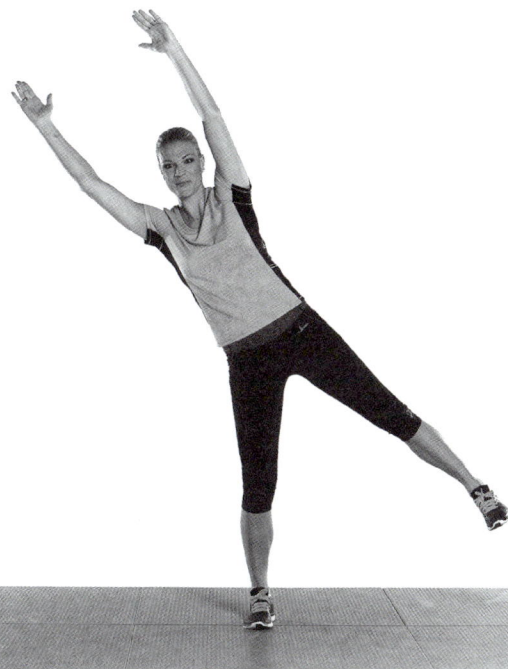

DAUER
2 x 15–20
Sek. pro Seite

LEVEL
3–4

WIE OFT?
2–4 volle
Einheiten

PAUSE
30 Sek. bis
zur nächsten
Übung

Nach jeder
vollen Einheit
(Übung 1–4)
2 Min.

EINHEIT 4 | ÜBUNG 1

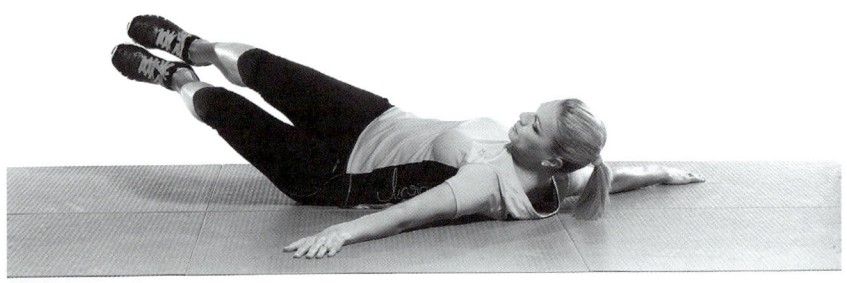

Tipp
Anfangs die Knie nur wenig nach links und rechts bewegen, dann steigern.

Beginner

Tipp
Akzeptiere das kleine Bewegungsausmaß. Die Übung ist hocheffizient.

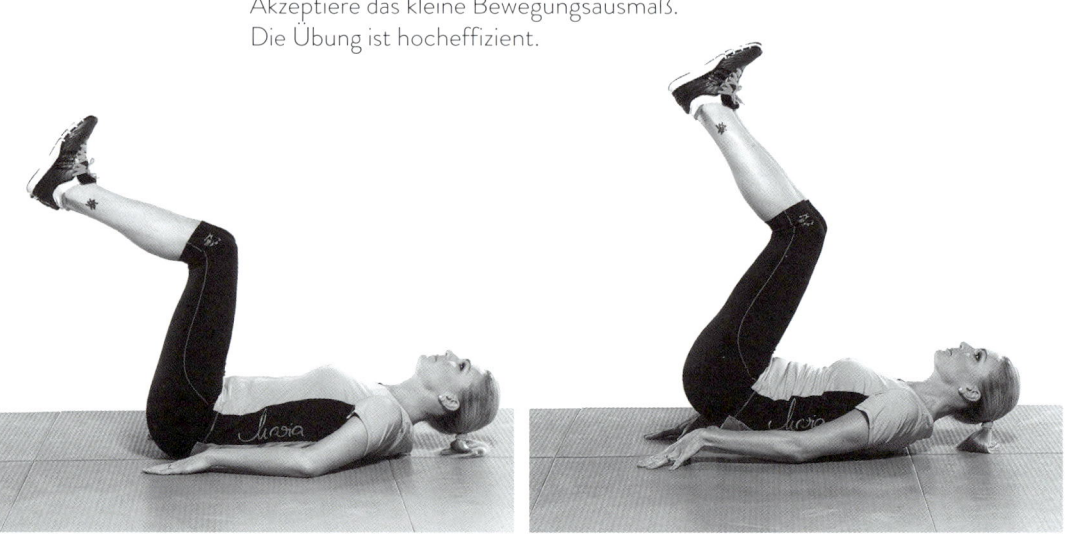

Advanced

KNIE-SCHEIBENWISCHER

1. Lege dich auf den Rücken, die Beine sind nach oben um 90 Grad angewinkelt, die Arme liegen seitlich ausgestreckt am Boden. Richte die Wirbelsäule neutral aus.
2. Hebe den Kopf an und bewege im Zwei-Sekunden-Rhythmus beide Knie kontrolliert nach links und rechts, dabei die Beugung im Hüft- und Kniegelenk beibehalten.
3. Passe die Atmung an den Bewegungsablauf an.

DAUER
30–45 Sek.

LEVEL
3–4

WIE OFT?
2–3 volle Einheiten

PAUSE
30 Sek. bis zur nächsten Übung

Nach jeder vollen Einheit (Übung 1–4) 2 Min.

BECKENLIFT

1. Lege dich auf den Rücken, hebe die Beine an und winkle sie leicht an. Die Arme liegen seitlich neben dem Körper.
2. Hebe den Kopf an, drücke mit den Armen kräftig gegen den Boden und löse das Becken vom Boden. Kurz halten, die Beine nach oben drücken und wieder absenken. Den Bewegungsablauf im Zwei-Sekunden-Takt fortsetzen.
3. Die Atmung der Bewegung anpassen.

DAUER
30–45 Sek.

LEVEL
3–4

WIE OFT?
2–4 volle Einheiten

PAUSE
30 Sek. bis zur nächsten Übung

Nach jeder vollen Einheit (Übung 1–4) 2 Min.

EINHEIT 4 | ÜBUNG 2

SUPERWOMAN

1. Gehe in den Vierfüßlerstand, die Hände befinden sich unter den Schultern. Richte die Wirbelsäule neutral aus. Strecke den rechten Arm und das linke Bein in Verlängerung der Körperachse aus. Ziehe die Fußspitzen an, der Daumen zeigt nach oben.
2. Führe im Zwei-Sekunden-Takt Arm und Bein über Knie und Ellbogen zusammen und strecke sie wieder aus. Die Bewegung erfolgt hauptsächlich im Hüft- und Schultergelenk, der Kopf bleibt immer in Verlängerung der Wirbelsäule. Passe deine Atmung dem Bewegungsablauf an.
3. Zur anderen Seite wechseln.

Beginner

TWIST-BACK-PULL

1. Gehe in den Kniestand, winkle die Ellbogen seitlich an und lege die Fingerspitzen an die Ohren.
2. Beuge dich mit geradem Rücken etwas nach vorn, die Wirbelsäule bildet bis zum Nacken eine gerade Linie. Halte die Spannung mithilfe deiner Rückenmuskeln.
3. Drehe dich nun nach unten und zur Seite, bis der rechte Ellbogen das linke Knie berührt. Gehe zurück in die Ausgangsposition und wiederhole die Bewegung zur anderen Seite.

Advanced

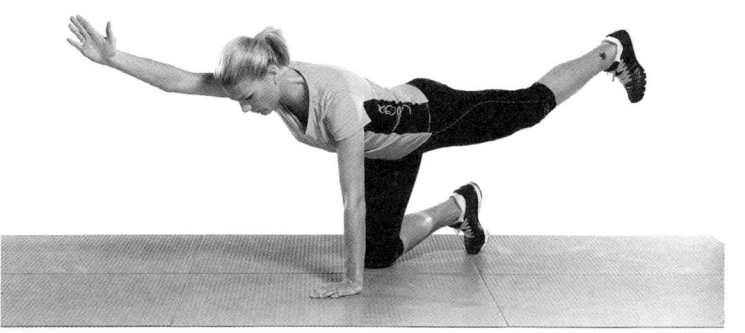

DAUER
2 x 30–45
Sek.

LEVEL
3–4

WIE OFT?
2–3 volle
Einheiten

PAUSE
30 Sek. bis
zur nächsten
Übung

Nach jeder
vollen Einheit
(Übung 1–4)
2 Min.

Tipp

Variiere nach Belieben die Ausgangsstellung der Arme von schulterbreit und hüftbreit.

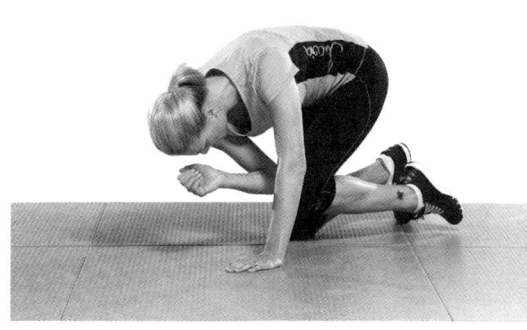

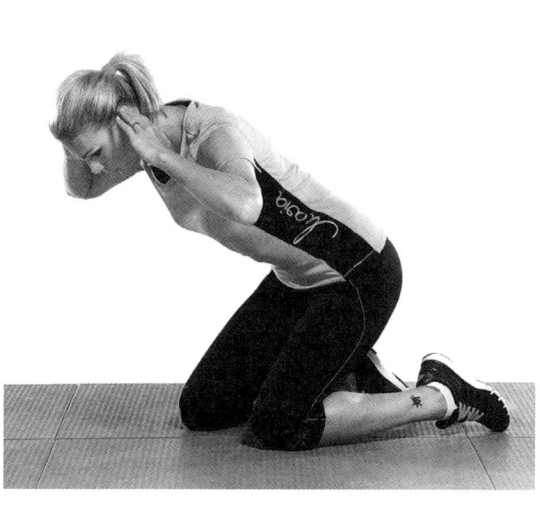

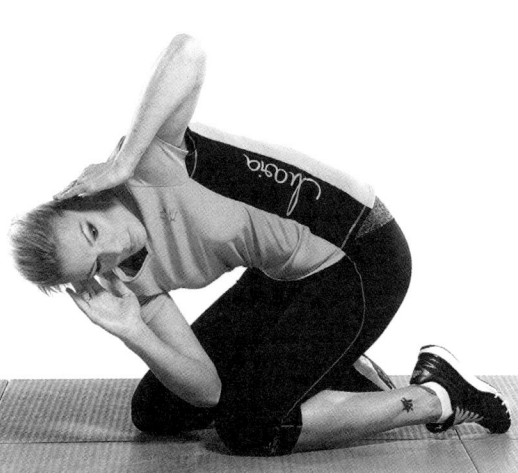

DAUER
30–45 Sek.

LEVEL
3–4

WIE OFT?
2–4 volle
Einheiten

PAUSE
30 Sek. bis
zur nächsten
Übung

Nach jeder
vollen Einheit
(Übung 1–4)
2 Min.

EINHEIT 4 | ÜBUNG 3

EINBEIN-SIDEKICK

1. Gehe in den Vierfüßlerstand und richte die Wirbelsäule neutral aus. Strecke das rechte Bein seitlich aus und ziehe die Zehenspitzen an.
2. Hebe das gestreckte Bein etwas an und halte die Position kurz, bevor du das Bein wieder absenkst. Wiederhole den Bewegungsablauf im Zwei-Sekunden-Takt.
3. Wechsle die Seite.

Beginner

SEITSTÜTZ MIT ARMPENDEL

1. Stütze dich seitlich auf deinen nach vorn gerichteten rechten Unterarm. Die Beine sind gestreckt, das Gewicht liegt auf dem Fußaußenrand. Richte die Wirbelsäule neutral aus. Hebe das Becken, sodass eine gerade Körperlinie entsteht.
2. Bewege im Ein-Sekunden-Rhythmus den oberen gestreckten Arm nach vorn und wieder nach oben. Dabei den Rumpf stabil halten, die Bewegung erfolgt nur durch das Schultergelenk.
3. Danach die Seite wechseln.

Advanced

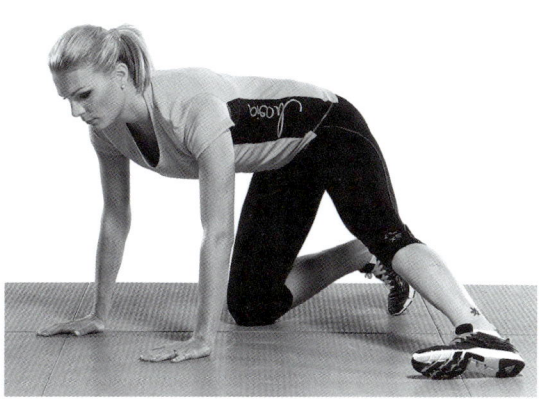
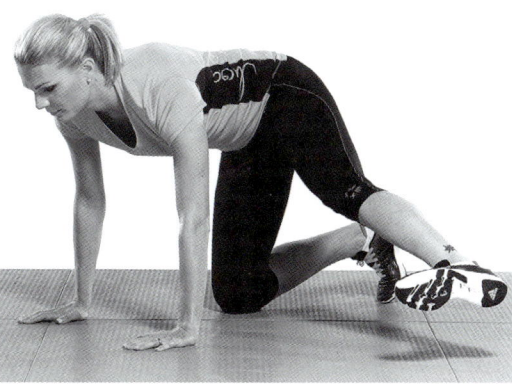

DAUER
30–45 Sek. pro Seite

LEVEL
3–4

WIE OFT?
2–3 volle Einheiten

PAUSE
30 Sek. bis zur nächsten Übung

Nach jeder vollen Einheit (Übung 1–4) 2 Min.

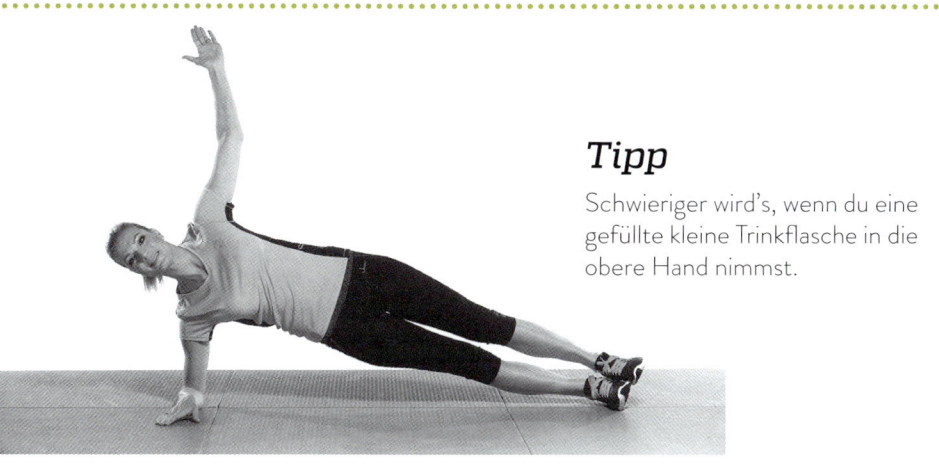
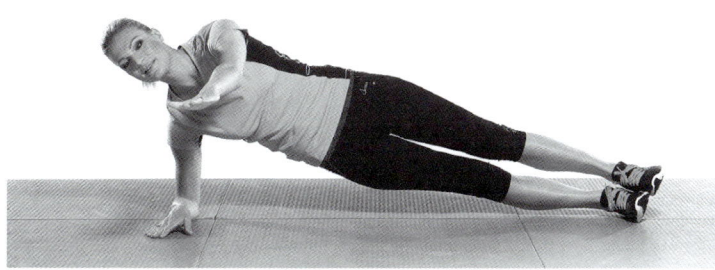

Tipp
Schwieriger wird's, wenn du eine gefüllte kleine Trinkflasche in die obere Hand nimmst.

DAUER
30–45 Sek. pro Seite

LEVEL
3–4

WIE OFT?
2–4 volle Einheiten

PAUSE
30 Sek. bis zur nächsten Übung

Nach jeder vollen Einheit (Übung 1–4) 2 Min.

EINHEIT 4 | ÜBUNG 4

KNIEBEUGE LIGHT

1. Stehe aufrecht mit etwas weiter als hüftbreit geöffneten Beinen, die Fußspitzen zeigen leicht nach außen, die Hände halten einen Besenstiel oder ein zusammengerolltes Handtuch am oberen Schultergürtelrand. Richte die Wirbelsäule neutral aus.
2. Gleichmäßig im Fünf-Sekunden-Rhythmus tief in die Kniebeuge gehen und wieder hochkommen. In der tiefsten Beugehaltung sollte der Rumpf dieselbe Neigung wie die Unterschenkel haben.
3. Die Knie bewegen sich über die Fußmitte, sollten aber höchstens geringfügig über die Fußspitzen ragen. Der Blick ist nach vorn gerichtet.

Beginner

KNIEBEUGE STRONG

1. Stehe aufrecht mit etwas weiter als hüftbreit geöffneten Beinen, die Fußspitzen zeigen leicht nach außen, die Arme sind nach oben gestreckt und die Hände halten einen Besenstiel oder ein zusammengerolltes Handtuch. Richte die Wirbelsäule neutral aus.
2. Gleichmäßig im Fünf-Sekunden-Rhythmus tief in die Kniebeuge gehen und wieder hochkommen. In der tiefsten Beugehaltung sollte der Rumpf dieselbe Neigung wie die Unterschenkel haben.
3. Die Knie bewegen sich über die Fußmitte, sollten aber höchstens geringfügig über die Fußspitzen ragen. Der Blick ist nach vorn gerichtet.

Advanced

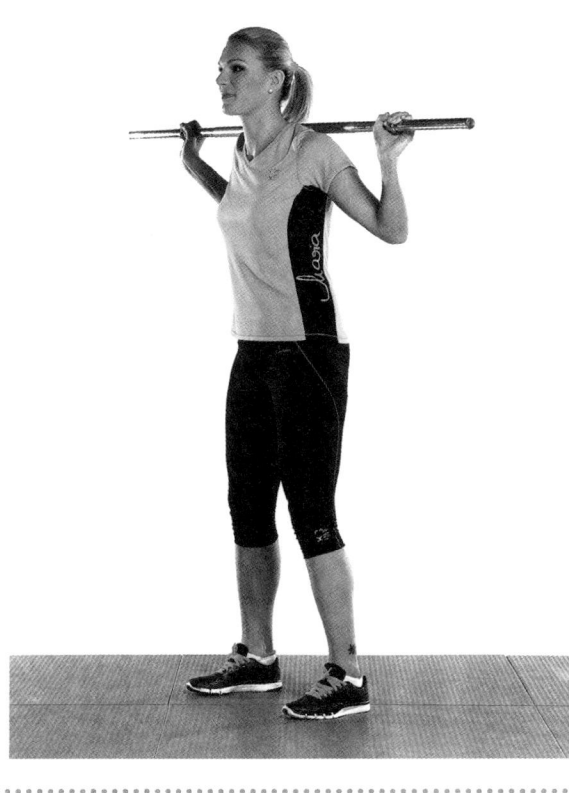

Tipp

Sollten sich die Fersen schon früh vom Boden lösen, einfach links und rechts ein Buch unterlegen.

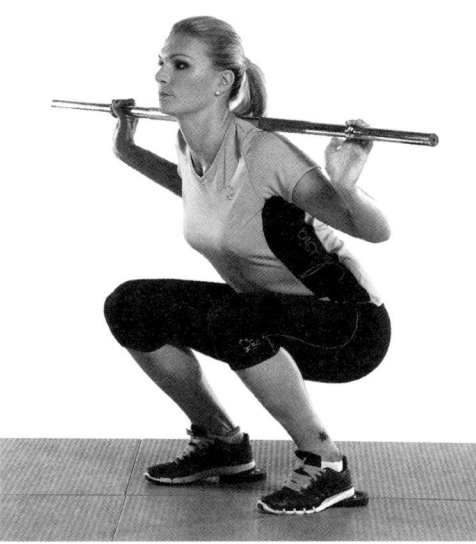

DAUER
30–45 Sek.

LEVEL
3–4

WIE OFT?
2–3 volle Einheiten

PAUSE
30 Sek. bis zur nächsten Übung

Nach jeder vollen Einheit (Übung 1–4) 2 Min.

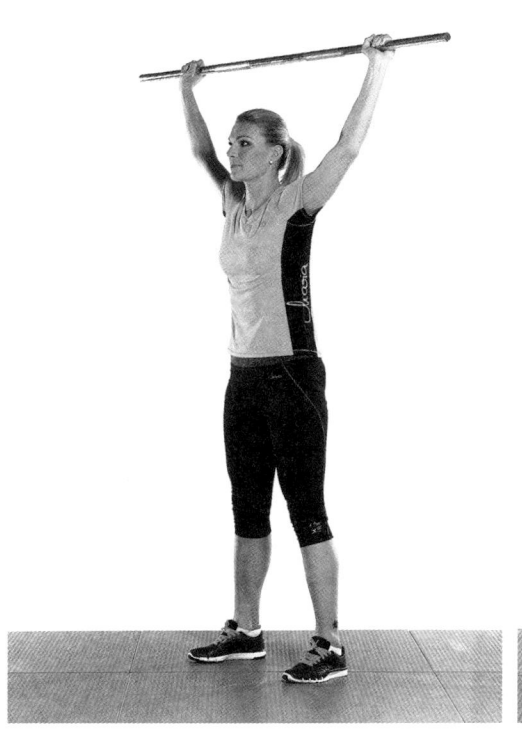

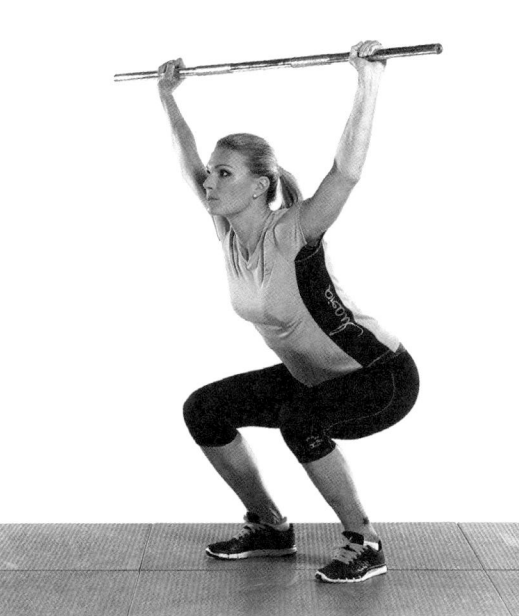

DAUER
30–45 Sek.

LEVEL
3–4

WIE OFT?
2–4 volle Einheiten

PAUSE
30 Sek. bis zur nächsten Übung

Nach jeder vollen Einheit (Übung 1–4) 2 Min.

EINHEIT 5 | ÜBUNG 1

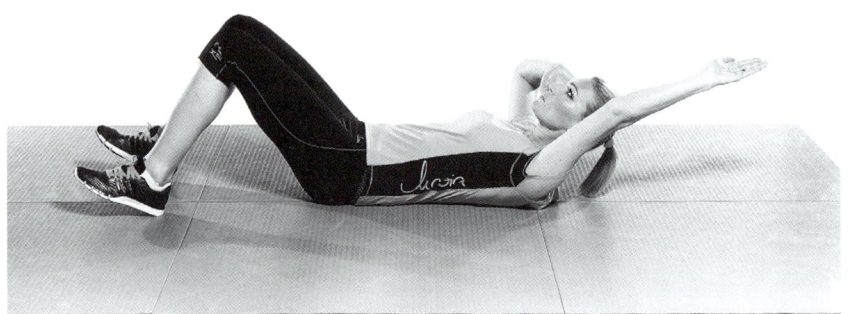

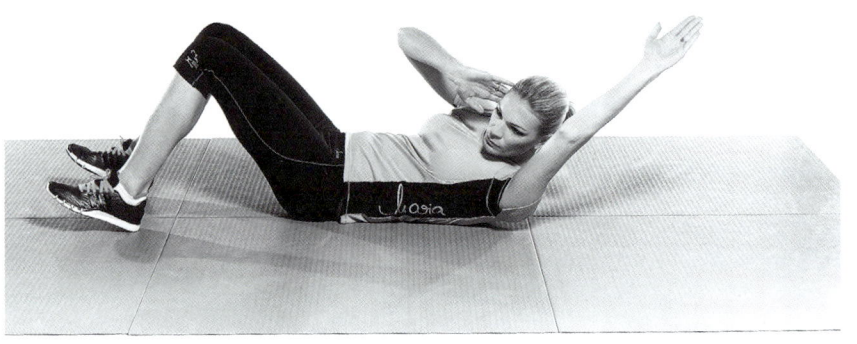

Beginner

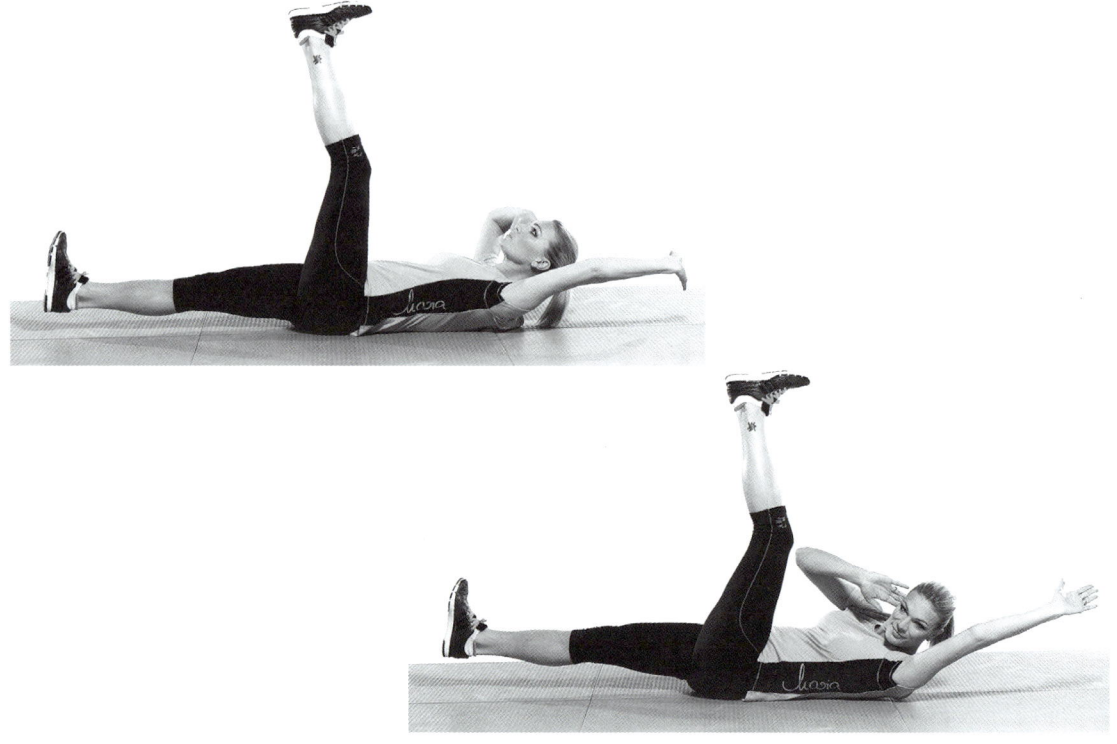

Advanced

CRISS-CROSS LIGHT

1. Lege dich auf den Rücken und winkle die Beine an. Richte über leichte Kippbewegungen des Beckens die Lendenwirbelsäule neutral aus. Die rechte Hand liegt seitlich am Kopf, der linke Arm ist nach oben gestreckt.
2. Hebe im Zwei-Sekunden-Takt fortlaufend Kopf und Oberkörper leicht diagonal an, das rechte Schulterblatt löst sich dabei vom Boden. Der rechte Ellbogen zieht leicht in Richtung linkes Knie, dann wieder zurück zur Ausgangsposition. Passe die Atmung dem Bewegungsablauf an.
3. Zur anderen Seite wechseln.

DAUER
30–45 Sek. pro Seite

LEVEL
3–4

WIE OFT?
2–3 volle Einheiten

PAUSE
30 Sek. bis zur nächsten Übung

Nach jeder vollen Einheit (Übung 1–4) 2 Min.

CRISS-CROSS STRONG

1. Lege dich auf den Rücken und winkle die Beine an. Richte über leichte Kippbewegungen des Beckens die Lendenwirbelsäule neutral aus. Die rechte Hand liegt seitlich am Kopf. Strecke das rechte Bein am Boden aus.
2. Strecke den linken Arm über den Kopf und das linke Bein gleichzeitig nach oben. Ziehe die Fußspitzen an.
3. Hebe im Zwei-Sekunden-Rhythmus Kopf und Oberkörper leicht diagonal an, das rechte Schulterblatt löst sich vom Boden. Der rechte Ellbogen zieht leicht in Richtung linkes Knie, dann wieder zurück zur Ausgangsposition. Passe die Atmung dem Bewegungsablauf an.
4. Zur anderen Seite wechseln.

DAUER
30–45 Sek. pro Seite

LEVEL
3–4

WIE OFT?
2–4 volle Einheiten

PAUSE
30 Sek. bis zur nächsten Übung

Nach jeder vollen Einheit (Übung 1–4) 2 Min.

EINHEIT 5 | ÜBUNG 2

RÜCKSTÜTZ

1. Stütze dich rücklinks mit den Händen auf einem stabilen Stuhl ab. Die Beine sind leicht gebeugt, die Wirbelsäule neutral ausgerichtet.
2. Gehe mit den Beinen etwas weiter nach vorn und strecke sie, sodass eine gerade Linie entsteht.
3. Die Position halten und ruhig atmen.

Beginner

BACK-POWER

1. Lege dich mit gestreckten Beinen auf den Rücken und ziehe die Fußspitzen an. Die Arme liegen ausgestreckt neben dem Körper. Richte die Wirbelsäule neutral aus.
2. Hebe und senke das Becken fortlaufend im Zwei-Sekunden-Takt. Die Arme unterstützen die Bewegung, indem du sie kräftig auf den Boden drückst. Achte darauf, dass sich die Streckbewegung gut auf Wirbelsäule und Beine verteilt.
3. Passe die Atmung dem Bewegungsablauf an.

Advanced

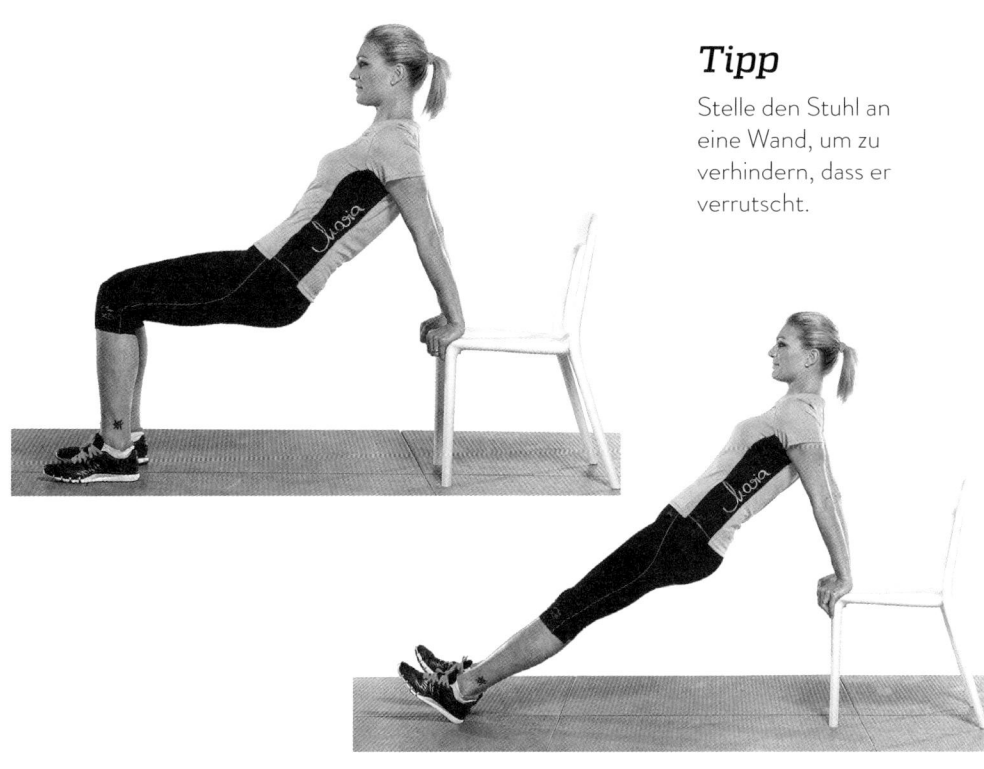

Tipp
Stelle den Stuhl an eine Wand, um zu verhindern, dass er verrutscht.

DAUER
30–45 Sek.

LEVEL
3–4

WIE OFT?
2–3 volle Einheiten

PAUSE
30 Sek. bis zur nächsten Übung

Nach jeder vollen Einheit (Übung 1–4) 2 Min.

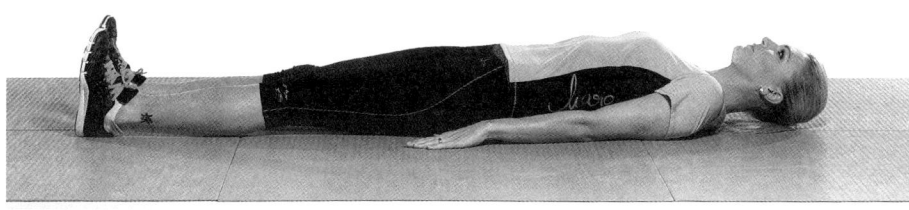

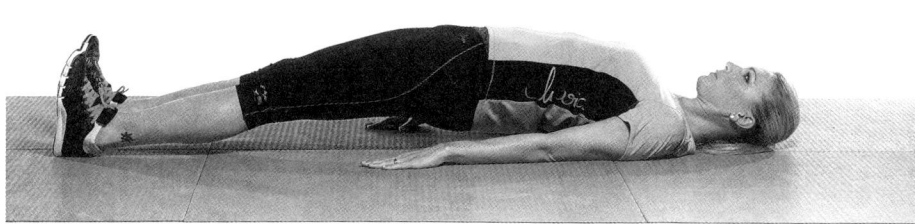

Tipp
Du kannst die Übung intesivieren, indem du die Schlussposition ca. 30 Sekunden lang hältst.

DAUER
30–45 Sek.

LEVEL
3–4

WIE OFT?
2–4 volle Einheiten

PAUSE
30 Sek. bis zur nächsten Übung

Nach jeder vollen Einheit (Übung 1–4) 2 Min.

EINHEIT 5 | ÜBUNG 3

SEITSTÜTZ MIT BEINKICK

1 Stütze dich seitlich auf deinen nach vorn gerichteten rechten Unterarm. Das untere rechte Bein ist nach hinten angewinkelt. Das linke Bein ist gestreckt. Ziehe den Fuß etwas an und richte die Wirbelsäule neutral aus.
2 Hebe im Zwei-Sekunden-Takt das gestreckte obere Bein an und senke es wieder ab.
3 Wiederhole den Bewegungsablauf fortlaufend. Danach die Seite wechseln.

Beginner

SEITSTÜTZ STRONG MIT BEINLIFT

1 Stütze dich seitlich auf deinen nach vorn gerichteten Unterarm. Die Beine sind gestreckt, das Gewicht liegt auf dem Fußaußenrand. Richte die Wirbelsäule neutral aus.
2 Hebe das Becken an, sodass eine gerade Körperlinie entsteht. Hebe und senke fortlaufend im Zwei-Sekunden-Takt das gestreckte linke Bein.
3 Danach die Seite wechseln.

Advanced

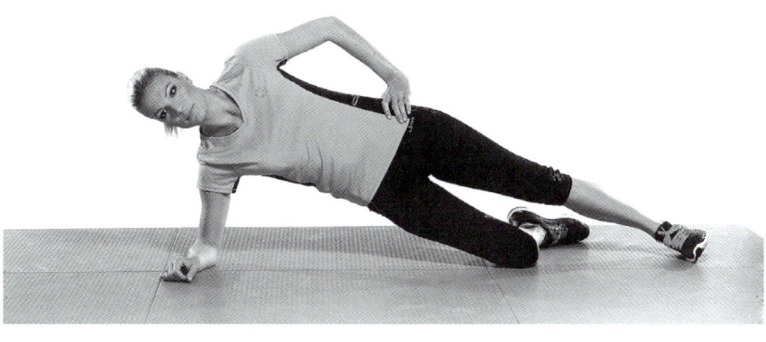

Tipp

Als Beginner kannst du diese Übung jetzt auch angehen. Im Advanced-Modus machst du sie schon früher.

DAUER
30–45 Sek. pro Seite

LEVEL
3–4

WIE OFT?
2–3 volle Einheiten

PAUSE
30 Sek. bis zur nächsten Übung

Nach jeder vollen Einheit (Übung 1–4) 2 Min.

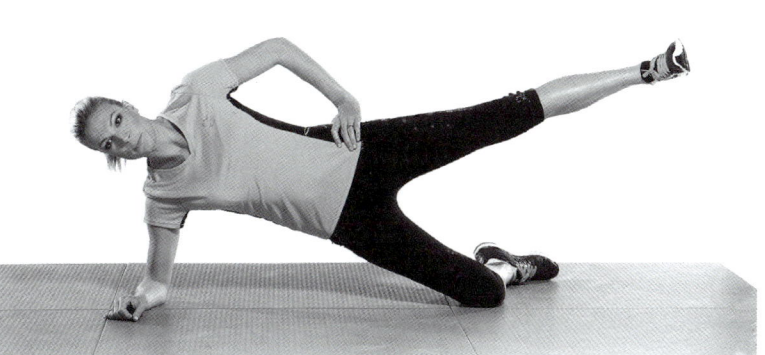

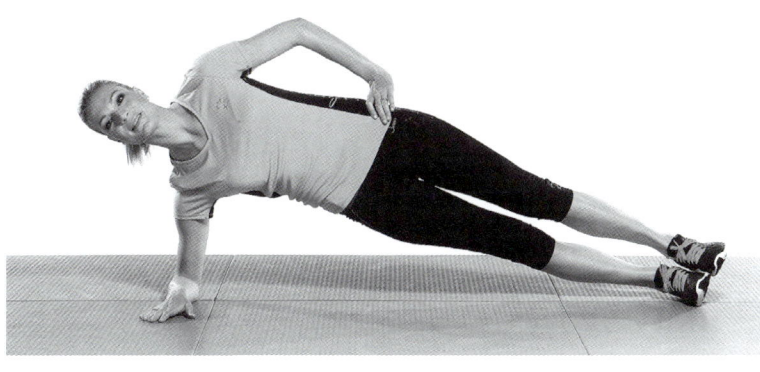

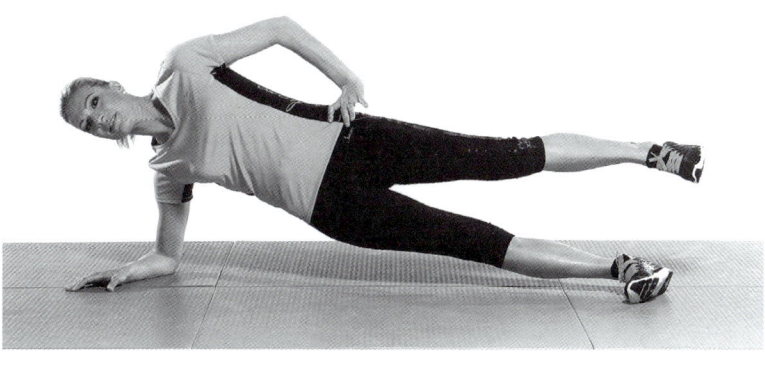

DAUER
30–45 Sek. pro Seite

LEVEL
3–4

WIE OFT?
2–4 volle Einheiten

PAUSE
30 Sek. bis zur nächsten Übung

Nach jeder vollen Einheit (Übung 1–4) 2 Min.

EINHEIT 5 | ÜBUNG 4

SCHRITTKNIEBEUGE

1. Du stehst im Ausfallschritt nach vorn, das vordere Knie über die Fußmitte, und richte die Wirbelsäule neutral aus. Strecke die Arme über den Kopf und lege die Hände zusammen.
2. Senke jetzt den Körperschwerpunkt ab, bis du maximal einen 90-Grad-Winkel im Knie erreichst – dann streckst du die Beine wieder.
3. Den Bewegungsablauf im Zwei-Sekunden-Takt wiederholen. Danach die Seite wechseln.

Beginner

SIDESTEP

1. Stehe aufrecht mit hüftbreit geöffneten Beinen. Lege unter den rechten Fuß ein kleines Handtuch. Beuge die Knie leicht. Belaste das rechte Bein nur so viel, dass du das Tuch verschieben kannst. Richte die Wirbelsäule neutral aus.
2. Schiebe das Handtuch im Zwei-Sekunden-Takt mit dem rechten Bein leicht zur Seite und wieder zurück. Dabei beugst du das linke Knie (Standbein) stärker. Achte darauf, dass die Beinachse dabei gerade bleibt und eine Linie zwischen Hüft-, Knie- und Sprunggelenk besteht.
3. Danach die Seite wechseln.

Advanced

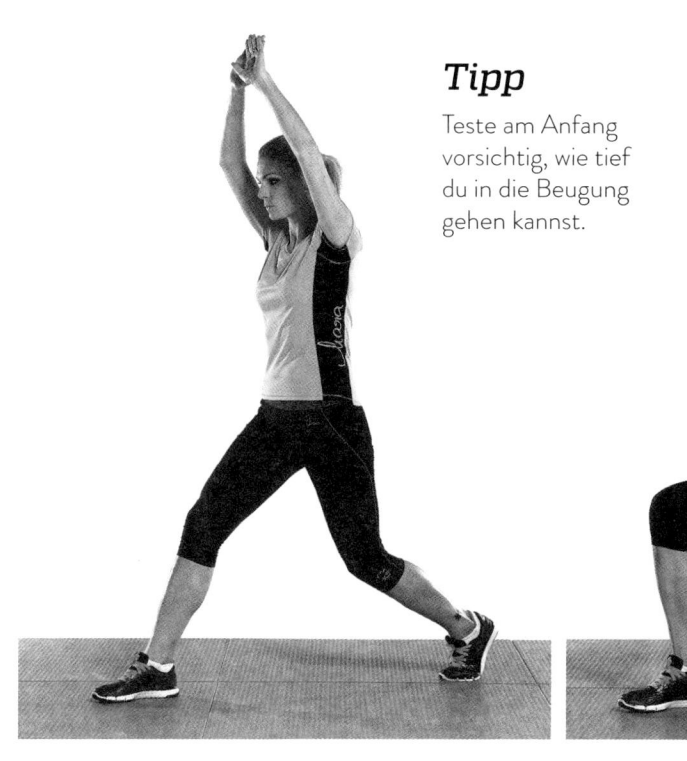

Tipp
Teste am Anfang vorsichtig, wie tief du in die Beugung gehen kannst.

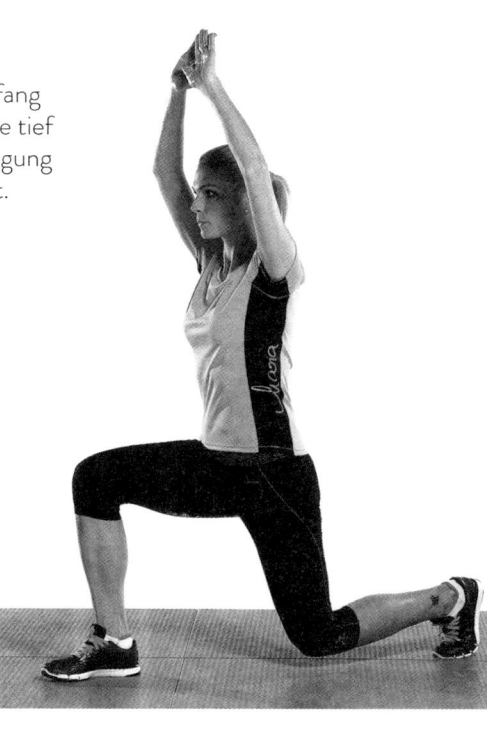

DAUER
30–45 Sek. pro Seite

LEVEL
3–4

WIE OFT?
2–3 volle Einheiten

PAUSE
30 Sek. bis zur nächsten Übung

Nach jeder vollen Einheit (Übung 1–4) 2 Min.

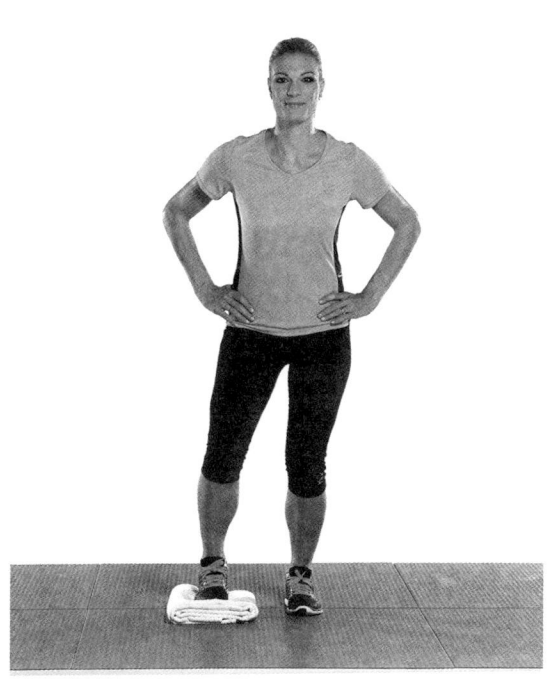

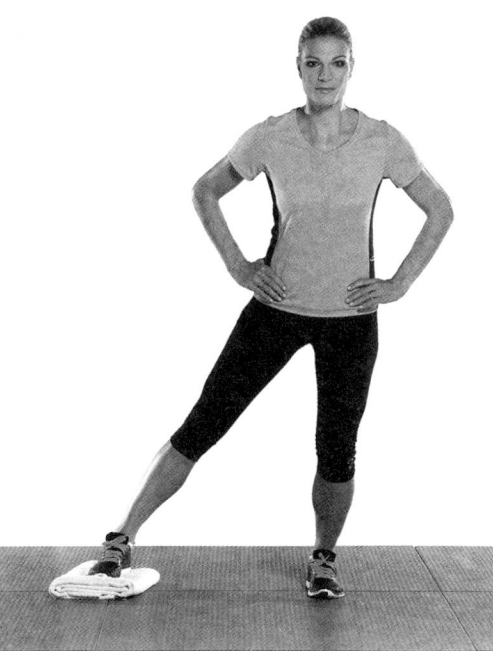

DAUER
30–45 Sek. pro Seite

LEVEL
3–4

WIE OFT?
2–4 volle Einheiten

PAUSE
30 Sek. bis zur nächsten Übung

Nach jeder vollen Einheit (Übung 1–4) 2 Min.

EINHEIT 6 | ÜBUNG 1

Beginner

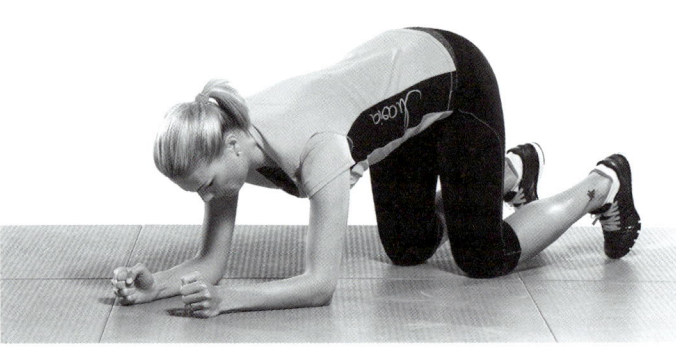

Tipp
Die Übung kann auch statisch durchgeführt werden, also Knie vom Boden lösen und die Position halten.

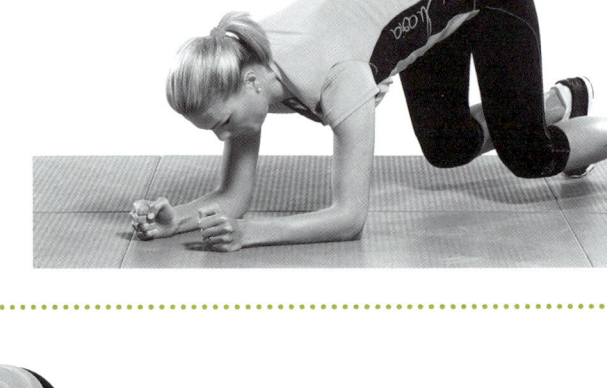

Advanced

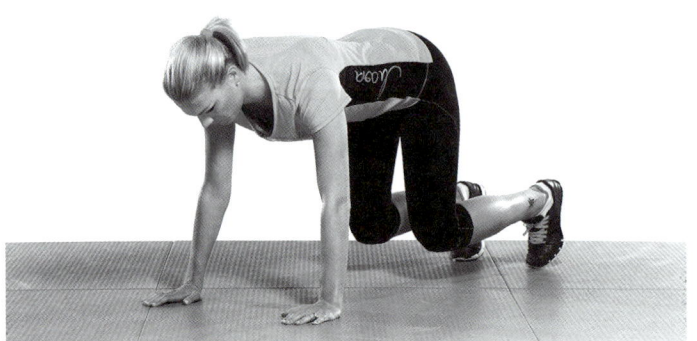

Tipp
Wenn es in den Oberschenkeln zu anstrengend wird, einfach zwischendurch die Knie auf den Boden absetzen und eine kurze Pause machen.

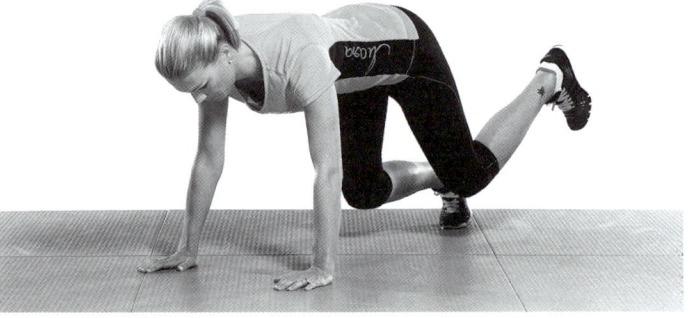

CORE-POWER LIGHT

1. Gehe in den Vierfüßlerstand, die Zehen sind angestellt. Stütze dich auf die Unterarme und bilde Fäuste. Richte über leichte Kippbewegungen des Beckens die Lendenwirbelsäule neutral aus.
2. Das Brustbein zieht in Richtung Boden, wodurch du die Brustwirbelsäule leicht streckst.
3. Löse fortlaufend im Zwei-Sekunden-Takt gleichzeitig beide Knie vom Boden und senke sie wieder. Passe die Atmung dem Bewegungsablauf an.

DAUER
30–45 Sek.

LEVEL
3–4

WIE OFT?
2–3 volle Einheiten

PAUSE
30 Sek. bis zur nächsten Übung

Nach jeder vollen Einheit (Übung 1–4) 2 Min.

CORE-POWER STRONG

1. Gehe in den Vierfüßlerstand, die Zehen sind angestellt. Stütze dich mit gestreckten Armen auf die Hände. Richte über leichte Kippbewegungen des Beckens die Lendenwirbelsäule neutral aus.
2. Richte die Brustwirbelsäule auf und löse die Knie vom Boden.
3. Hebe und senke fortlaufend im Zwei-Sekunden-Takt abwechselnd das linke und das rechte Bein. Passe die Atmung dem Bewegungsablauf an.

DAUER
30–45 Sek.

LEVEL
3–4

WIE OFT?
2–4 volle Einheiten

PAUSE
30 Sek. bis zur nächsten Übung

Nach jeder vollen Einheit (Übung 1–4) 2 Min.

EINHEIT 6 | ÜBUNG 2

RUMPFHEBER STRONG

1. Du liegst auf dem Bauch, die Beine sind gestreckt und die Zehen angestellt. Richte die Wirbelsäule durch Kippbewegungen des Beckens neutral aus.
2. Mit den Händen umfasst du ein zusammengerolltes Handtuch. Hebe den Kopf in Verlängerung der Wirbelsäule und die seitlich gebeugten Ellbogen an.
3. Strecke die Arme mit dem gespannten Handtuch nach vorn, kurz halten und wieder zurück in die Ausgangsposition.
4. Wiederhole den Bewegungsablauf im Zwei-Sekunden-Takt.

Beginner

SCHULTERSTAND MIT BEINTWIST

1. Lege dich auf den Rücken und stelle die Beine an. Die Arme liegen leicht angewinkelt seitlich neben dem Körper. Richte die Wirbelsäule neutral aus.
2. Hebe das Becken an, bis Oberschenkel und Rumpf eine Linie bilden, und senke es wieder ab. Die Arme unterstützen die Bewegung, indem sie kräftig auf den Boden drücken. Bei jeder Wiederholung abwechselnd ein Bein strecken, kontrolliert zur Seite bewegen und wieder absetzen.
3. Wiederhole den Bewegungsablauf im Zwei-Sekunden-Takt und passe deine Atmung an.
4. Achte darauf, dass das Becken stabil bleibt, und passe die Atmung dem Bewegungsablauf an.

Advanced

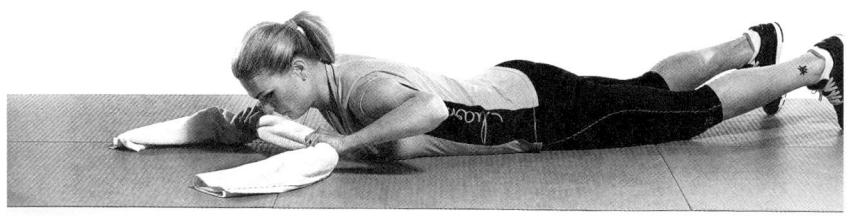

Tipp
Achte darauf, dass das Becken stabil bleibt.

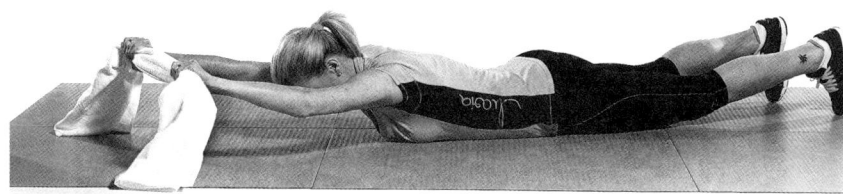

DAUER
30–45 Sek.

LEVEL
3–4

WIE OFT?
2–3 volle Einheiten

PAUSE
30 Sek. bis zur nächsten Übung

Nach jeder vollen Einheit (Übung 1–4) 2 Min.

Tipp
Du kannst als Variante das Becken oben halten, abwechselnd das linke und das rechte Bein strecken und wieder abstellen.

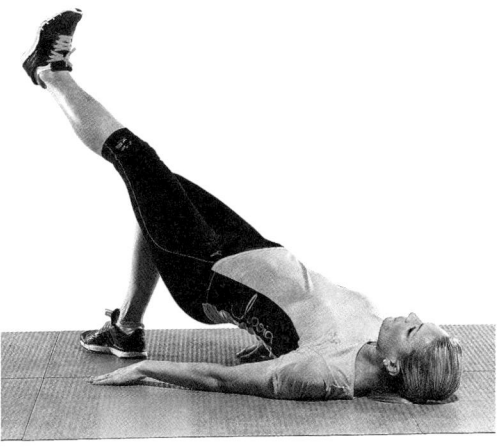
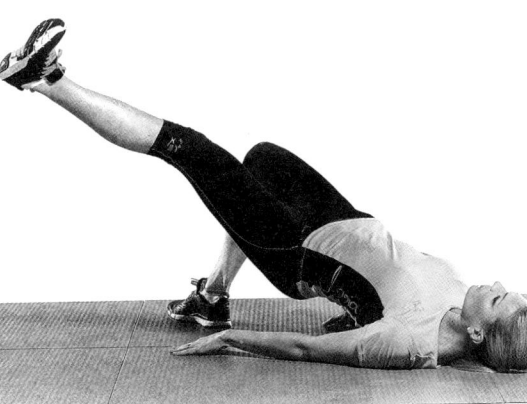

DAUER
30–45 Sek.

LEVEL
3–4

WIE OFT?
2–4 volle Einheiten

PAUSE
30 Sek. bis zur nächsten Übung

Nach jeder vollen Einheit (Übung 1–4) 2 Min.

EINHEIT 6 | ÜBUNG 3

KNIE-TWISTER

1. Lege dich auf die Seite, der untere Arm ist nach oben gestreckt, die Handfläche zeigt nach oben. Der obere Arm stützt sich vor der Brust am Boden ab. Die Beine sind in den Hüften und Knien im 90-Grad-Winkel gebeugt. Ziehe die Zehenspitzen an und richte die Wirbelsäule neutral aus.
2. Hebe nun mit der Kraft aus deiner Körpermitte die Beine an, die Hand drückt auf den Boden. Kurz halten und wieder absenken. Wiederhole den Bewegungsablauf im Zwei-Sekunden-Takt.
3. Wechsle die Seite.

Beginner

POWERSEITSTÜTZ

1. Stütze dich seitlich auf deinen nach vorn gerichteten rechten Unterarm auf. Die Beine sind gestreckt, das Gewicht liegt auf dem Fußaußenrand. Richte die Wirbelsäule neutral aus. Hebe das Becken, sodass eine gerade Körperlinie entsteht.
2. Beuge im Zwei-Sekunden-Takt das linke Bein nach vorn und strecke es wieder. Dabei den Rumpf stabil halten.
3. Danach die Seite wechseln.

Advanced

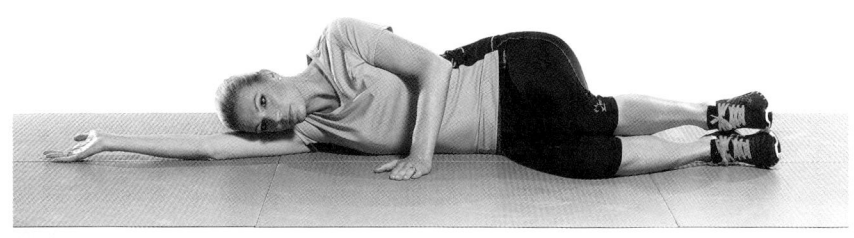

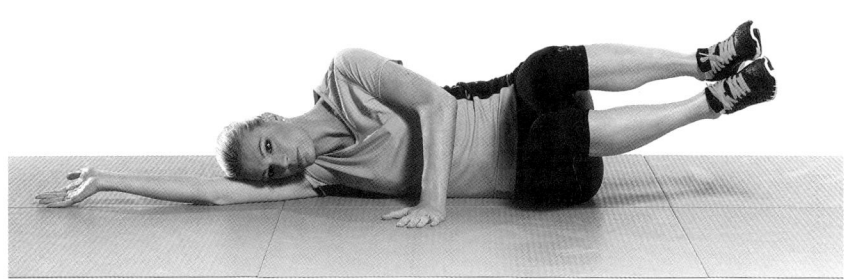

DAUER
30–45 Sek. pro Seite

LEVEL
3–4

WIE OFT?
2–3 volle Einheiten

PAUSE
30 Sek. bis zur nächsten Übung

Nach jeder vollen Einheit (Übung 1–4) 2 Min.

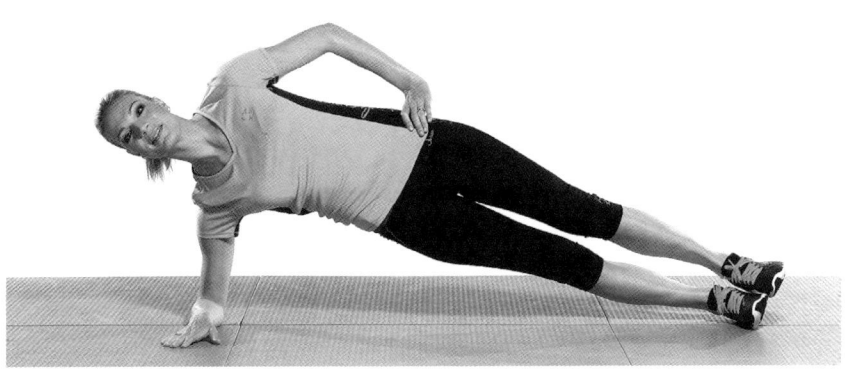

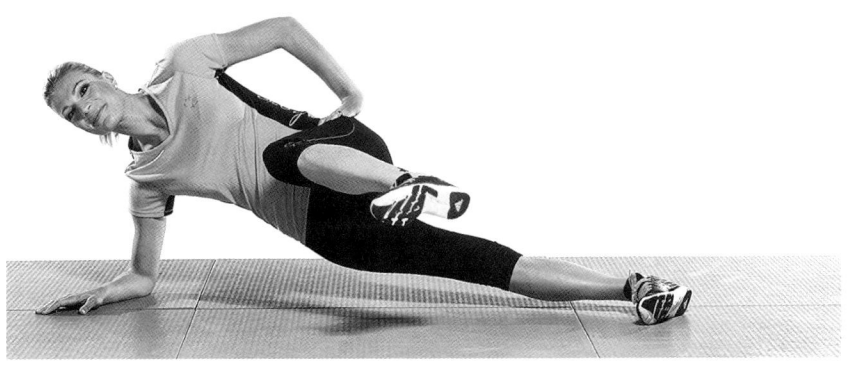

DAUER
30–45 Sek. pro Seite

LEVEL
3–4

WIE OFT?
2–4 volle Einheiten

PAUSE
30 Sek. bis zur nächsten Übung

Nach jeder vollen Einheit (Übung 1–4) 2 Min.

EINHEIT 6 | ÜBUNG 4

HACKER

1. Du stehst mit hüftbreit geöffneten Beinen und leicht gebeugten Knien. Beuge den Oberkörper leicht nach vorn, Rücken und Nacken bilden eine Linie. Ziehe den Bauch etwas ein, die Körpermitte bleibt stabil.
2. Die Arme sind nach vorn gestreckt. Die Hände sind angespannt, die Finger zeigen gerade aus.
3. Führe jetzt schnelle wechselseitige hackende Hoch-Tief-Bewegungen mit den Armen aus. Die Bewegung kommt nur aus den Schultern – Rumpf und Beine bleiben stabil.

Beginner

PICK IT UP

1. Stelle dich aufrecht hin und richte die Wirbelsäule neutral aus. Das linke Bein als Standbein ist leicht gebeugt, mit dem Knie über der Fußmitte, das rechte leicht nach hinten angewinkelt.
2. Führe die rechte Hand zum linken Knie oder wenn möglich bis zum linken Fuß, gehe danach wieder zurück in die Ausgangsposition.
3. Wiederhole den Bewegungsablauf im Vier-Sekunden-Takt und wechsle alle 15 bis 20 Sekunden das Standbein.

Advanced

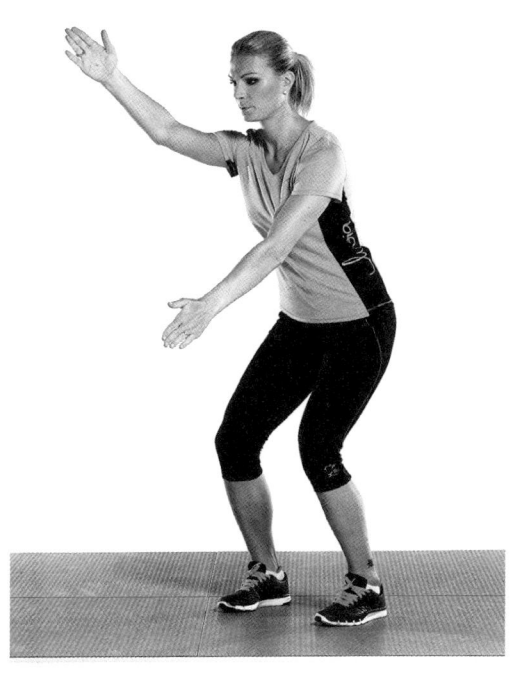
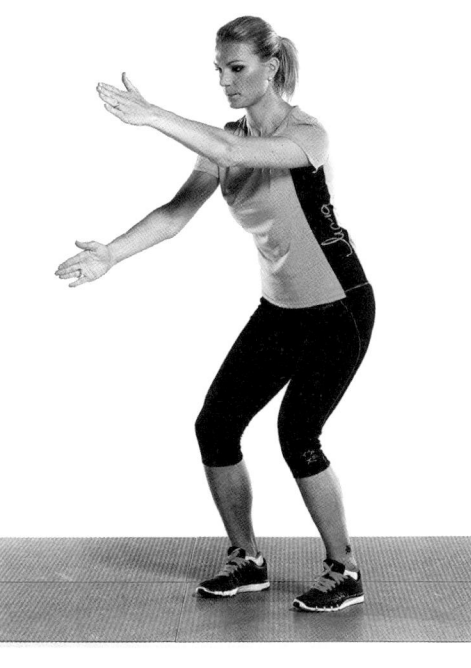

DAUER
30–45 Sek.

LEVEL
3–4

WIE OFT?
2–3 volle Einheiten

PAUSE
30 Sek. bis zur nächsten Übung

Nach jeder vollen Einheit (Übung 1–4) 2 Min.

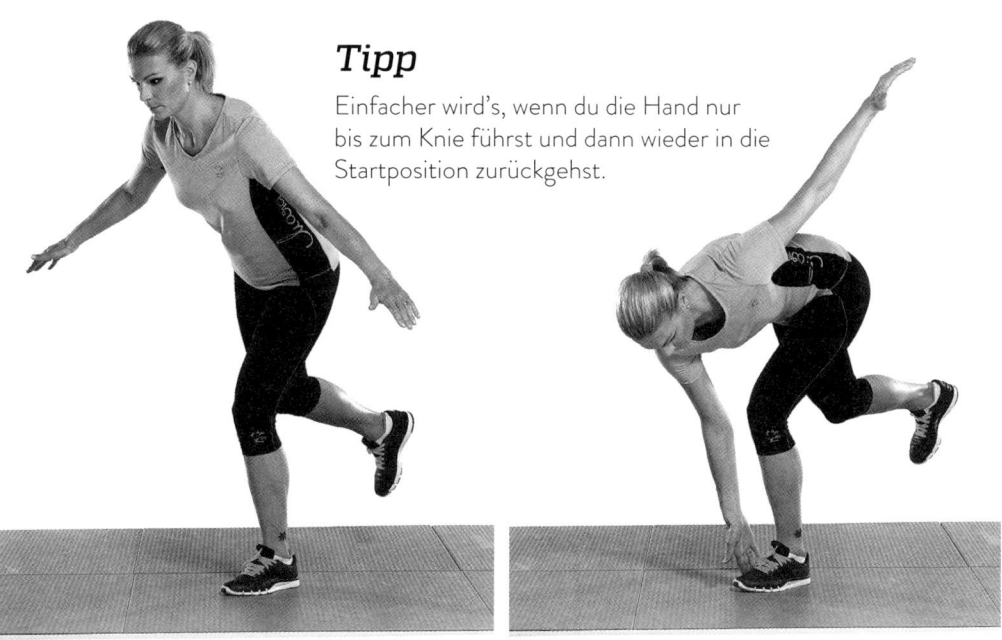

Tipp
Einfacher wird's, wenn du die Hand nur bis zum Knie führst und dann wieder in die Startposition zurückgehst.

DAUER
2 x 15–20 Sek. pro Seite

LEVEL
3–4

WIE OFT?
2–4 volle Einheiten

PAUSE
30 Sek. bis zur nächsten Übung

Nach jeder vollen Einheit (Übung 1–4) 2 Min.

EINHEIT 7 | ÜBUNG 1

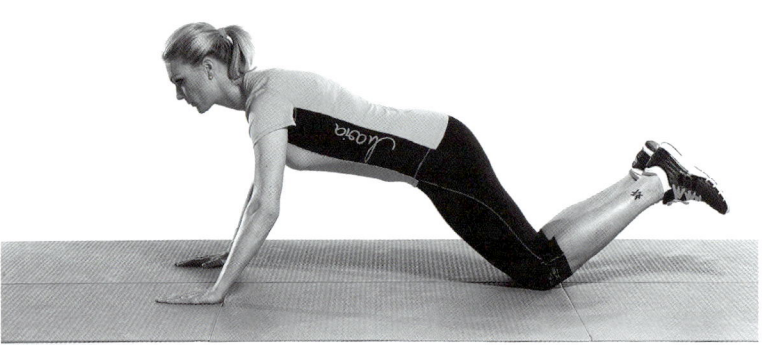

Beginner

Tipp
Einfacher wird's, wenn du den Oberkörper nicht ganz so tief absenkst.

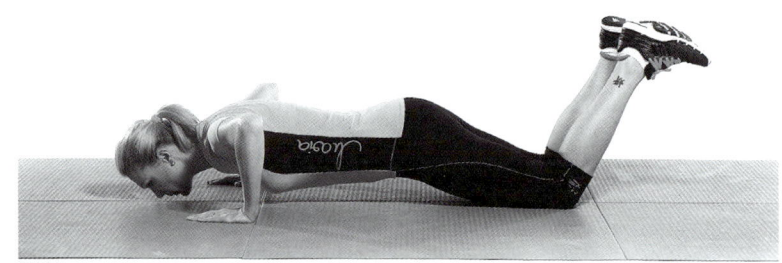

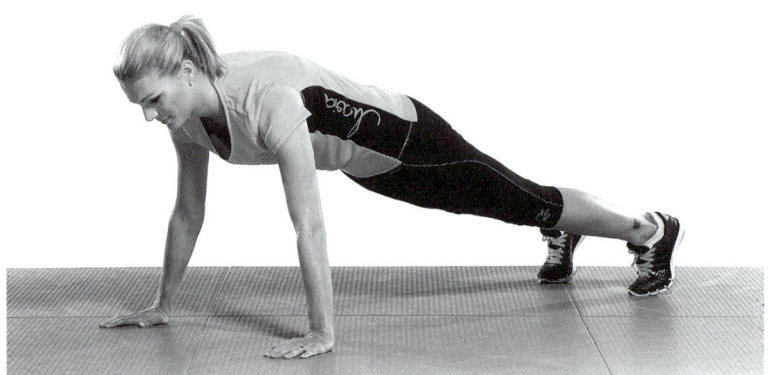

Advanced

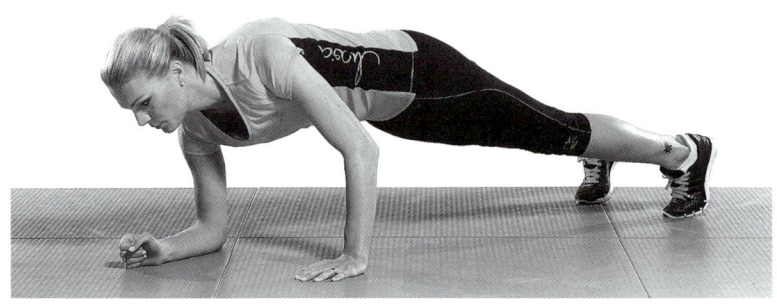

LIEGESTÜTZ LIGHT

1. Gehe in eine verkürzte Liegestützposition.
2. Richte deine Wirbelsäule neutral aus.
3. Im Zwei-Sekunden-Rhythmus den Oberkörper in Richtung Boden senken und wieder heben. Die Wirblesäule dabei stabil halten.

DAUER
30–45 Sek.

LEVEL
3–4

WIE OFT?
2–3 volle Einheiten

PAUSE
30 Sek. bis zur nächsten Übung

Nach jeder vollen Einheit (Übung 1–4) 2 Min.

UP AND DOWN

1. Gehe in die Liegestützposition. Das Gewicht ruht auf den Händen und Zehen, die Hände befinden sich genau unter den Schultern. Richte die Wirbelsäule neutral aus.
2. Wechsle fortlaufend im Zwei-Sekunden-Takt vom Handstütz in den Unterarmstütz und gehe wieder zurück in die Ausgangsposition. Den Körper dabei in einer geraden Linie belassen und den Rumpf möglichst wenig drehen beziehungsweise nach links oder rechts schieben.

DAUER
30–45 Sek.

LEVEL
3–4

WIE OFT?
2–4 volle Einheiten

PAUSE
30 Sek. bis zur nächsten Übung

Nach jeder vollen Einheit (Übung 1–4) 2 Min.

EINHEIT 7 | ÜBUNG 2

RUMPFHEBER SUPERSTRONG

1. Lege dich auf den Bauch, strecke die Beine und ziehe die Fußspitzen an. Die Arme liegen seitlich angewinkelt neben dem Kopf. In den Händen hältst du ein Theraband oder ein schmal zusammengerolltes Handtuch. Richte die Wirbelsäule neutral aus.
2. Hebe den Kopf leicht an und spanne das Handtuch vor dem Gesicht. Hebe den Oberkörper ganz leicht an, ebenso beide Arme.
3. Strecke im Zwei-Sekunden-Takt die Arme und beuge sie wieder, dabei das Handtuch gespannt halten.

Beginner

BACK-TWIST

1. Lege dich auf den Bauch, strecke die Beine und ziehe die Fußspitzen an. Winkle das linke Bein in Hüfte und Knie leicht an und halte die Hände seitlich am Kopf. Richte die Wirbelsäule neutral aus.
2. Hebe im Zwei-Sekunden-Takt den Oberkörper leicht an, drehe dich in einer langsam fließenden Bewegung leicht in Richtung des gebeugten Beins und wieder zurück.
3. Alle 10 bis 15 Sekunden Bein und Seite wechseln.

Advanced

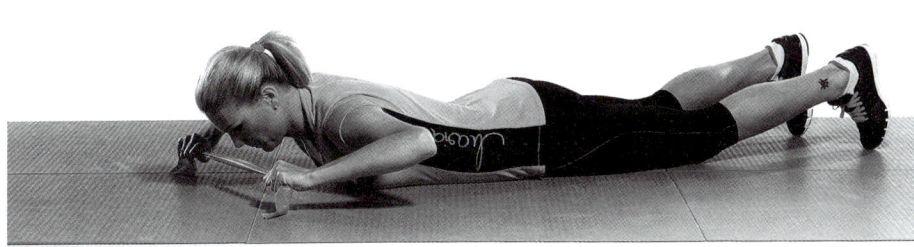

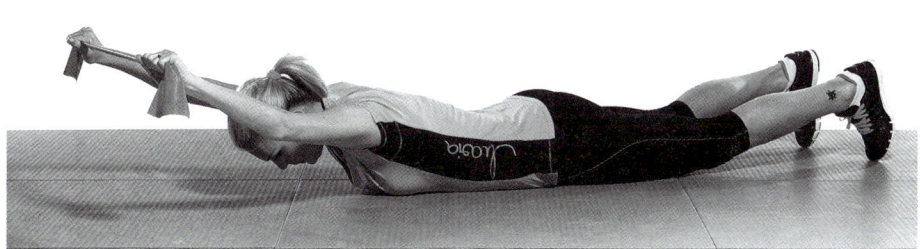

DAUER
30–45 Sek.

LEVEL
3–4

WIE OFT?
2–3 volle Einheiten

PAUSE
30 Sek. bis zur nächsten Übung

Nach jeder vollen Einheit (Übung 1–4) 2 Min.

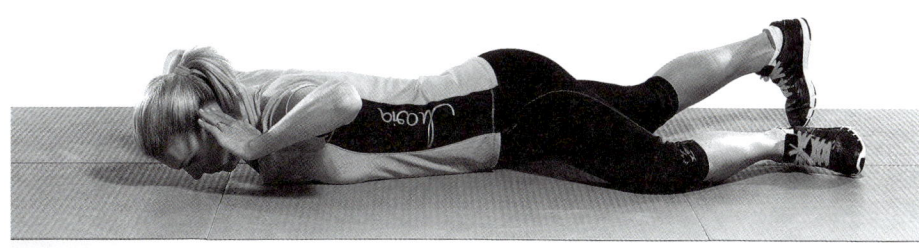

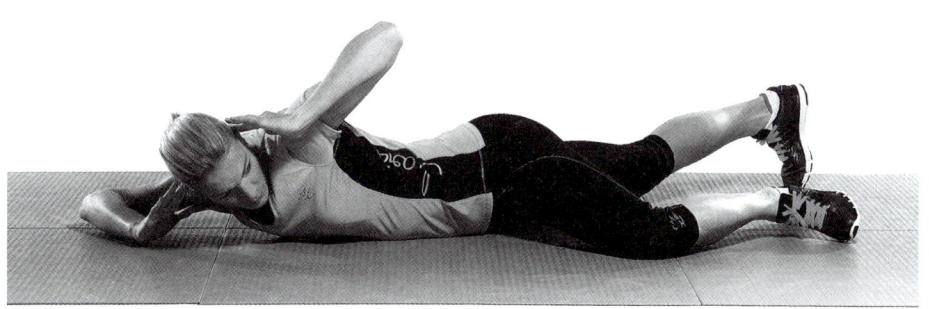

DAUER
10–15 Sek. pro Seite

LEVEL
3–4

WIE OFT?
2–4 volle Einheiten

PAUSE
30 Sek. bis zur nächsten Übung

Nach jeder vollen Einheit (Übung 1–4) 2 Min.

EINHEIT 7 | ÜBUNG 3

BACK-STEP

1. Stehe aufrecht mit hüftweit geöffneten Beinen, die Hände stützt du auf den Hüften ab. Unter den Zehenspitzen des Spielbeins liegt ein gefaltetes Handtuch. Richte die Wirbelsäule neutral aus.
2. Übe nun mit dem Spielbein Druck auf den Boden aus und schiebe das Handtuch nach hinten und wieder nach vorn. Wiederhole den Bewegungsablauf im Zwei-Sekunden-Takt.
3. Wechsle die Seite.

Beginner

SIDE-SHIFTER

1. Stehe mit etwas weiter als schulterbreit geöffneten und leicht angewinkelten Beinen, die Knie jeweils über der Fußmitte. Ein Theraband umfasst beide Oberschenkel und wird durch den breiten Stand leicht gespannt.
2. Neige den Oberkörper leicht nach vorn und richte die Wirbelsäule neutral aus. Verschränke die Arme vor der Brust, die Ellbogen sind leicht angehoben.
3. Verlagere das Gewicht von einem gebeugten Bein auf das andere und wiederhole die Bewegung im Zwei-Sekunden-Rhythmus.

Advanced

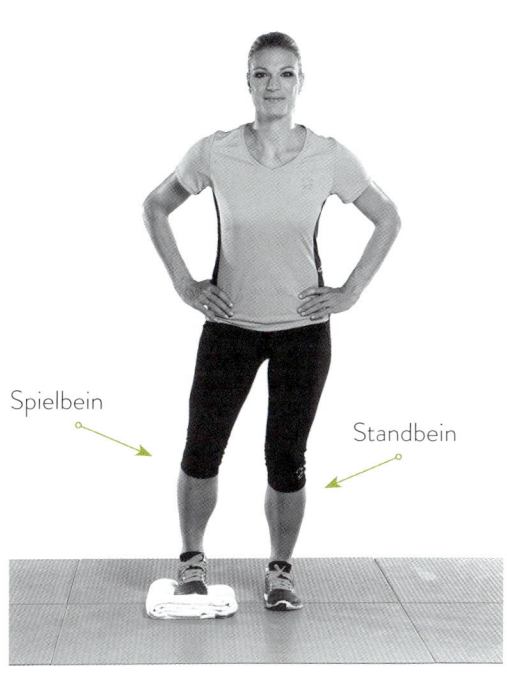
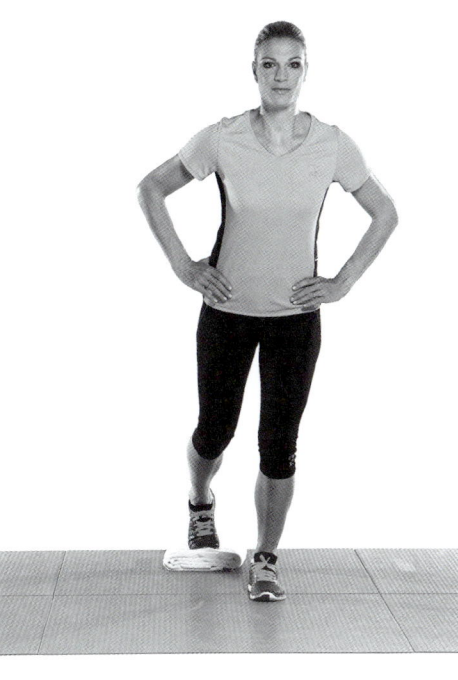

Spielbein   Standbein

DAUER
30–45 Sek. pro Seite

LEVEL
3–4

WIE OFT?
2–3 volle Einheiten

PAUSE
30 Sek. bis zur nächsten Übung

Nach jeder vollen Einheit (Übung 1–4) 2 Min.

....

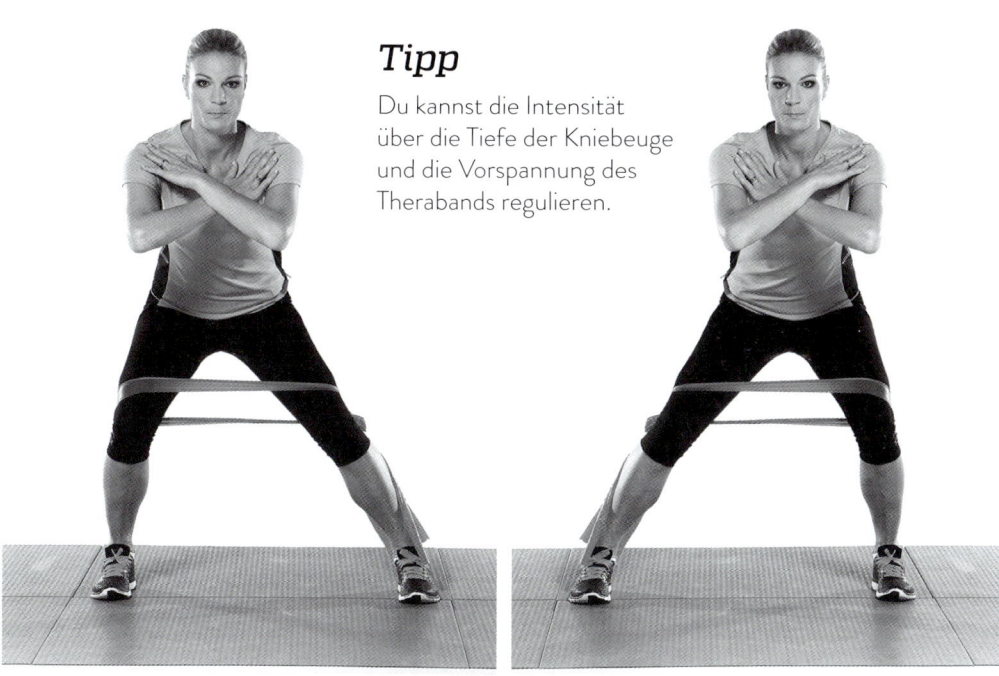

Tipp
Du kannst die Intensität über die Tiefe der Kniebeuge und die Vorspannung des Therabands regulieren.

DAUER
30–45 Sek.

LEVEL
3–4

WIE OFT?
2–4 volle Einheiten

PAUSE
30 Sek. bis zur nächsten Übung

Nach jeder vollen Einheit (Übung 1–4) 2 Min.

EINHEIT 7 | ÜBUNG 4

DYNAMISCHER RÜCKSTÜTZ

1   Stütze dich nach hinten mit den Händen auf einem stabilen Stuhl ab. Die Beine sind leicht gebeugt, die Wirbelsäule neutral ausgerichtet. Gehe mit den Beinen nach vorn und strecke sie, sodass eine gerade Linie entsteht. Das Gewicht ruht auf den Fersen.
2   Hebe nun ein Bein gestreckt an, kurz halten, absetzen und die Seite wechseln.
3   Wiederhole den Bewegungsablauf im Zwei-Sekunden-Takt.

Beginner

POWER-ARMLIFT

1   Du stehst mit etwas weiter als hüftbreit geöffneten Beinen, die Fußspitzen zeigen ganz leicht nach außen, der Oberkörper ist leicht nach vorn geneigt
2   In den Händen hältst du das um beide Füße fixierte Theraband. Die Wirbelsäule ist dabei neutral ausgerichtet.
3   Bewege fortlaufend und gleichmäßig die gestreckten Arme im Zwei-Sekunden-Rhythmus nach oben. Dabei hat der Rumpf dieselbe Neigung wie die Unterschenkel. Die Knie sind über der Fußmitte, der Rücken bleibt gerade, die Arme gestreckt.

Advanced

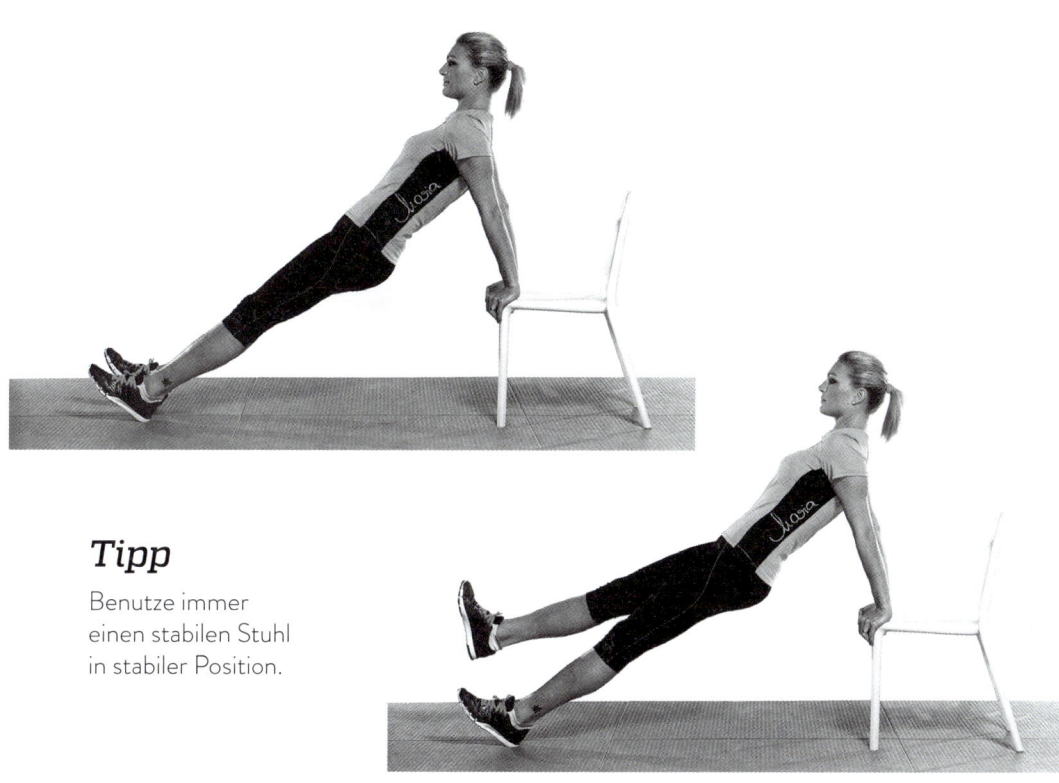

Tipp
Benutze immer einen stabilen Stuhl in stabiler Position.

DAUER
30–45 Sek.

LEVEL
3–4

WIE OFT?
2–3 volle Einheiten

PAUSE
30 Sek. bis zur nächsten Übung

Nach jeder vollen Einheit (Übung 1–4) 2 Min.

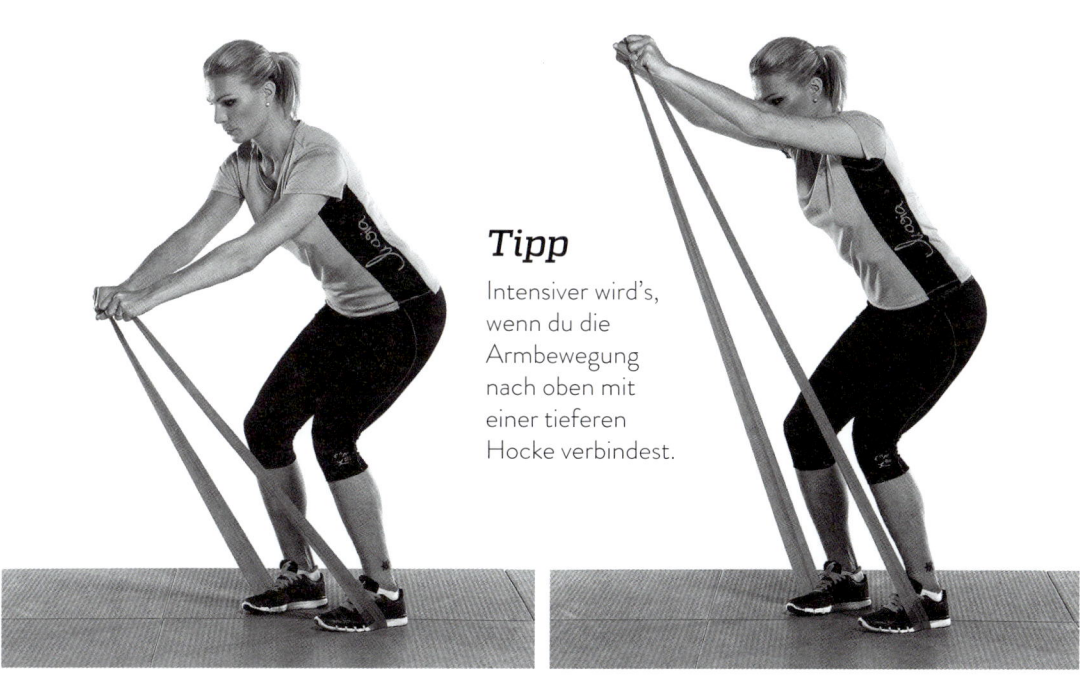

Tipp
Intensiver wird's, wenn du die Armbewegung nach oben mit einer tieferen Hocke verbindest.

DAUER
30–45 Sek.

LEVEL
3–4

WIE OFT?
2–4 volle Einheiten

PAUSE
30 Sek. bis zur nächsten Übung

Nach jeder vollen Einheit (Übung 1–4) 2 Min.

EINHEIT 8 | ÜBUNG 1

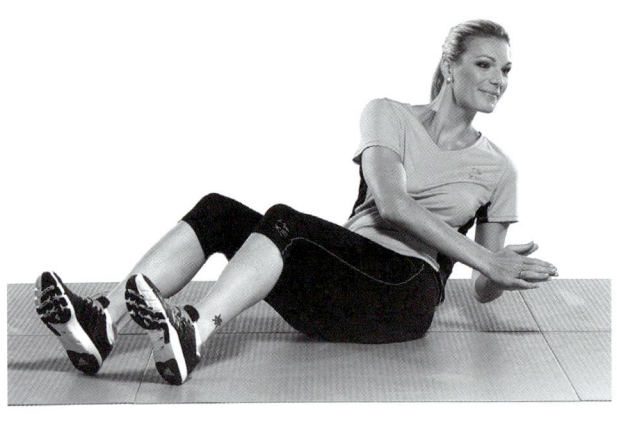

Tipp
Passe deine Atmung an den Bewegungsablauf an.

Beginner

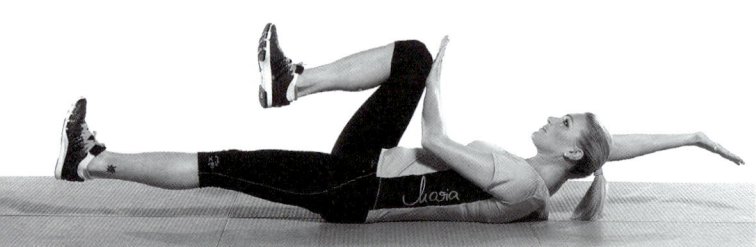

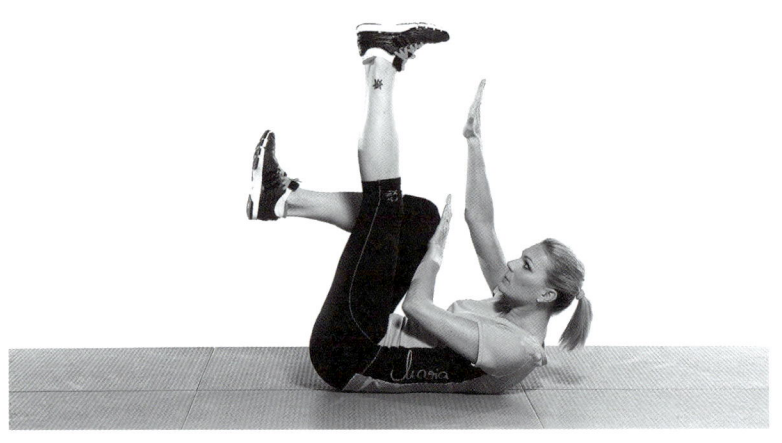

Advanced

SIT AND TURN

1. Winkle im Sitzen die Beine leicht an, stelle die Fersen auf den Boden. Lege die Handflächen aneinander.
2. Mit aufgerichteter Wirbelsäule drehst du dich im Zwei-Sekunden-Takt nach links und rechts.

DAUER
30–45 Sek.

LEVEL
3–4

WIE OFT?
2–3 volle Einheiten

PAUSE
30 Sek. bis zur nächsten Übung

Nach jeder vollen Einheit (Übung 1–4) 2 Min.

POWER-KÄFER

1. Lege dich auf den Rücken und stelle die Beine an. Richte über leichte Kippbewegungen des Beckens die Wirbelsäule neutral aus.
2. Beuge das rechte Knie und berühre es mit der linken Hand. Gleichzeitig führst du den rechten Arm nach oben und streckst das linke Bein aus.
3. Hebe im Zwei-Sekunden-Takt Kopf und Oberkörper leicht diagonal an, das linke Schulterblatt löst sich vom Boden. Bewege dabei den gestreckten Arm und das gestreckte Bein in Richtung Decke und senke beides wieder ab.
4. Alle 10 bis 15 Sekunden die Seiten wechseln.

DAUER
10–15 Sek. pro Seite

LEVEL
3–4

WIE OFT?
2–4 volle Einheiten

PAUSE
30 Sek. bis zur nächsten Übung

Nach jeder vollen Einheit (Übung 1–4) 2 Min.

EINHEIT 8 | ÜBUNG 2

DYNAMISCHE PLANKE

1   Gehe in den Liegestütz und richte die Wirbelsäule neutral aus.
2   Hebe und senke abwechselnd das rechte und linke gestreckte Bein im Zwei-Sekunden-Takt.

Beginner

WECHSELPLANKE

1   Gehe in den Unterarmstütz mit gestreckten Beinen. Richte die Wirbelsäule neutral aus.
2   Hebe im Zwei-Sekunden-Takt gleichzeitig den rechten Arm und das linke Bein in einer Linie mit dem Rumpf, der sich möglichst wenig drehen sollte, und gehe wieder zurück in die Ausgangsposition.
3   Wechsle die Seite.

Advanced

Tipp

Achte besonders auf die Stabilität des Rumpfs, das Becken darf nicht seitlich wegkippen.

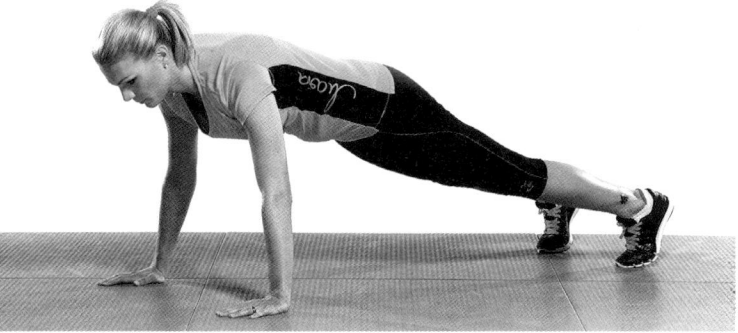

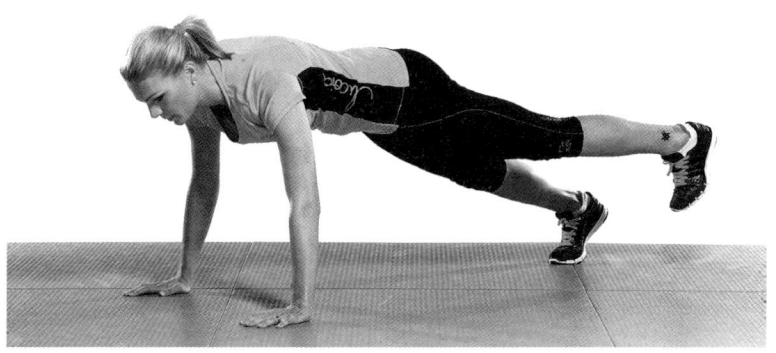

DAUER
30–45 Sek.

LEVEL
3–4

WIE OFT?
2–3 volle Einheiten

PAUSE
30 Sek. bis zur nächsten Übung

Nach jeder vollen Einheit (Übung 1–4) 2 Min.

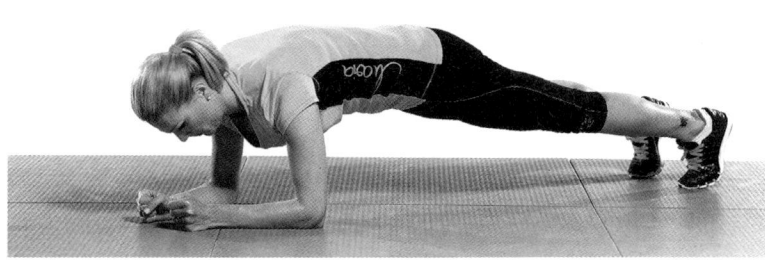

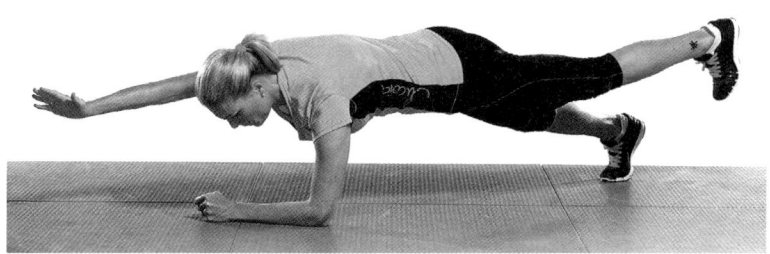

DAUER
30–45 Sek. pro Seite

LEVEL
3–4

WIE OFT?
2–4 volle Einheiten

PAUSE
30 Sek. bis zur nächsten Übung

Nach jeder vollen Einheit (Übung 1–4) 2 Min.

EINHEIT 8 | ÜBUNG 3

HANDS UP

1. Du stehst mit etwas weiter als hüftbreit geöffneten Beinen. Richte deine Wirbelsäule neutral aus. Gehe in eine leichte Kniebeuge. Strecke die Arme vor dem Brustkorb nach vorn aus, die Handflächen berühren sich.
2. Die gestreckten Arme nun zügug nach links und rechts bewegen.
3. Becken und Beinachse bleiben stabil – die Bewegung kommt aus dem oberen Rumpf.

Beginner

EINBEINRUDERN

1. Du stehst sicher auf einem Bein, das Knie über der Fußmitte. Das Standbein ist leicht gebeugt. Nacken und Rücken bilden eine Linie. Das Spielbein ist im 90-Grad-Winkel nach hinten gebeugt. In den Händen hältst du zur Stabilisation eine Stange oder einen Besenstiel.
2. Hebe die Ellbogen seitlich an und ziehe die Stange hoch an den Körper, bis unter die Brust. Senke die Arme wieder ab.
3. Wiederhole den Bewegungsablauf im Vier-Sekunden-Takt und wechsle alle 15 bis 20 Sekunden das Standbein.

Advanced

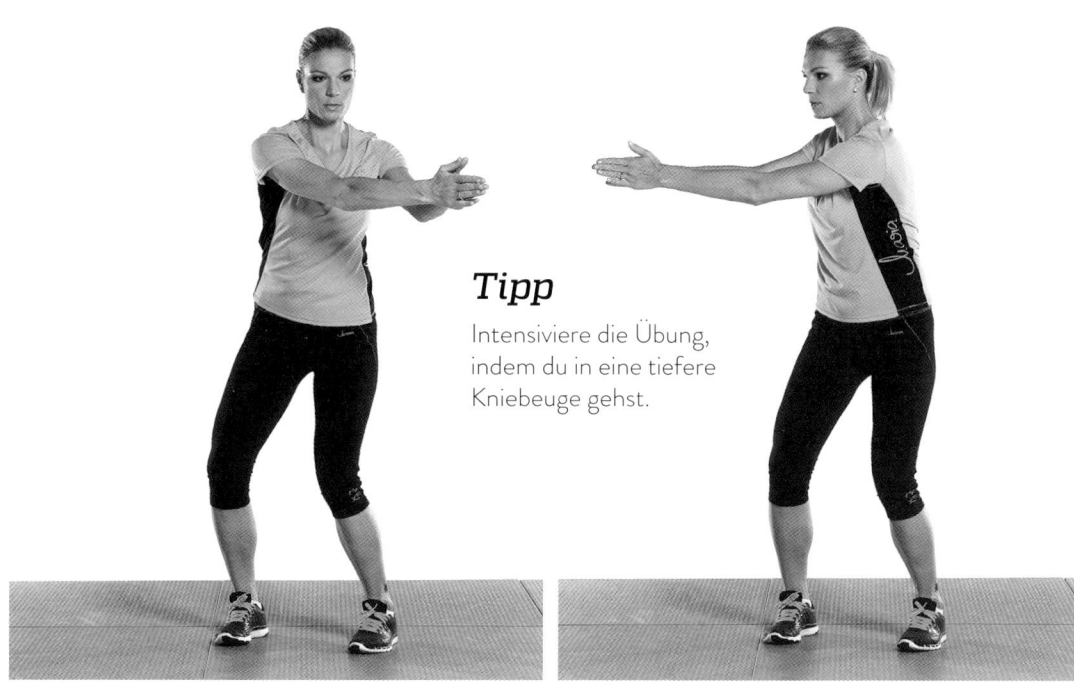

Tipp
Intensiviere die Übung, indem du in eine tiefere Kniebeuge gehst.

DAUER
30–45 Sek.

LEVEL
3–4

WIE OFT?
2–3 volle Einheiten

PAUSE
30 Sek. bis zur nächsten Übung

Nach jeder vollen Einheit (Übung 1–4) 2 Min.

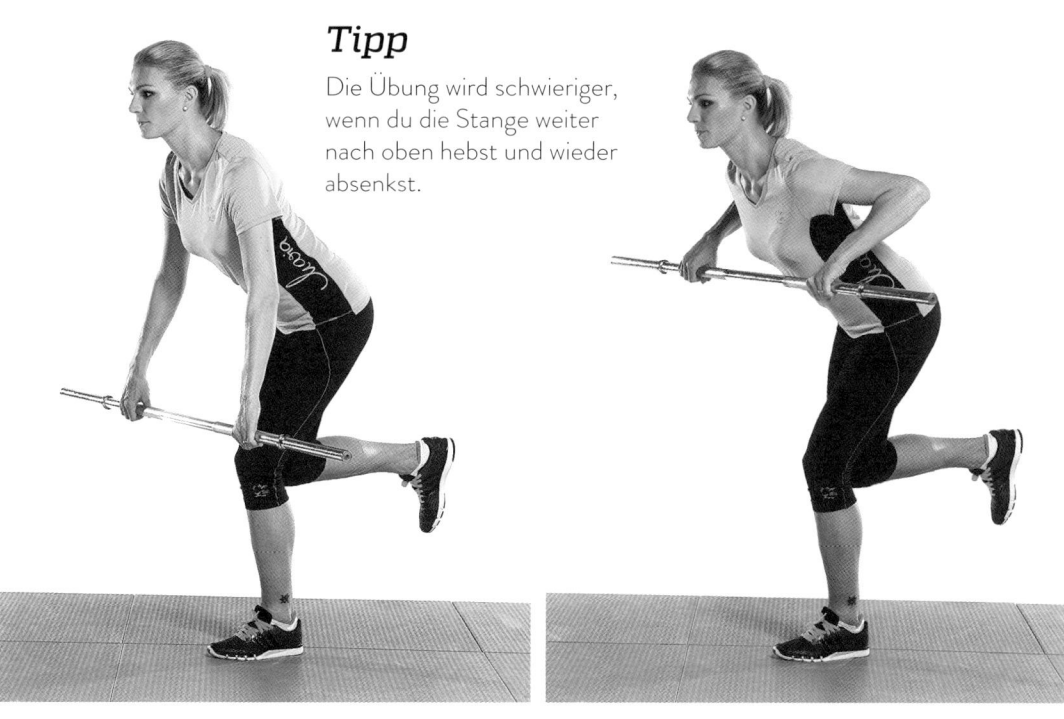

Tipp
Die Übung wird schwieriger, wenn du die Stange weiter nach oben hebst und wieder absenkst.

DAUER
2 x 15–20 Sek. pro Seite

LEVEL
3–4

WIE OFT?
2–4 volle Einheiten

PAUSE
30 Sek. bis zur nächsten Übung

Nach jeder vollen Einheit (Übung 1–4) 2 Min.

EINHEIT 8 | ÜBUNG 4

LEGPOWER LIGHT

1 Stehe aufrecht mit etwas weiter als hüftbreit geöffneten Beinen. Die Fußspitzen zeigen leicht nach außen, die Knie befinden sich jeweils über der Fußmitte, die Arme sind über der Brust gekreuzt. Richte die Wirbelsäule neutral aus.

2 Beuge und strecke die Beine fortlaufend und gleichmäßig im Fünf-Sekunden-Takt. Der Rumpf sollte dieselbe Neigung wie die Unterschenkel haben. Die Knie bewegen sich über die Fußmitte, sollten aber nur wenig über die Fußspitzen ragen. Der Rücken bleibt gerade.

Beginner

TRIPLESTEP

1 Stehe aufrecht mit etwas weiter als hüftbreit geöffneten Beinen. Die Knie befinden sich jeweils über der Fußmitte. Das linke Bein ist als Standbein leicht gebeugt, das rechte leicht angewinkelt. Hebe die Arme leicht angewinkelt seitlich an. Richte die Wirbelsäule neutral aus.

2 Folge langsam mit dem rechten Bein einem gedachten, umgekehrten Ypsilon in der Bewegung, dabei nur kurz den Boden antippen und das Standbein ruhig halten.

3 Jeweils einen Versuch nach hinten, vorn, rechts hinten und links hinten unternehmen, dann das Bein wechseln.

4 Die Bewegungen wiederholen.

Advanced

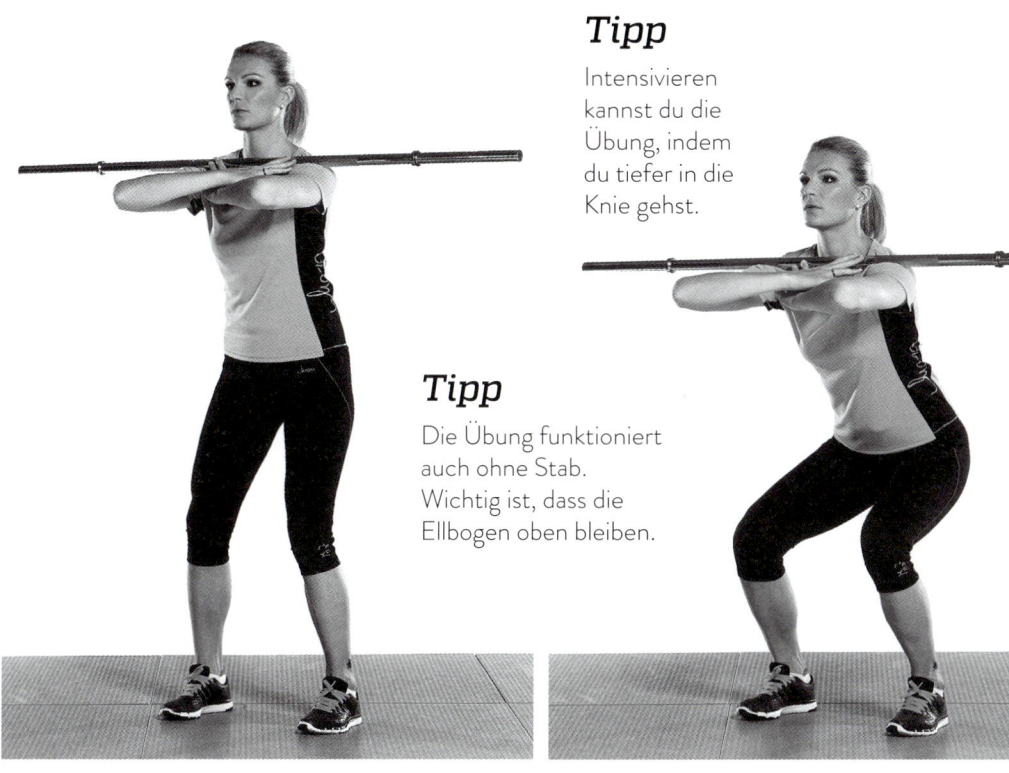

Tipp
Intensivieren kannst du die Übung, indem du tiefer in die Knie gehst.

Tipp
Die Übung funktioniert auch ohne Stab. Wichtig ist, dass die Ellbogen oben bleiben.

DAUER
30–45 Sek.

LEVEL
3–4

WIE OFT?
2–3 volle Einheiten

PAUSE
30 Sek. bis zur nächsten Übung

Nach jeder vollen Einheit (Übung 1–4) 2 Min.

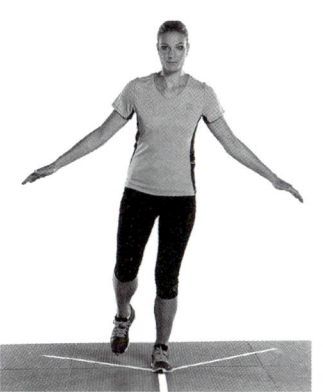 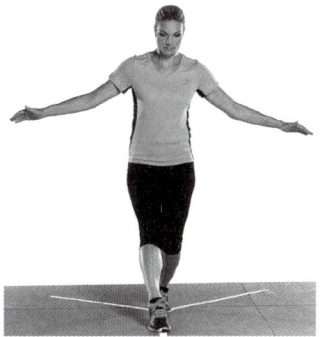

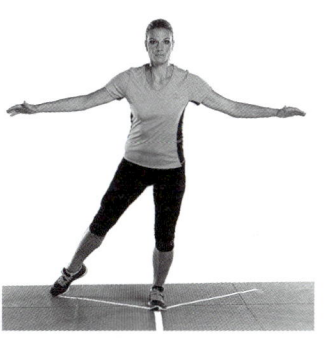 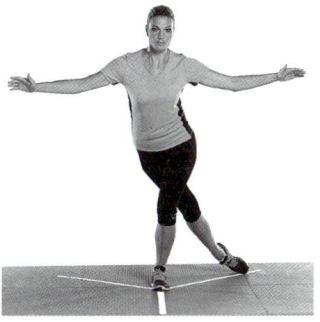

Tipp
Die Übung wird intensiver, je weiter man das Spielbein in die gedachten Richtungen bewegt. Langsam herantasten, keine Schmerzen zulassen.

DAUER
30–45 Sek. pro Seite

LEVEL
3–4

WIE OFT?
2–4 volle Einheiten

PAUSE
30 Sek. bis zur nächsten Übung

Nach jeder vollen Einheit (Übung 1–4) 2 Min.

So kommst du in Form

Das Ausdauertraining

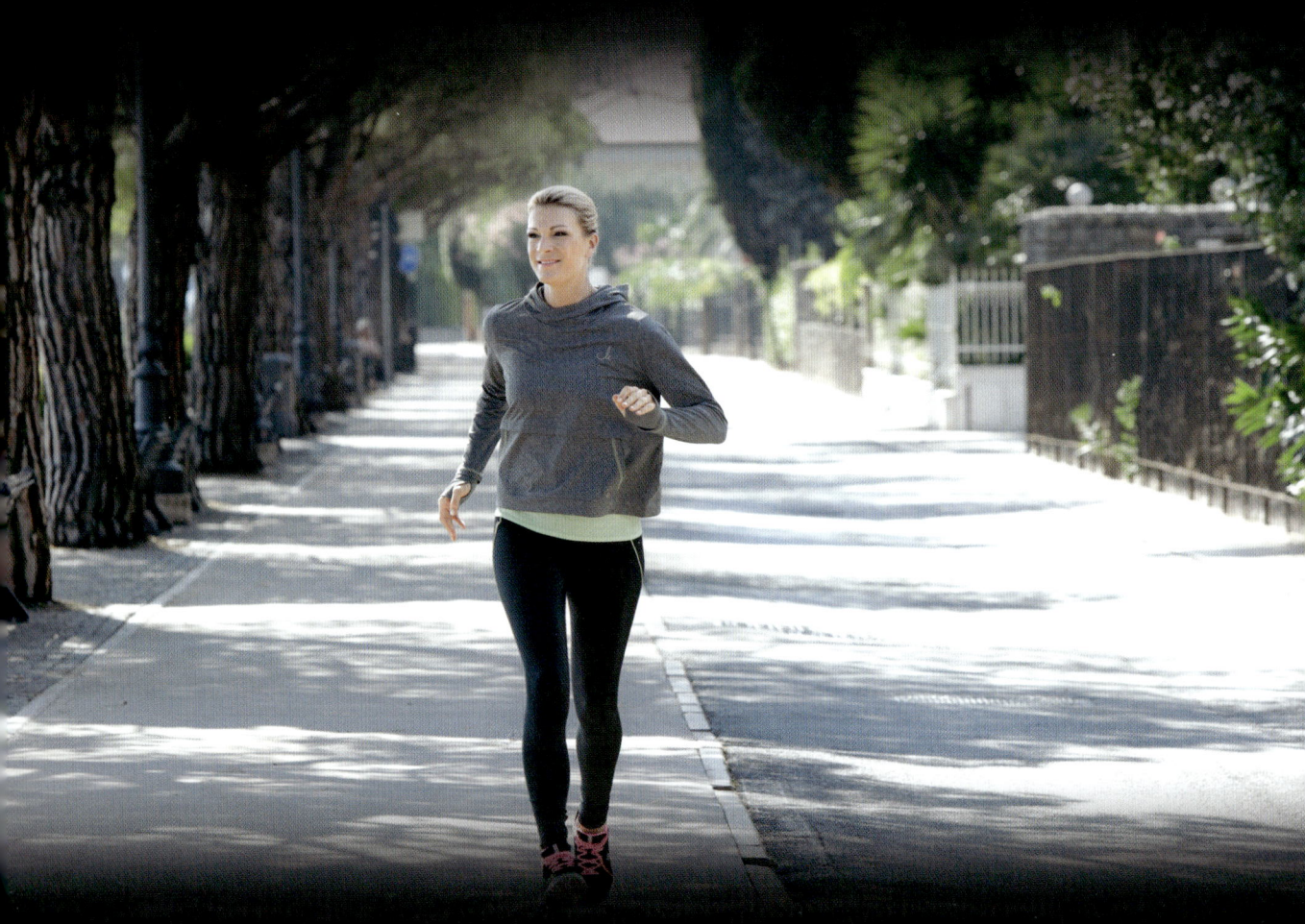

Straffe Muskeln sehen gut aus und sind perfekte Fettverbrenner, aber richtig in Schwung bringst du deinen Fettverbrennungsturbo, wenn du deine Ausdauer trainierst. Und hier gilt: Lieber mäßig (schnell), dafür regelmäßig!

Ausdauertraining – Warum eigentlich?

Wie ich es gehasst habe, dieses ewige Gestrample auf dem Fahrrad! Aber unsere Trainer waren unerbittlich, wenn wir im Sommer Kondition trainierten. Stundenlang scheuchten sie uns mit dem Rad durch die Gegend, bergauf, bergab, bis die Oberschenkel brannten. Ich weiß nicht, wie oft ich geflucht habe. Warum musste ich mir auch den Hintern auf dem Sattel wund scheuern, wenn ich im Winter doch nur Ski fahren wollte?

Diese Einstellung begleitete mich einige Jahre, auch wenn ich es hätte besser wissen müssen. Schließlich hatten uns die Coaches oft genug erklärt, wie wichtig das Konditionstraining war, dass wir uns nur dadurch eine Grundlagenausdauer schaffen konnten, die die Basis für die Anstrengungen im Winter sein würde. Erst später, als Christian Schwaiger mein Techniktrainer wurde und damit auch für die Ausdauereinheiten verantwortlich war, begriff ich nicht nur, wie wichtig diese waren, ich merkte auch, dass Konditionstraining nicht langweilig sein muss, sondern auch Spaß machen kann. Am größten war natürlich die Freude beziehungsweise die Motivation, wenn ich spürte, welche Fortschritte ich machte.

Grundlagenausdauer: der Fatburner schlechthin

Und die waren erheblich. Im Jahr 2008 hatte ich einen Körperfettanteil von dreiundzwanzig Prozent. Für eine Leistungssportlerin nicht gerade ein Spitzenwert. Drei Jahre später lag ich bei vierzehn Prozent. Wie kam das? Im Sommer hatte ich jede Woche zehn bis zwölf

Was Ausdauer bedeutet

Darunter versteht man aus sportmedizinischer Sicht die Fähigkeit, eine Leistung (beziehungsweise eine Bewegung) so lange wie möglich erbringen zu können. In Ausdauer steckt aber auch die Fähigkeit, sich nach einer solchen Belastung zu erholen, und das möglichst schnell. Dieser Aspekt wird häufig übersehen, dabei ist er gerade für diejenigen wichtig, die regelmäßig trainieren. Wenn du über eine gute Kondition verfügst, bist du in der Lage, Strecken schneller zurückzulegen und dich häufiger körperlich zu betätigen als jemand, der nicht trainiert.

Stunden Ausdauer trainiert, während ich im Winter – durch die ständige Reiserei und die vielen Rennen – nur zu drei bis vier Stunden pro Woche kam. Aber mit der Grundlage aus dem Sommer reichte das, um mein Konditionslevel zu halten.

Um das Ganze besser zu verstehen, macht es Sinn, sich einmal etwas genauer vor Augen

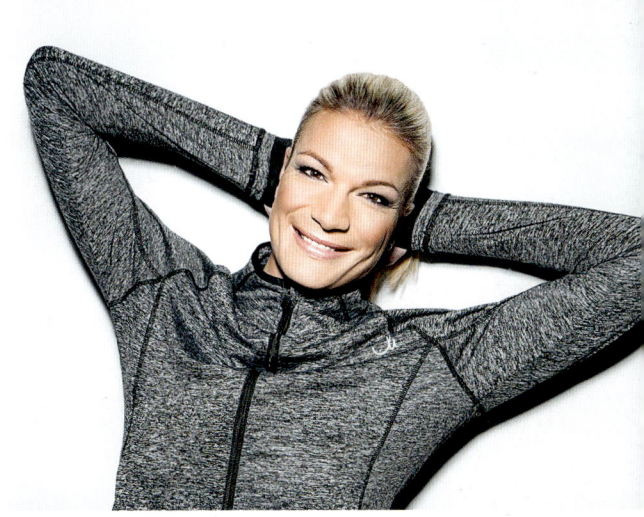

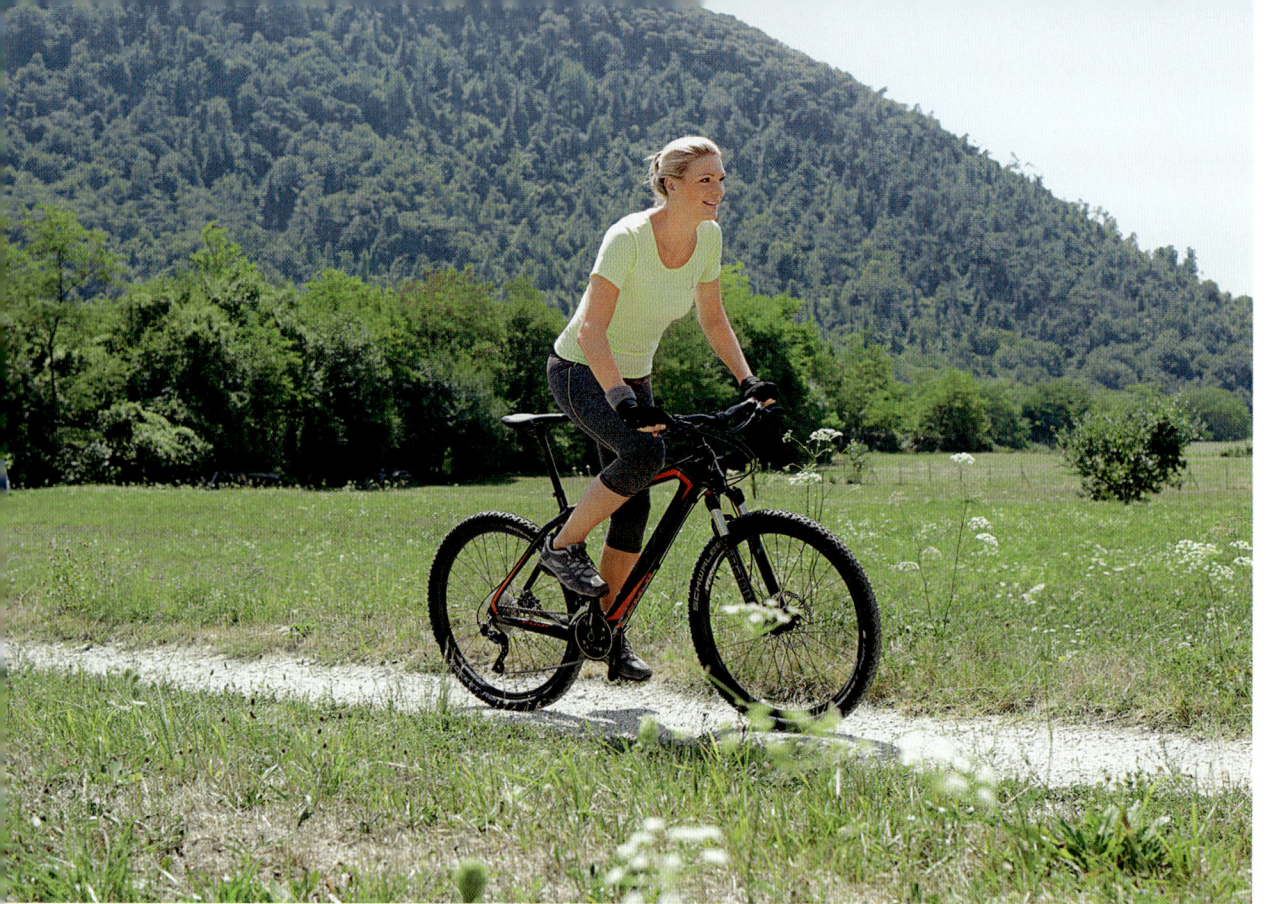

zu führen, was Ausdauer überhaupt ist, im sportlichen Sinne, und welche Vorgänge sich in unserem Körper abspielen.

Was im Körper passiert

Grundvoraussetzung dafür, dass sich unser Körper überhaupt ausdauernd bewegen kann, ist die Versorgung der Muskulatur mit sogenannter verwertbarer Energie. Die erhält er aus dem Energieträger ATP (Adenosintriphosphat), der in den Zellen produziert wird. Der normale Vorrat an gespeichertem ATP im Körper reicht allerdings gerade mal für einen kurzen Sprint von fünf bis zehn Sekunden, also auf keinen Fall für längere Spaziergänge, Radtouren oder gar einen Marathon. Um solche Belastungen bewältigen zu können, müssen die Zellen aus verschiedenen anderen Ausgangsstoffen ATP gewinnen. Zu den wichtigsten Energielieferanten zählen Fette, Kohlenhydrate und Eiweiße. Während Eiweiße im Körper bevorzugt für Aufbau- und Reparaturprozesse – etwa für den Muskelaufbau nach entsprechendem Krafttraining – genutzt werden, sind Kohlenhydrate und Fette die wichtigsten Energielieferanten bei ausdauernden Belastungen, wobei letztere auch als Bausubstanzen im Zellstoffwechsel benötigt werden.

Fettstoffwechsel und Ausdauerleistung

Alle Stoffwechselvorgänge im Körper sind also nicht nur mit unseren körperlichen Aktivitäten verknüpft, sondern auch mit unserer Ernährung. Man kann sich das wie bei einem Auto vorstellen: Je hochwertiger der Sprit,

So viel verbrennst du

Der Energie-Grundumsatz, auch Ruheumsatz genannt, wird mit ungefähr 25 kcal/Tag pro Kilogramm Körpergewicht beziffert. Wenn also jemand 70 Kilo wiegt, verbraucht er etwa 1750 kcal pro Tag (70 x 25). Durch zum Beispiel eine Stunde intensive Gartenarbeit lässt sich das um ca. 500 kcal steigern. Bei einem Marathon liegt der Verbrauch zwischen 3000 und 4000 kcal und bei einer Bergetappe der Tour de France bei gut 8000 kcal.

umso besser läuft der Motor! Und genau wie ein Auto speichern auch wir die zugelieferte Energie in entsprechenden „Tanks". Kohlenhydrate – und jetzt wird es wissenschaftlich – können allerdings nur in den Zuckerspeichern (Glykogenspeicher) der Muskulatur und der Leber deponiert werden. Jedenfalls der Großteil, kleinere Mengen zirkulieren – je nachdem, wann und was du gegessen hast – in Blut gelöst als Glukose (Blutzucker) durch den Körper. Fette dagegen werden zu einem Teil für Stoffwechselvorgänge und als Bausubstanzen gebraucht. Ansonsten sind sie in Form von Speicherfett fast überall im Körper zu finden. Unser Energievorrat ist nahezu unerschöpflich, selbst bei schlanken Menschen mit einem sehr geringen Körperfettanteil. Diese Fettspeicher zapft man an, wenn man ein paar Pfunde zu viel loswerden will, aber auch, wenn man seine Ausdauer verbessern möchte. Eine gute Ausdauer ist aber immer abhängig von einem gut funktionierenden Fettstoffwechsel! Also ist die große Frage: Wie kann ich den verbessern? Die Antwort ist nicht schwierig: Es gibt genau eine Methode – nämlich Ausdauertraining! Allerdings – und da wird es doch etwas komplizierter – ist Ausdauertraining nicht gleich Ausdauertraining. Nicht jedes führt automatisch zu einer Verbesserung des Fettstoffwechsels!

Lange und langsam ...

Um hier eine Optimierung zu erreichen, wodurch gleichzeitig das Herz-Kreislauf-System stabilisiert und der Kalorienverbrauch angekurbelt werden, muss es ein differenziertes, systematisches Ausdauertraining sein, und zwar in unterschiedlichen Belastungsbereichen. Neben einem Fettstoffwechselbereich, in der Sportmedizin auch Grundlagenausdauerbereich 1 genannt, gibt es einen Herz-Kreislauf-Bereich (Grundlagenausdauerbereich 1-2), der schon etwas intensiver ausfällt, sowie einen hochintensiven Entwicklungs- und Wettkampfbereich.

Damit ein Training die gewünschten Effekte bringt, muss man sowohl die richtige Belastungsintensität (Trainingszone) als auch die optimale Trainingsmethode wählen. Wobei Training ja immer bedeutet, dass man den Körper aus seinem gewohnten Gleichgewicht bringt, damit er dieses auf einem höheren Niveau wieder erlangt. Da man beim Fettstoffwechseltraining eine eher geringe Belastung wählt, muss man den Körper vor allem über die Dauer der Beanspruchung fordern. Das Motto heißt hier also: „lange und langsam".

... oder kurz und knackig?

Ich weiß, dass manche auf „kurz und knackig" schwören, also auf hoch intensives Intervalltraining. Auch damit kann man, in viel kürzerer Zeit, positive Effekte erzielen, keine Frage. Allerdings muss man dann fast bis an seine Leistungsgrenze gehen, sonst bringt es nichts. Und das wiederum würde ich nur unter ärztlicher Aufsicht empfehlen, nicht zuletzt wegen eines deutlich höheren Verletzungsrisikos. Unterm Strich ist das eher etwas für Profis unter den Ausdauersportler. Zumindest sollte man sehr gut trainiert sein.

Trainieren wie ein Profi

Um die richtige Trainingszone zu treffen, sollte man wie bei den Kraftübungen genau in sich hineinhören. Als grobe Orientierung hilft auch hier unsere Tabelle auf Seite 38. Am sichersten fährt man allerdings mit einer Energiestoffwechselanalyse mittels Spiroergometrie. Klingt kompliziert, geht aber ganz einfach. Wir machen das auch bei unseren Fitnesstrainings auf der MS Europa 2 und benutzen dafür den aeroscan®. Damit werden beim Training die Atemgase gemessen, die Aufschluss über den persönliche Energieverbrauch und die Fettstoffwechsel- und Kohlenhydratverbrennung geben. Dabei kann man genau ablesen, welche Trainings-Herzfrequenz man für seine individuellen Trainingsziele ansteuern sollte und daraus konkrete Ernährungsempfehlungen für ein erfolgreiches und nachhaltiges Gewichtsmanagement ableiten. Denn: Training allein reicht in den meisten Fälle nicht. Langfristig erfolgversprechend ist eher eine Kombination aus richtiger Ernährung und gezieltem Bewegungstraining, mit dem Ziel, den Kalorienumsatz sowohl im Ruhe- als auch im Bewegungszustand zu steigern. Das wiederum erreicht man am besten, wenn man Kraft- und Ausdauertraining kombiniert.

So, und jetzt zu den konkreten Trainingsmodellen beziehungsweise -plänen, die dir als Orientierung dienen sollen und ohne großen Aufwand auf deine Bedürfnisse angepasst werden können. Pläne sind wichtig, nicht nur, weil man damit ein Ziel definiert, sondern vor allem auch als Motivation. Außerdem sind wir es gewohnt, in festen Strukturen zu leben. Also, warum sollte man nicht auch jetzt auf Bewährtes zurückgreifen?

Runter vom Sofa – und los geht's!

Setze dir klare Ziele und plane auch deine Ausdauertrainingstermine fest ein. Für die Ausdauerpläne gehen wir wie beim Krafttraining von zwei Ausgangssituationen aus: Beginner und Advanced.

Wenn du regelmäßig deine Ausdauer trainierst, wird deine Atmung tiefer und dein Lungenvolumen verbessert sich. Auch der Herzmuskel wird mit der Zeit größer, die Gefäße elastischer und der Körper besser mit Sauerstoff versorgt.

Gehe, laufe oder fahre nur so schnell, dass du noch genügend Puste hast. Wenn du dich überanstrengst, demotiviert das und auch die Fettverbrennung funktioniert nur mangelhaft. Trainiere am besten vor dem Essen oder nach einer mindestens dreistündigen Esspause. So leeren sich die Fettspeicher in den Muskeln (auch hier wird Fett gespeichert).

Gehen

Intensives Gehen ist für den Start ins Ausdauer-Fatburning-Programm ideal. Wenn du magst, kannst du es aber auch mit Nordic Walking probieren. Hierbei steuerst du den Bewegungsablauf durch das sorgfältige Abrollen des Fußes über die gesamte Sohle und den gezielten Umgang mit den Stöcken: Der rechte Stock berührt den Boden, wenn die linke Ferse aufsetzt, der linke Stock, wenn die rechte Ferse aufsetzt. Achte beim Gehen darauf, dass du die Ferse flächig aufsetzt und die Knie nicht ganz durchdrückst.

Laufen

Regelmäßiges Laufen stärkt das Herz, verbessert die Atmung und erhöht den Grundumsatz. Einzige Voraussetzung: Keine Gelenkbeschwerden und nicht anfangen, wenn du stärker übergewichtig bist! Dann beginne mit Nordic Walking und Krafttraining.

Radfahren

Es gibt verschiedene Möglichkeiten, sein Radfahrtraining zu gestalten. Anfänger oder Wiedereinsteiger beginnen am besten mit leichtem Radeln und gewöhnen sich so an die Belastung. Suche dir für dein Training zu Beginn eine möglichst ebene Strecke aus und kontrolliere regelmäßig deinen Puls. Fahre nicht zu schnell und nicht zu weit, sondern so, dass du danach das Gefühl hast, du hättest noch etwas länger gekonnt.

Ergometertraining

Im Unterschied zu den anderen Trainingsmethoden, kannst du deine Ausdauer mit dem Ergometer noch etwas intensiver trainieren. Gehen, laufen und Rad fahren solltest du so, dass dein individuelles Belastungsempfinden (Seite 38) etwa dem Level 2 bis 3 entspricht. Da du auf dem Ergometer aber einem vorgegebenen Bewegungsablauf folgst, kannst du dich hier bis zu den Level 3 bis 4 steigern.

> *Ein gutes Buch, ein spannender Film oder tolle Musik machen das Training kurzweiliger.*

Ausdauertraining für 4 Wochen

Beginner: 2 Ausdauereinheiten pro Woche
Advanced: 3–4 Ausdauereinheiten pro Woche
Dieser Plan zeigt dir, welche Trainingseinheiten du in das Vier-Wochen-Programm integrieren kannst, um deine Ausdauer zu steigern. Entscheide selbst, welche Sportart dir entspricht und dir Spaß macht. Die aufgeführten Ausdauereinheiten führst du im Beginner-Modus zweimal, im Advanced-Modus viermal in der jeweiligen Woche aus. Wenn du dich danach gut an die Übungen gewöhnt hast, kannst du deine Ausdauer dauerhaft verbessern, wenn du das Programm bis zu sechsmal im Jahr wiederholst.

Denke beim Ausdauertraining daran, dich an deinem persönlichen Belastungsempfinden (Seite 38) zu orientieren. Denn wenn du dich überanstrengst, verlierst du nicht nur schnell die Motivation, du verringerst auch den Effekt deines Trainings. Vergiss dabei nicht, auch dein Ausdauertraining mit einem Warm-up zu starten und mit einem Cool-down enden zu lassen.

Gehen Laufen

30 Minuten zügig gehen.

45 Minuten zügig gehen.

30 Minuten zügig gehen und 15 Minuten laufen.

30 Minuten zügig gehen und 30 Minuten laufen.

Radfahren Ergometer

2 x 25 Minuten fahren, dazwischen 10 Minuten Pause.

2 x 30 Minuten fahren, dazwischen 10 Minuten Pause.

2 x 35 Minuten fahren, dazwischen 10 Minuten Pause.

2 x 40 Minuten fahren, dazwischen 10 Minuten Pause.

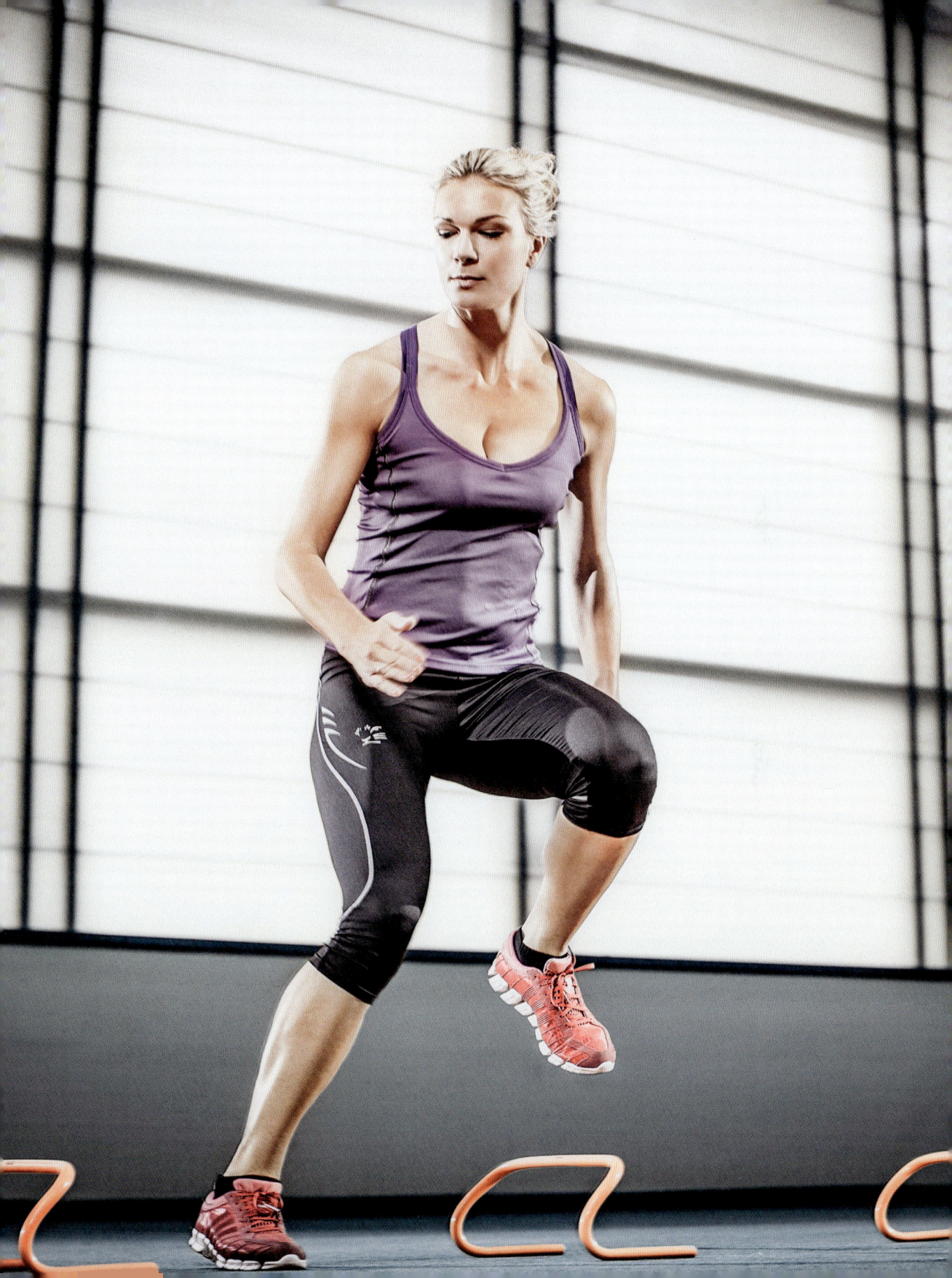

DAS PLUS: ERNÄHRUNG

Besser + lecker = fit und schlank

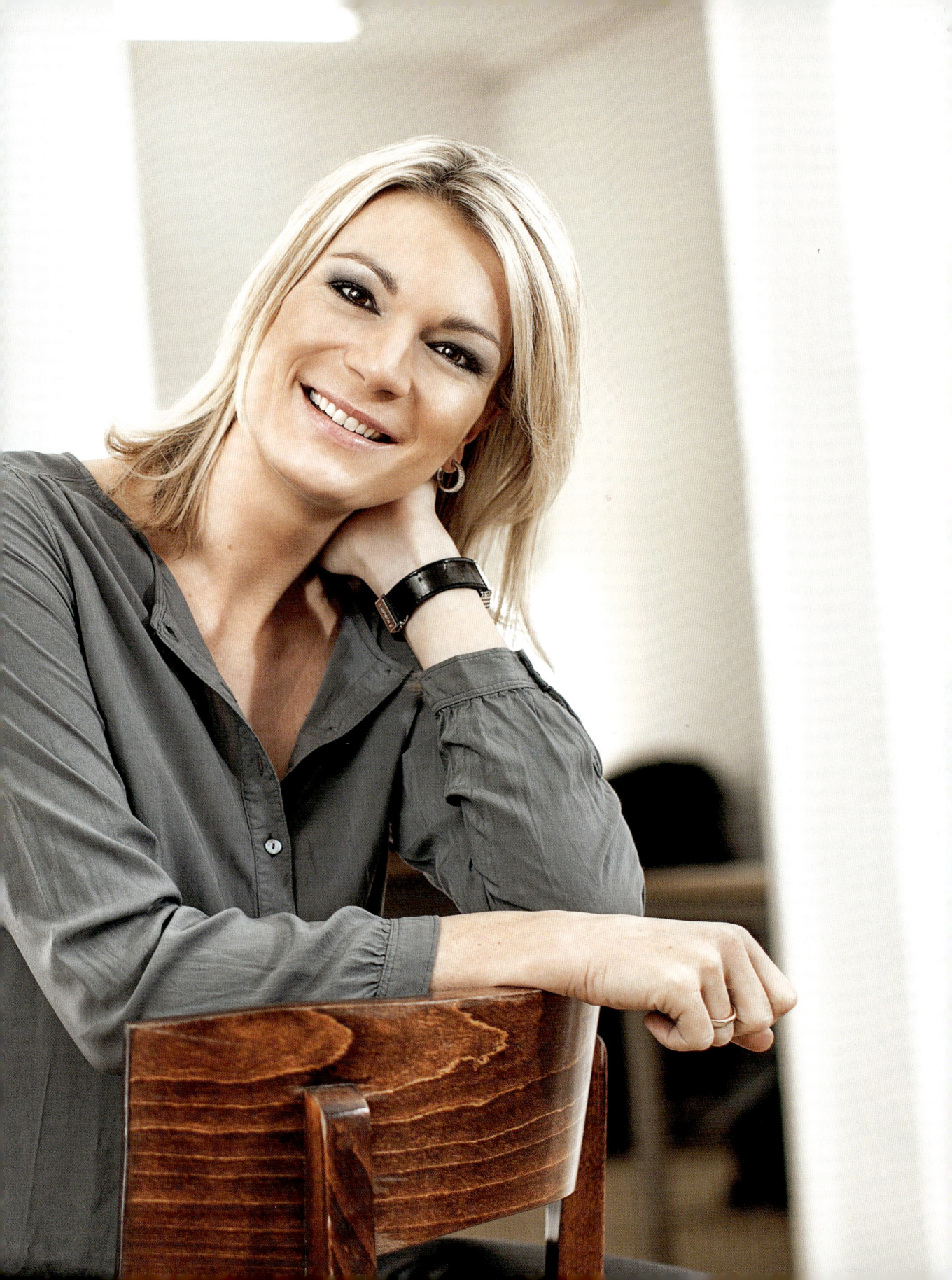

Fitnessturbo!

Besser essen

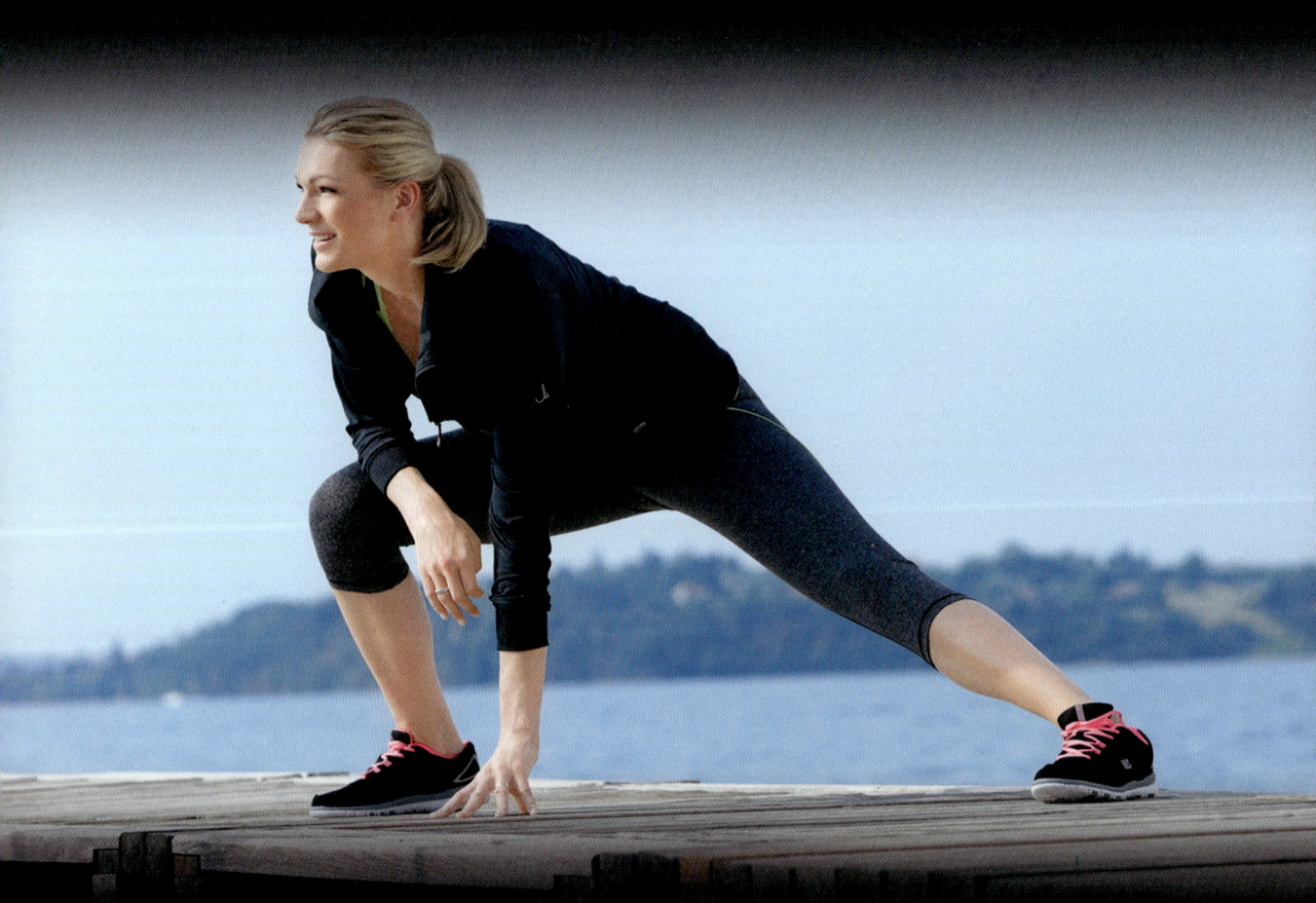

Regelmäßige Bewegung und gezieltes Training machen dich fit, bringen dich in Form und tun dir auf verschiedenen Ebenen gut. Wenn du abnehmen und vor allem dein Wunschgewicht dauerhaft halten willst, ist aber auch die richtige Ernährung unverzichtbar.

Essen, das fit macht, ...

Fitsein macht eine gute Figur. Dass Sport den täglichen Kalorienverbrauch (den Grundumsatz) erhöht, sodass du auch in Ruhe mehr Kalorien verbrennst, ist durch verschiedene wissenschaftliche Studien belegt. Das bestmögliche Ergebnis in Sachen Abnehmen erzielst du aber nur, wenn das Bewegungsprogramm und die Ernährung sinnvoll aufeinander abgestimmt sind.

... gesund ist ...

Außerdem kannst du durch deine Ernährung auch deine sportlichen Leistungen beeinflussen. Denn es ist nicht egal, wie du deine Energiespeicher füllst: Dein Körper bekommt nur mit einer ausgewogenen, abwechslungsreichen und qualitativ hochwertigen Ernährung genau den Vitalstoff-Mix, den er braucht, damit im Stoffwechsel alles reibungslos funktioniert und du gesund bleibst. Durch eine einseitige Ernährung entsteht früher oder später ein Mangel, der macht schlapp und müde – das Gegenteil von fit. Außerdem können dadurch auch ernsthafte Krankheiten entstehen. Heute weiß man, dass die Ernährung – neben Bewegung – eine der wichtigsten Stellschrauben für Gesundheit und Leistungsfähigkeit ist.

Es ist wie bei deinem Auto, um das Bild noch mal zu bemühen. Das braucht auch das richtige Benzin und das entsprechende Öl, damit es wie geschmiert läuft. Wenn du in einen Benziner Diesel oder Heizöl einfüllen würdest, wäre der Motor schnell am Ende. Und wie der passende Kraftstoff beim Wagen der Energielieferant ist, damit er fahren kann, so liefern die richtigen Lebensmittel Energie für deinen Körper. Und die brauchst du immer, beim Sport genauso wie im Alltag, Freizeit und Beruf.

... und schmeckt

Dabei ist es gar nicht so schwierig, sich gesund und ausgewogen zu ernähren, und kostet auch nicht die Welt, wenn man weiß, worauf es ankommt. Wenn du dich auf Dauer mit Essen fit halten willst, funktioniert das nur, wenn es dir auch schmeckt. Essen bedeutet schließlich viel mehr als Energienachschub. Es ist Freude und manchmal, wenn etwas besonders gut gelungen ist, auch ein Hochgenuss. Es gibt so viele Lieblingsgerichte für Fleisch- und Fischliebhaber, Gemüsefans oder auch Schleckermäuler, die gerne mal was Süßes auf dem Tisch haben. Das alles ist auch für Kocheinsteiger machbar, weil es so viele unterschiedliche leckere Lebensmittel gibt, die jeder vielseitig und individuell zusammenstellen kann.

Dickmacher vermeiden!

Bevor ich dir zeige, worauf es beim richtigen Essen ankommt, noch ein kurzer Blick auf allgegenwärtige heimliche Dickmacher, auf die du in Zukunft verzichten solltest, wenn du wirklich in Form kommen möchtest. Dazu zählen auch sogenannte leere Lebensmittel, die keine wertvollen Inhaltsstoffe haben.

Was dich gesund macht, macht dich auch glücklich.

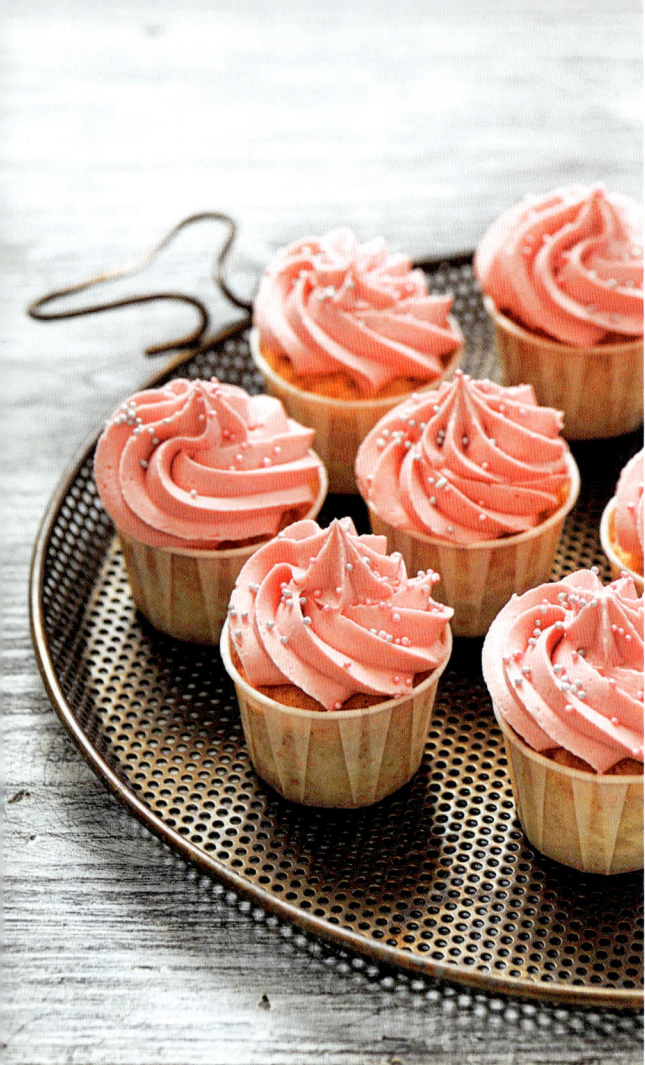

Fertigmahlzeiten:
Einheitsgeschmack ist das eine, der Nährwert das andere. Außerdem sind Fertigmahlzeiten oft reich an Zusatzstoffen, die keiner will. Der Geschmacksverstärker Glutamat im Essen verhindert beispielsweise das Sättigungsgefühl. Farb- und Duftstoffe in manchen Fertiggerichten lassen das Essen appetitlicher erschienen und machen Lust auf mehr. Deshalb besser: Finger weg, möglichst auf Fertigprodukte verzichten.

Fast Food:
Die meisten Fast-Food-Mahlzeiten sind zu üppig portioniert und haben einen zu hohen Salz-, Fett- und Zuckergehalt. Daher sollte man sie vermeiden.

Zucker:
Egal in welcher Form – er beinhaltet so gut wie keine lebenswichtigen Inhaltsstoffe und bringt dafür maximale Kalorien, die im Nullkommanichts in Fett umgewandelt werden. Hände weg auch von Produkten mit verstecktem Zucker. Viele herzhafte (Fertig-)Lebensmittel, die nicht süß schmecken, können zuckerreich sein, zum Beispiel Pommes aus der Tiefkühltruhe, paniertes Fleisch, Tomaten aus der Dose, Würzsoßen, Senf, Fischkonserven oder Gewürzgurken. Schaue deshalb beim Einkauf immer erst auf die Zutatenliste: Je weiter vorn der Zucker genannt wird, desto mehr steckt drin. Achte außerdem auf Endungen wie –sirup, –ose oder –dextrin. Hier versteckt sich überall Zucker! Selbst Produkte mit der Bezeichnung „ohne Zucker" sind bedenklich. Meist bedeutet der Zusatz nur, dass auf Haushaltszucker verzichtet wurde. Der Zucker liegt dann in anderer Form wie Glukosesirup, Saccharose, Lactose oder Maltose vor. Künstliche Süßstoffe sind zwar kalorienfrei, haben aber den Nachteil, dass sie appetitanregend wirken.

Süßes Obst:
Zunehmen geht ganz einfach, wenn du – man höre und staune – immer mal wieder zu Obst greifst. Fruchtzucker und natürliche Süße klingen schön harmlos, sind aber nichts anderes als ein Dickmacher. Viele Lebensmittelhersteller süßen ihre Produkte (z.B. Joghurt, Gebäck, Ketchup, Konserven) heute mit angeblich gesunder Fruktose. Doch auch dieser Einfachzucker belastet, genauso wie

normaler Haushaltszucker, im Übermaß den Stoffwechsel sowie die Leber, die das für den Zuckerstoffwechsel verantwortliche Organ ist. Und das kann zu einigen Pfunden zuviel führen. Aus diesem Grund ist Fruchtzucker in frischem Obst mit Vorsicht zu genießen. Je süßer die Früchte, desto maßvoller solltest du zugreifen. Trotzdem darf Obst nicht bei einer ausgewogenen Ernährung fehlen. Schließlich enthalten Früchte, wie auch Gemüse, Ballaststoffe, Vitamine und sogenannte bioaktive Pflanzenstoffe, die unser körpereigenes Abwehrsystem schützen helfen. Genieße am besten Beeren, Papaya oder Honigmelone. Diese sind relativ zuckerarm und gleichzeitig reich an wertvollen Vitalstoffen.

Weißmehl:
Zur Herstellung des Weißmehls werden die Außenschichten und der Keim des Getreidekorns entfernt. So ist es zwar lange haltbar, dafür aber bar jeglicher ernährungsphysiologisch wertvoller Substanzen. Auch bei geschältem oder poliertem Reis werden der Haltbarkeit zuliebe die wertvollen Randschichten entfernt.

Gesättigte Fettsäuren:
Sie schaden auf Dauer der Herz-Kreislauf-Gesundheit und machen dick. Dazu gehören Wurst und fettreicher Käse, rotes Fleisch, Kuchen und Gebäck, viele Fertiggerichte, Chips, Sahne und viele Süßigkeiten.

Light-Produkte:
Lies unbedingt die Zutatenliste, denn diese Nahrungsmittel sind zwar fettreduziert, aber trotzdem sehr energiedicht durch Zusatz von Zucker und anderen industriell verarbeiteten Kohlenhydraten.

Alkohol:
Mit sieben Kilokalorien pro Gramm erreicht Alkohol fast den Energiegehalt von Fett und ist damit eine flüssige Kalorienbombe. Außerdem regt Alkohol den Appetit an, oft verliert man dann auch noch den Überblick, wie viel man zusätzlich futtert. Nicht zuletzt bremst Alkohol die Fettverbrennung, schädigt die Leber und hemmt Reparaturprozesse in den Zellen.

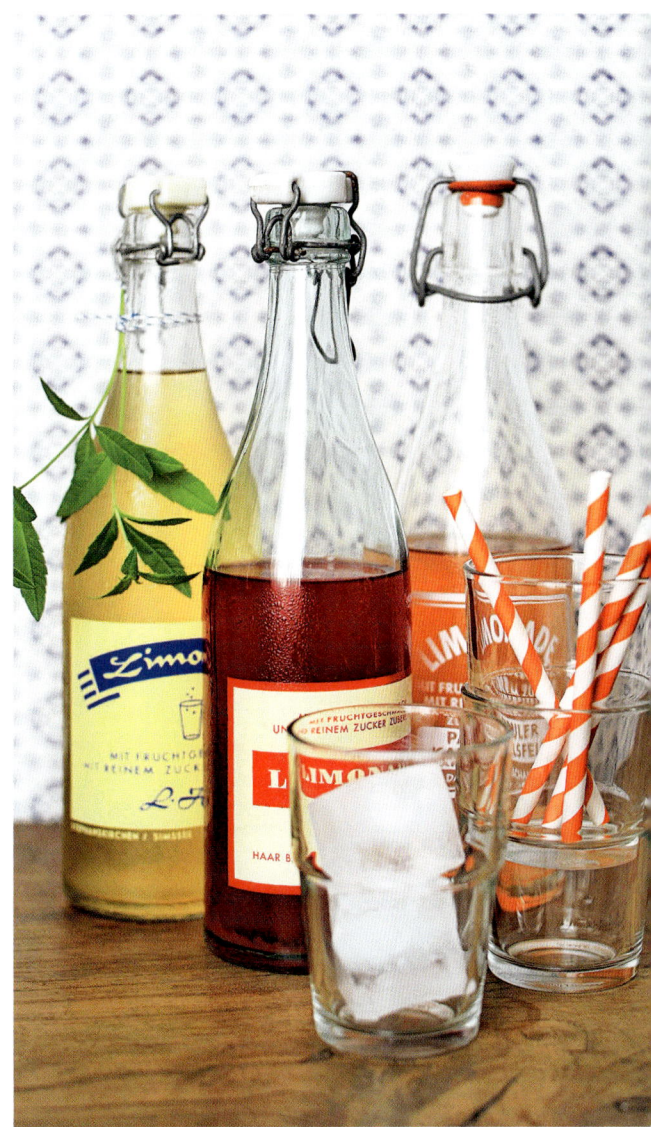

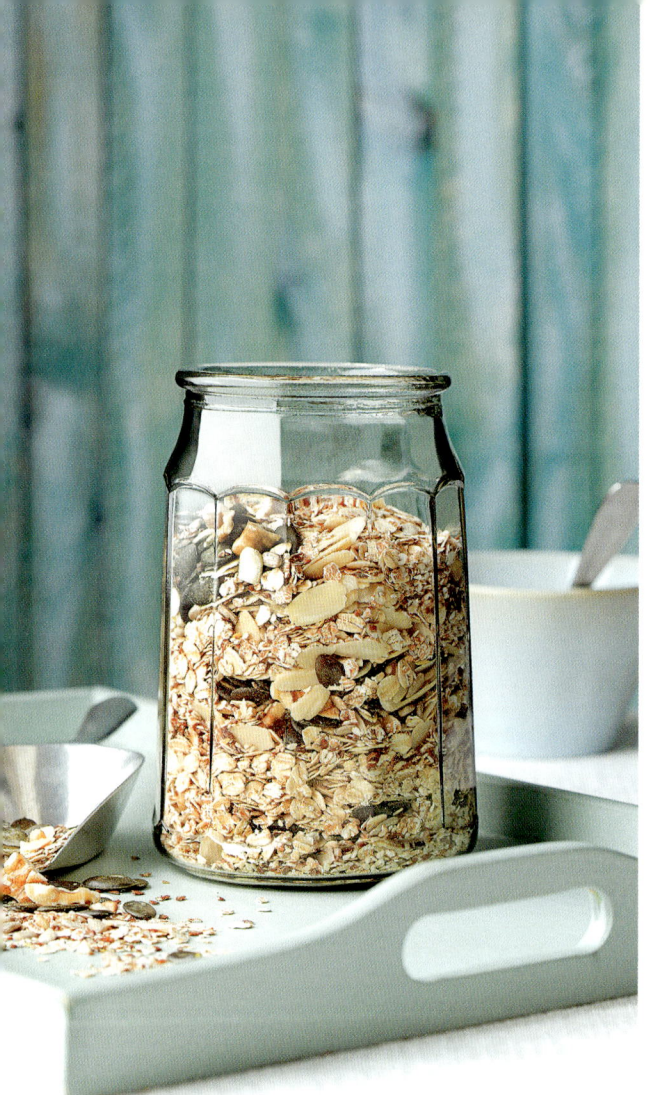

Das Drei-Mahlzeiten-Prinzip

Essen und Trinken ist eine Selbstverständlichkeit, trotzdem kann man einiges dabei falsch machen und sein Fitness-Level schwächen. Eine der wichtigsten Ernährungsempfehlungen ist das Drei-Mahlzeiten-Prinzip, bei dem du gezielt Essenspausen einhältst und damit deinem Stoffwechsel genügend Zeit gibst, die Mahlzeiten zu verarbeiten. Jeweils vier bis fünf Stunden zwischen Frühstück, Mittagessen und Abendessen sind ideal. Diese Zeit braucht dein Körper für die Verdauung einer Mahlzeit und die Normalisierung des Blutzuckerspiegels.

Frühstücken nicht vergessen!

Wenn du morgens ein Müsli, Obstsalat oder ein Croissant mit Marmelade isst, lebst du gesünder als ein Frühstücksmuffel. Zahlreiche Studien belegen zudem, dass regelmäßiges Frühstücken Herz und Kreislauf schützt und bei der Gewichtsabnahme hilft. Wer nicht frühstückt holt die vermeintlich gesparten Kalorien am späten Vormittag wieder herein, und das oft doppelt und dreifach.

Ideal für morgens sind Kohlenhydrate aus Müsli und/oder einer Obstmahlzeit (z.B. ein Fruchtsmoothie). Die kann der Körper gut verwerten und muss nicht auf Energiesparen umschalten. Für sportliche Menschen ohne Übergewicht ist ein eiweißhaltiges Frühstück (z.B. Quark oder Joghurt mit Früchten) zu empfehlen, denn der Körper kann auch aus diesem Nährstoff Glukose bilden. Das ist wichtig, denn auf Glukose ist beispielsweise unser Gehirn angewiesen. Die Verwertung aus Eiweiß kostet deinen Körper sogar noch eine Portion Extra-Energie und macht noch schneller schlank. Übrigens: Lege einen Trainingstermin noch vors Frühstück. Damit gönnst du deinem Körper eine Extra-Fettverbrennungseinheit.

Mittagessen: gut und reichlich

Wenn du gut gefrühstückt hast und vormittags darauf achtest, dass du ausreichend trinkst, kannst du dir mittags auch eine größere Portion gönnen. Dein Stoffwechsel läuft jetzt auf Hochtouren, der Körper ist auf Leistung programmiert und hat bis abends noch gut Zeit, um auch größere Kohlenhydratportionen, beispielsweise aus Kartoffeln,

Reis oder Nudeln zu verdauen. Ideal ist eine Kombination aus sättigenden Ballaststoffen aus Gemüse oder Vollkornpasta und einem hohen Anteil von gesunden Fetten und Eiweiß. Ja, Fette sind wichtig für den Stoffwechsel und (natürlich in Maßen) auch wichtig zum Abnehmen. So stellst du deinem Körper für die nächsten Stunden wertvolle Energie zur Verfügung und bleibst fit und konzentriert. Empfehlenswert ist immer eine Kombination aus Salat, Gemüse, Reis oder Pasta und Fleisch oder Fisch. Solltest du nachmittags trotzdem Hunger bekommen, trinke ein großes Glas Wasser und/oder greife zu Nüssen (ungesalzen), hart gekochten Eiern, Rohkoststicks, fettarmem Joghurt, Magerquark oder nicht zu süßem Obst.

Abendessen: reichlich Eiweiß

Wenn du abends vor 20 Uhr isst und dabei auf die richtige Nährstoffkombination achtest, schläfst du besser und verbrennst in der Nacht die Energie aus der letzten Mahlzeit und aus den körpereigenen Fettreserven. Ideal ist der Mix aus einer großen Portion Gemüse, einer Portion Eiweiß in Form von magerem Fleisch, Fisch, Eiern, Soja-Produkten und einer kleinen Portion Kohlenhydrate in Form von Wild- oder Naturreis, Kartoffeln oder Pasta. Wenn du noch schneller abnehmen möchtest, lasse die Kohlenhydrate ganz weg. Denn der Körper schaltet abends auf Sparflamme. Je eiweißhaltiger das Abendessen ausfällt, desto mehr hat dein Stoffwechsel nachts zu tun, um Fett abzubauen.

Für unterwegs

Ideal als kalorienarmer Kick für zwischendurch, der noch reichlich Vitalstoffe im Gepäck hat, sind Papaya-Würfel. Die Frucht ist reich an wertvollen Inhaltsstoffen wie etwa dem Enzym Papain, das die Darmgesundheit schützt und den Eiweißstoffwechsel positiv beeinflusst. Die Würfel kannst du zu Hause prima vorbereiten und portionsweise einfrieren. Morgens einfach aus dem Kühlfach holen und mit ins Büro nehmen.

Für zwischendurch

Wenn du die Essenspausen noch nicht gewöhnt bist, kann es gelegentlich zu Hungergefühlen kommen. Quäle dich dann bloß nicht bis zur nächsten Mahlzeit, sondern gönne dir etwas. So bleibst du fit und leistungsfähig. Mit diesen kalorienarmen Snacks füllst du den Magen, ohne den Körper mit zu viel Energie zu versorgen:

- 1 hart gekochtes Ei
- Rohkoststicks (z.B. Gurke, Sellerie, Tomate) mit Joghurt
- 1 bis 2 Scheiben magerer gekochter Schinken
- 1 Becher Hüttenkäse
- 1 Dose Thunfisch im eigenen Saft
- Saure Gurken (Cornichons)
- 1 Becher Magerquark (200 g)
- 5 Nüsse (z.B. Mandeln oder Paranüsse)
- Klare Suppe
- ein großes Glas Wasser oder grünen Tee

Abnehm-Turbo

Wenn du einmal etwas zügiger abnehmen willst, kannst du das Mittagessen auch ausfallen lassen. Für zwischendurch empfehlen sich dann die kalorienarmen Snacks. Die letzte Mahlzeit nimmst du dann gegen 17 Uhr ein. So verlängerst du die nächtliche Fettverbrennungsphase.

Trainieren und essen

Voller Magen trainiert nicht gern und auch nicht effizient. Deshalb solltest du deine letzte Hauptmahlzeit mindestens eine Stunde vor Sportbeginn zu dir nehmen. Hungrig zu trainieren ist aber auch nicht vorteilhaft, da leere Energiespeicher das Verletzungsrisiko erhöhen; es kann außerdem zum sogenannten Hungerast kommen, einer Unterzuckerung mit Erschöpfungsgefühlen.

Kleine Mahlzeiten

Wenn du morgens trainierst, kannst du je nach Hungergefühl die Fastenphase der Nacht ausdehnen (aber wirklich nur dann, wenn dein Kreislauf mitmacht!). Dann trinkst du nach dem Aufstehen ein großes Glas Wasser, nach Belieben aromatisiert mit Zitronensaft (eine Extraportion Vitamin C) oder einem Stück frischer Ingwerwurzel (Fitmacher mit Schärfe). Wenn du nicht ganz fit bist, kannst du dir auch einen grünen oder einen Fruchtsmoothie zubereiten. Der Zucker aus den Früchten wird von den Muskeln beim Training verbrannt, und die flüssige Mahlzeit liegt dir nicht schwer im Magen. Ebenfalls gut ist ein selbst gemachter Joghurt aus Naturjoghurt und frischen Beeren. Alternativ schmeckt auch Magerquark, den du mit ein wenig Honig süßt. Auch mit einer Banane kannst du deine Energiespeicher auffüllen, ohne den Magen zu sehr zu belasten. Eine solche Mahlzeit steht deinem Körper etwa eine Viertelstunde nach dem Essen beim Training zur Verfügung, verringert das Verletzungsrisiko und verbessert die Leistungsfähigkeit.

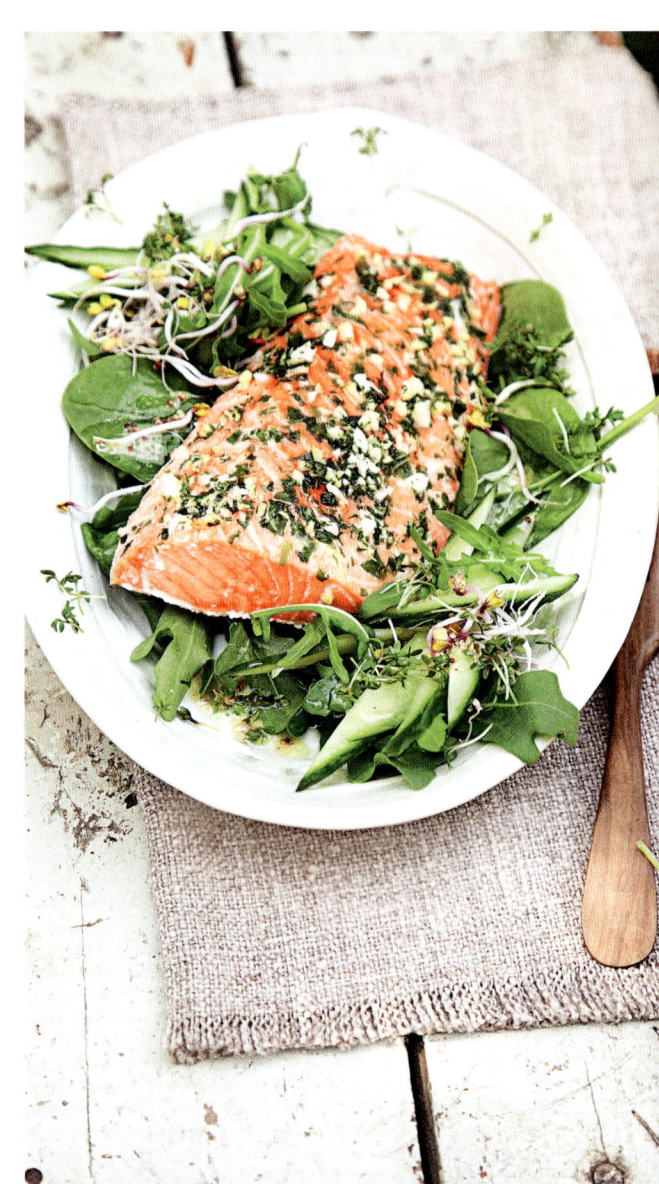

Die besten Abnehm-Tipps

- Setze dir realistische Abnehmziele: Mehr als ein bis zwei Pfund pro Woche sollten es nicht sein. Gesund abnehmen heißt langsam abnehmen. 5 bis 10 Prozent unterhalb deines jetzigen Gewichts reichen als erste Zielsetzung völlig aus.
- Frische und wenig verarbeitete Lebensmittel (keine Fertiggerichte!), ausgewogen kombiniert, versorgen deinen Körper mit wertvollen Inhaltsstoffen und entlasten den Stoffwechsel.
- Verbote sind verboten: Wenn du mal Lust auf etwas Süßes oder eine Currywurst hast, genieße es – aber in Maßen!
- Nimm dir Zeit zum Essen – möglichst an einem festen Ort, der dem Essen vorbehalten ist. Lasse dich nicht vom Fernseher, Tablet oder von der Zeitung ablenken.
- Dein Hunger- und Sättigungsgefühl hilft dir beim Abnehmen. Höre auf dich und lege die Gabel beiseite, sobald du satt bist.
- Trinke ausreichend. Das unterstützt die Fettverbrennung.
- Meide zuckerhaltige Getränke wie Säfte, Limonaden und Cola; bevorzuge Wasser oder ungesüßten Tee.
- Gemüse ist relativ energiearm, dafür reich an wertvollen Vital- und Ballaststoffen. Es eignet sich sehr gut als Beilage, Snack für zwischendurch oder für Smoothies.
- Achte auf deinen Mahlzeitenrhythmus: Zwischen den einzelnen Mahlzeiten sollten gleichmäßige Pausen liegen, ideal sind vier bis fünf Stunden.
- Iss abends nicht zu spät, dann schläfst du besser. Manche schwören auf den Verzicht von Kohlenhydraten, weil sie so besser einschlafen und mehr Fett verbrennen.

Ausreichend trinken

Ebenfalls wichtig: Trinke vor Trainingsbeginn ausreichend. Ideal sind kohlensäurearme Mineralwasser mit einem Kalzium-Magnesium-Verhältnis von 2:1 oder ein Mix aus drei Teilen Mineralwasser und einem Teil Fruchtsaft. Wenn du morgens trainierst, darf das Frühstück danach ruhig kohlenhydratreich ausfallen (z.B. mit Vollkornbrot, Müsli, Fruchtsmoothie). Denn nach dem Training ist der Körper im Aufbau-Modus. Bis zu 15 Stunden nach der Trainingsbelastung ist die Kohlenhydratspeicherung in den Muskeln am wirkungsvollsten. Wenn du dazu hochwertige Proteine (z.B. Rührei) verzehrst, gibst du deinen Muskeln Stoff zum Wachsen. Nach einem Abendtraining solltest du ebenfalls ein Mischkostmahlzeit aus sogenannten langsamen Kohlenhydraten und Eiweiß (z.B. Kartoffeln mit Magerquark oder Reis, Gemüse und Fisch) essen.

Einfach lecker

Energiespender

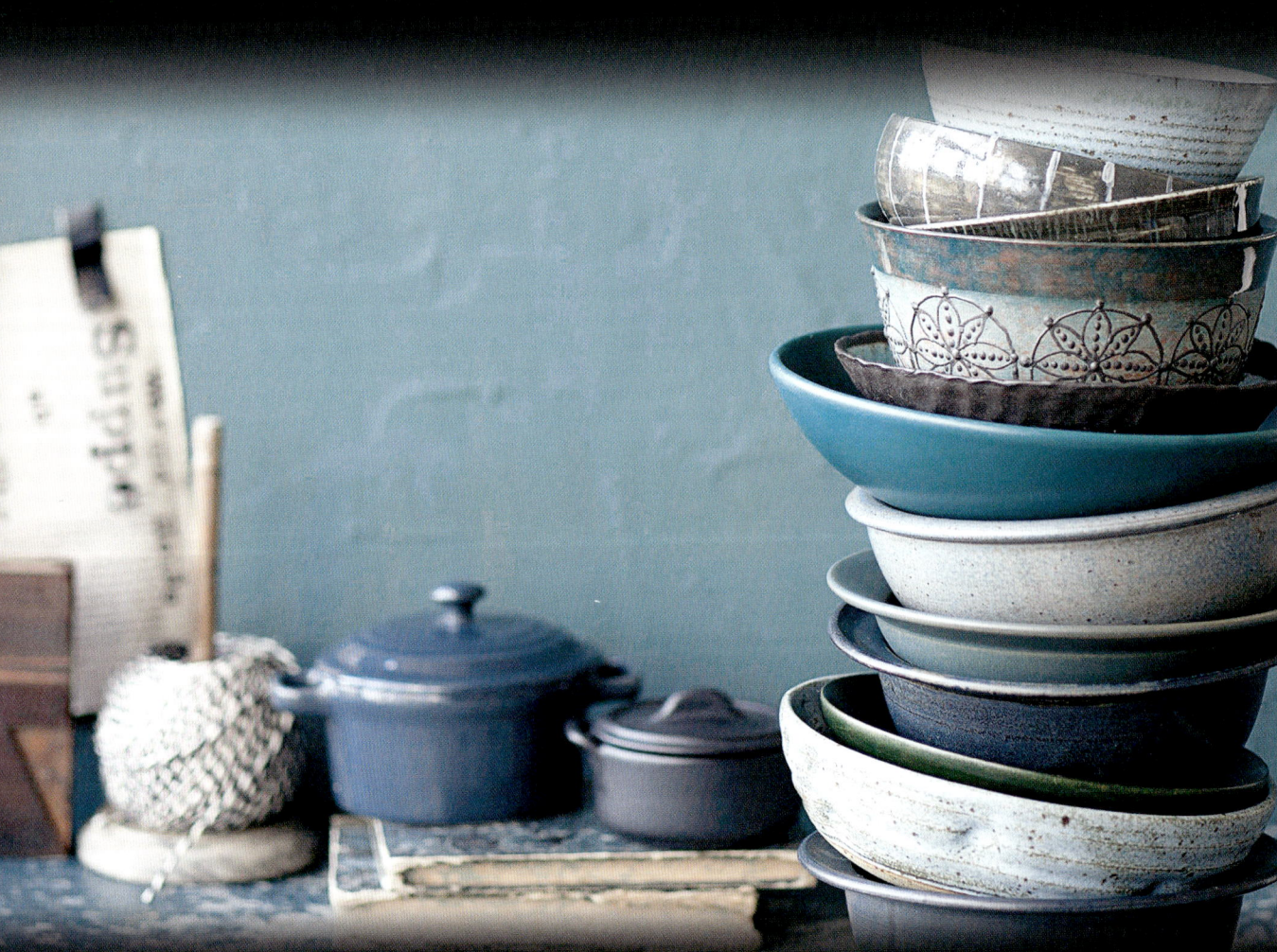

Um gut im Alltag zu funktionieren, braucht dein Körper bestimmte Nährstoffe. Das sind Kohlenhydrate, Eiweiß und Fette als Energiespender und Grundbaustoffe sowie in winzigen Mengen Vitamine, Mineralien und Spurenelemente.

Alles, was du brauchst

Alle Nährstoffe werden von der „Chemiefabrik" im Körper, dem Stoffwechsel, so umgebaut, dass daraus Zellen, Gewebe, Muskeln und Knochen aufgebaut und repariert werden. Auch Energie wird produziert, die das Gehirn (unser größter Energiefresser) sowie die Muskeln versorgt.

Außerdem sind Nährstoffe wichtig für die körpereigene Abwehr und sind Voraussetzung dafür, dass Botenstoffe und Hormone im Körper hin und her sausen können, um alle Abläufe im Körper zu steuern.

Bei einer vollwertigen, ausgewogenen Ernährung mit qualitativ hochwertigen und frischen Lebensmitteln werden sie dem Körper normalerweise ausreichend zugeführt, sodass wir zusätzlich keine Nahrungsergänzungsmittel einnehmen müssen. Dabei kommt es – außer bei Sportlern im Wettkampf – auch nicht darauf an, dass jedes einzelne Gericht ausgewogen zusammengestellt ist – der Mix insgesamt muss stimmen.

Kohlenhydrate – schnelle Energie

Die Muskeln und vor allem unser Gehirn lieben sie: Kohlenhydrate stecken in Müsli, Brot, Nudeln, Reis, Kartoffeln, Hülsenfrüchten, Obst und Gemüse, also in sehr vielen Lebensmitteln, die wir täglich verwenden. Außerdem befinden sie

---

Der Mix macht's

Damit alles optimal läuft, empfehlen Wissenschaftler für Menschen ohne große Belastungen sowie für Breitensportler täglich:

40 bis 45 Prozent Kohlenhydrate,

30 Prozent Fette,

25 bis 30 Prozent Eiweiß.

Wer sehr viel Sport treibt, verbraucht deutlich mehr Energie. In diesem Fall verschieben sich die Werte etwas:

50 bis 60 Prozent Kohlenhydrate,

25 bis 30 Prozent Fette,

15 bis 20 Prozent Eiweiß.

Dabei brauchen Ausdauersportler insgesamt mehr Kohlenhydrate und Kraftsportler mehr Eiweiß.

sich in allen Süßigkeiten, denn Kohlenhydrate sind chemisch betrachtet nichts anderes als unterschiedliche Verbindungen aus Zucker. Je mehr Zuckerteilchen aneinanderhängen, desto länger benötigt der Kohlenhydratstoffwechsel, um sie zu zerlegen und in den Blutkreislauf abzugeben.

Teste dich

Die Unterschiede kannst du beim Essen selber spüren: Wenn du Heißhunger hast und ein Stück Zuckerkuchen isst, fühlst du schon kurz danach neue Frische und Leistungsfähigkeit, auch die Laune wird besser. Denn der Kuchen enthält – wie der bei vielen Sportlern beliebte Traubenzucker (Glukose) – aus Einfachzuckern, die fast sofort ins Blut gehen und dem Organismus damit als Energie zur Verfügung stehen. Allerdings hält dieser Effekt nicht lange an, denn das Hormon Insulin wird ausgeschüttet, um das Übermaß an Nährstoffen und Zucker im Blut zu bewältigen. Dadurch sinkt der Blutzuckerspiegel schon bald wieder deutlich ab, Schlappheit und Müdigkeit drohen und das Bedürfnis nach neuer Energie, sprich neuem Zucker wächst nach kurzer Zeit wieder.

Isst du statt Kuchen ein Vollkornbrot, arbeitet dein Stoffwechsel ganz anders: Für das Spalten des Mehrfachzuckers braucht er länger. Die Zuckerteilchen werden nur in kleinen Mengen ins Blut abgegeben. So steigt der Blutzuckerspiegel nur langsam, bleibt dafür aber recht lange auf einem Niveau, das dem Körper ständig die notwendige Energie bereitstellt. Insulin muss nur in kleinen Mengen zur Regulierung des Blutzuckers ausgeschüttet werden.

Gute Kohlenhydrate

Nach diesem Selbsttest brauche ich dir kaum zu erklären, dass wir für alle unsere Leistungen – ob im Beruf, in der Freizeit oder beim Sport – mit komplexen Kohlenhydraten besser bedient sind, weil sie uns viel länger Energie bereitstellen. Verzichte also möglichst auf die schnellen Zucker (etwa aus Weißmehlprodukten, Limonaden und Fruchtsäften) und bevorzuge stattdessen langsame komplexe Kohlenhydrate. Das ist ganz einfach – ersetze:

- Brot und Gebäck aus Weißmehl durch solches aus Vollkornmehl,
- weißen Reis durch Vollkornreis,
- helle Nudeln durch Vollkornpasta,
- Süßigkeiten durch (wenig süßes) Obst,
- Chips durch Gemüsesticks aus Möhren, Paprika, Gurken.

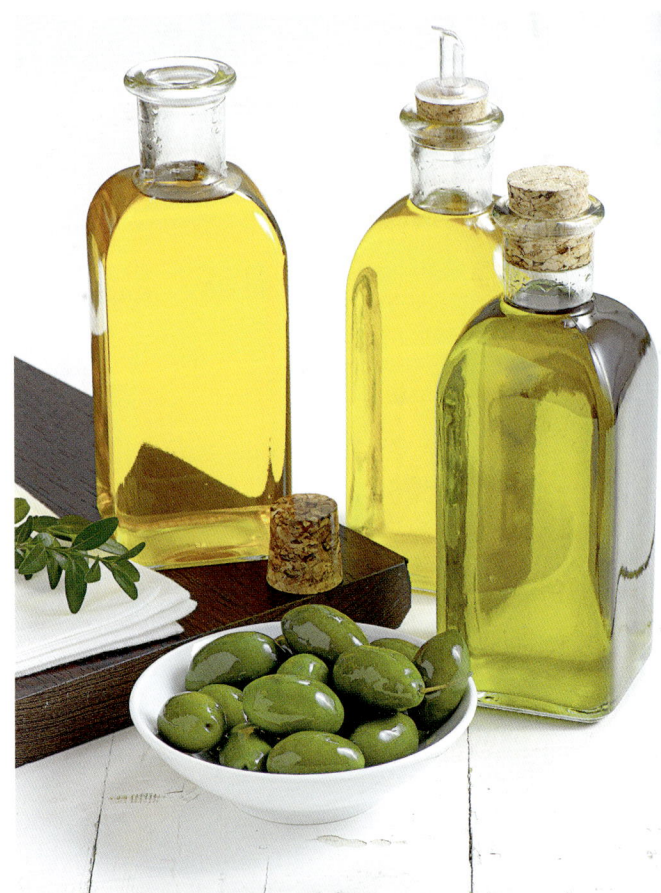

Damit hast du nicht nur deinen Blutzuckerspiegel unter Kontrolle, bleibst länger fit und leistungsfähig und bekommst nicht so schnell Hunger, sondern versorgst deinen Organismus auch mit wichtigen Vitaminen, Mineral- und Ballaststoffen.

Fette – unverzichtbare Energiequelle

Lange galt Fett als streng verboten, wenn es um eine „schlankere" Küche ging. Heute weiß man, dass Fette für ordentlich Energie sorgen und beim Abnehmen helfen (wenn man die richtigen isst), aber auch, dass beim Genuss von zu viel ungesunden Fetten überflüssige Depots im Körper entstehen. Fett ist der energiereichste Nährstoff für den Organismus. Beim Stoffwechsel sind Fette unentbehrlich: Sie dienen der Hormonproduktion, helfen bei der Aufspaltung von bestimmten Vitaminen, unterstützen den Zellaufbau und die Immunabwehr. Außerdem kann der Körper die fettlöslichen Vitamine A, D, E und K nur in Verbindung mit Fett aufnehmen. Ohne Fett wirken sie nicht.

Zudem sind Fette Geschmacksträger und natürliche Würzmittel: Viele Speisen schmecken mit etwas Fett einfach besser. Das zeigt nicht nur der Vergleich von Magerquark mit Sahnequark. Viele Gerichte kann man zum Beispiel wunderbar mit Oliven- oder Nussölen verfeinern.

Fett ist nicht gleich Fett

Vom chemischen Aufbau her sind alle Fette gleich – sie bestehen aus Glyzerin und drei sehr verschiedenen Fettsäuren.
Gesättigte Fettsäuren stecken vor allem in

Glykämischer Index

Wie stark ein kohlenhydrathaltiges Lebensmittel den Blutzuckerspiegel anhebt, kann man messen. Der entsprechende Wert heißt glykämischer Index (GI). Je höher dieser ausfällt, desto schneller geht der Zucker ins Blut, steigt also der Blutzuckerspiegel. Bevorzugen deshalb Nahrungsmittel mit niedrigem GI.

Bier	110
Glukose	100
Pommes	95
Bratkartoffeln	95
Honig	85
Cornflakes	85
Kartoffeln, gekocht	85
Schokoriegel	70
Limonade	70
Pellkartoffeln	65
Banane	60
Spaghetti al dente	45
Vollkornnudeln al dente	40
Vollkornbrot	40
Möhren, roh	30
Erdnüsse	25
Soja	15
Tomaten	15

tierischen Fetten. Bei ihnen sollte man beachten, dass sie in vielen Nahrungsmitteln „versteckt" sind (z.B. in Chips, Pommes, Pizza, Käse, Pesto, Mayonnaise).

Einfach ungesättigte Fettsäuren findet man in Oliven, Nüssen, Samen oder Avocados. Zwar kann sie der Körper aus anderen Fetten herstellen, trotzdem sollte man mehr davon essen, weil die einfach ungesättigten Fettsäuren alle Blutfettwerte positiv beeinflussen.

Mehrfach ungesättigte Fettsäuren wie Omega-3- und Omega-6-Fettsäuren sind lebenswichtig. Leinsamen-, Soja-, Walnuss- und Rapsöl sind dafür gute Quellen, aber auch Makrele, Lachs, Hering, Forelle und Thunfisch. Gerade beim Fett sollest du also auf die Qualität achten – nicht nur als Sportler.

Eiweiß – Baustoff für die Muskeln

Eiweiß spielt als Energiequelle und als Entwicklungs- und Aufbaustoff für Muskelzellen, Haut und Haare eine maßgebliche Rolle. Es ermöglicht Stoffwechselvorgänge, Muskelbewegungen und Signalübertragungen im Gehirn. Auch Reparaturarbeiten an den Zellen sind nur mithilfe von Proteinen möglich. Zudem hilft es bei der Bildung von Enzymen und Hormonen und unterstützen das Immunsystem. Der Eiweißspiegel beeinflusst die Leistungsfähigkeit wie auch die Stimmung, da bestimmte Eiweißstoffe die Vorstufe zur Bildung von Gute-Laune-Hormonen sind. Die besten Quellen für Eiweiß sind Eier, Paranüsse, Cashewnüsse, Mandeln, Amaranth, Quinoa, Seeteufel, Tintenfisch, Hering, Lachs Kabeljau, Seezunge, Steinbutt, Ente, Magerquark und Mozzarella.

In Maßen genießen

Viele Sportler überschätzen trotzdem die Bedeutung der Eiweißstoffe, also der Proteine, für die Leistungsfähigkeit. Denn wir verzehren – auch als Nichtsportler – meist viel zu viel Eiweiß, obwohl es mengenmäßig nach Kohlenhydraten und Fetten erst an dritter Stelle stehen sollte.

Wenn wir schlafen, zerlegt der Proteinstoffwechsel die Eiweiße in ihre einzelnen Bausteine (Aminosäuren), mit denen dann Zellen neu gebildet und repariert werden. Damit das alles gut klappt, benötigt der Körper zwanzig unterschiedliche Aminosäure-Arten. Davon kann er zwölf selbst bilden, aber ausgerechnet die acht, auf die die Muskulatur angewiesen sind, müssen wir ihm mit der Ernährung zuführen. Sie werden deshalb auch „essenzielle", also lebenswichtige Aminosäuren genannt. Sie heißen Isoleucin, Leucin, Lysin, Methionin, Phenylalanin, Threonin, Tryptophan und Valin. Wenn du ausgewogen und abwechslungsreich isst, nimmst du sicher alle diese Eiweißstoffe in ausreichender Menge zu dir.

Und Vegetarier?

Früher galt es bei Sportlern fast als Muss, zur Deckung des Eiweißbedarfs ordentlich Fleisch zu essen. Da standen riesige Steaks auf dem Speiseplan, vor allem bei Kraftsportlern. Heute sieht man das etwas anders. 2005 wurde

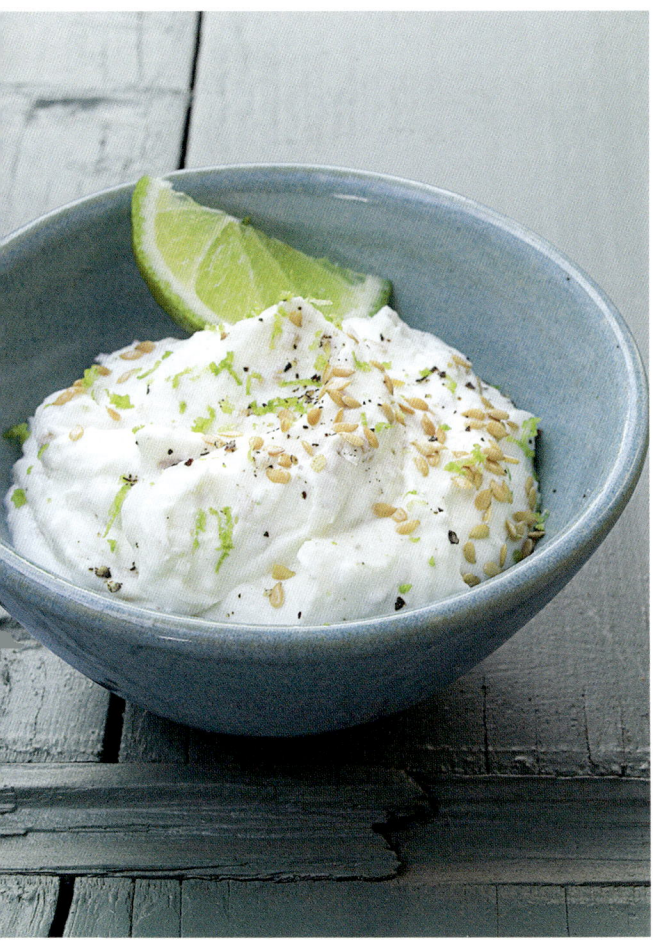

Alexander Dargatz Weltmeister im Bodybuilding und ernährte sich nicht nur vegetarisch sondern sogar vegan. Er verzichtete nicht nur konsequent auf Fleisch, sondern auf alle tierischen Produkte. Wer also Fleisch, Eier, Milch und Co. nicht essen mag, muss deshalb nicht auf sportliche Höchstleistungen verzichten. Er muss sich allerdings viel intensiver mit der Zusammenstellung seiner Ernährung beschäftigen als jemand, der Mischkost isst.

Protein ist in fast allen vegetarischen Lebensmitteln enthalten. Besonders viel steckt in Hülsenfrüchten wie Erbsen, Linsen, Bohnen und Sojabohnen, aus denen sich leckere Brotaufstrichen zaubern lassen.

Vitamine – Alleskönner mit Power

Vitamine gehören zu den sogenannten Mikronährstoffen, denn wir brauchen nur minimale Mengen davon. Sie sind aber um so wichtiger damit der Stoffwechsel, das Immunsystem, die Energiegewinnung und generell die Kommunikation im Körper funktionieren. Denn Vitamine funktionieren wie die kleinen Zahnrädchen in einer Uhr, die das Ganze am Laufen halten. Fallen sie aus, geht nichts mehr.

Da unser Körper nur wenige Vitamine selbst herstellen kann, müssen wir sie mit dem Essen aufnehmen – wie schon beschrieben geht das am besten in Verbindung mit Fett. Es ist allerdings ein weitverbreiteter Irrtum, dass die Vitamine und das Fett gleichzeitig aufgenommen werden müssen, also etwa Möhren immer zusammen mit etwas Öl. Es reicht auch, wenn einige Stunden dazwischenliegen, sodass du deine Möhren ruhig als kalorienarmen Snack knabbern kannst, sofern in einer späteren Mahlzeit noch Fett steckt.

Im Fokus

Intensives oder langes Training fordert den Körper. Mit den folgenden Vitaminen bleibt er gesund und leistungsfähig:

Grundnährstoffe auf einen Blick

So viele Grundnährstoffe solltest du täglich pro Kilo Körpergewicht aufnehmen:

Als Breitensportler:
Energiebedarf: 30-40 Kilokalorien
Kohlenhydrate: 4 Gramm
Fett: 0,7-1 Gramm
Eiweiß: 0,8-1 Gramm

Als Leistungssportler bei mittlerer Belastung:
Energiebedarf: 40-70 Kilokalorien
Kohlenhydrate: 5-7 Gramm
Fett: 0,7-1 Gramm
Eiweiß: 1,5-2 Gramm

Als Leistungssportler bei starker Belastung:
Energiebedarf: bis 90 Kilokalorien
Kohlenhydrate: 7-10 Gramm
Fett: 0,7-1 Gramm
Eiweiß: 1,2-1,7 Gramm

Alle Werte sind Anhaltspunkte, die je nach Sportart und Belastung angepasst werden müssen.

Vitamin C ist wichtig fürs Immunsystem und die Resorption des Spurenelements Eisen. Gute Quellen für Vitamin C sind Acerola, Brokkoli, Fenchel, Paprikaschoten, Rosenkohl, Sanddorn und schwarze Johannisbeeren.

Vitamin A ist für die Bildung von Zellen und fürs Immunsystem unerlässlich. Es ist vor allem in Leber und in Möhren, Spinat sowie Grünkohl enthalten. Außerdem kann es der Körper aus Provitamin A selbst bilden.

Auch **Vitamin E,** das in Palmöl, Reiskleien, Gerste, Roggen und Hafer steckt, spielt eine wichtige Rolle für unser Immunsystem. Zudem schützt es die Zellen vor sogenannten freien Radikalen, zellschädigenden Sauerstoffmolekülen.

Vitamin B6 ist an mehr als 50 unterschiedlichen Prozessen beim Eiweißstoffwechsel beteiligt und beeinflusst das Nervensystem und die Immunabwehr. Es ist in den meisten Lebensmitteln enthalten, besonders aber in hochwertigem Hühner- und Schweinefleisch, Fisch, Kohl, Kartoffeln, Linsen, Feldsalat und Bananen.

Vitamin B12 gilt als Nervenvitamin. Es ist auch wichtig für die Blutbildung und die Zellteilung. Der Körper kann es nicht selbst herstellen, aber es steckt in Fleisch, Fisch, Eiern und Milchprodukten.

Mineralstoffe und Spurenelemente

Genauso dringend wie Vitamine benötigen wir Mineralstoffe und Spurenelemente, allerdings in sehr viel geringeren Mengen. Beides müssen wir mit dem Essen zu uns nehmen, damit der Stoffwechsel funktioniert. Im Unterschied zu den Vitaminen sind diese anorganischen

Substanzen nicht sehr empfindlich und vertragen auch längeres Kochen gut.

Besonderheiten: Eisen und Jod

Mit Mineralstoffen und Spurenelementen sind wir bei einer ausgewogenen Ernährung insgesamt gut versorgt. Es gibt nur zwei, die bei vielen häufiger in den kritischen Bereich rutschen, also zu wenig vorhanden sind: Eisen und Jod.

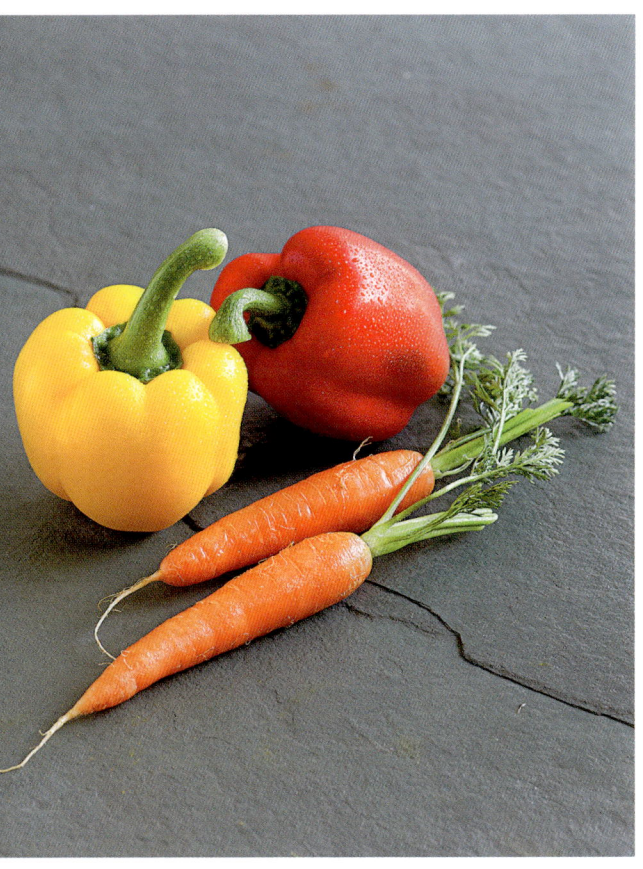

Ein Eisenmangel macht sich oft in Form von Schlappheit und Müdigkeit sowie Muskelkrämpfen oder Frieren bemerkbar. Denn Eisen ist am Sauerstofftransport im Blut ebenso beteiligt wie am Energiestoffwechsel und der Regulierung der Körpertemperatur. Rote Bete, Kurkuma, Kürbiskerne und Leinsamen sind gute Quellen. Allerdings kann der Organismus das Eisen nicht aufnehmen, wenn du gleichzeitig Kaffee, schwarzen Tee oder Milchprodukte verzehrst. Besonders gut verwertet wird Eisen unter Zuhilfenahme von Vitamin C, beispielsweise aus Paprikaschoten oder Zitronen.

Jod ist unverzichtbar für die Schilddrüsenhormone. Bei einem Mangel kommt es zu schweren Stoffwechselstörungen, hervorgerufen durch eine Schilddrüsenunterfunktion. Dadurch werden die geistige und körperliche Leistungsfähigkeit herabgesetzt. Denn Muskel- und Nervenzellen können nicht mehr so schnell reagieren und auch die Glykogen- und Eiweißspeicher werden nicht schnell genug aufgefüllt – für Erfolge im Sport unverzichtbar. Deutschland zählt seit längerer Zeit zu den Jodmangelgebieten. Deshalb solltest du im Fall eines Mangels durch Seefisch, Algen oder auch Jodtabletten einen Ausgleich schaffen.

Was (Ausdauer-)Sportler brauchen

Besonders Ausdauersportler verlieren durch Schwitzen Eisen, Magnesium und Kalium. **Magnesium** ist den meisten Sportlern als schnelles Mittel gegen Muskelkrämpfe bekannt. Hervorgerufen werden diese durch einen schweren Magnesiummangel. Den zu vermeiden ist gar nicht schwierig, denn das Mineral ist in allen Lebensmitteln enthalten, besonders reichlich in Vollkornprodukten, Milch und Milchprodukten, Geflügel, Fisch, Kartoffeln, Bananen, Orangen und Sojabohnen. Magnesium ist wichtiger Bestandteil von

Muskeln und Knochen, an unzähligen Stoffwechselvorgängen sowie an der Zellkommunikation beteiligt.
Kalium ist unverzichtbar für das Auffüllen der Glykogenspeicher nach dem Training oder dem Wettkampf. Deswegen solltest du möglichst bald danach Bananen, Aprikosen, Pflaumen, Milchprodukte, Fleisch oder Fisch essen.

Die besten Lebensmittel für deine Fitness und deine Figur!

Die besten Zutaten, die deiner Gesundheit guttun und ganz nebenbei auch noch schlank machende Wirkungen entfalten. Eine Auswahl:
Chia-Samen Das Superfood ist reich an Kalzium, Eisen und zellschützenden Stoffen, außerdem sorgen sie für ein gutes Sättigungsgefühl. Chia-Fans wie ich mischen die eher neutral schmeckenden Samen in Müslis, Smoothies, Pudding oder Marmelade. Man kann die Samen auch in Teigwaren wie

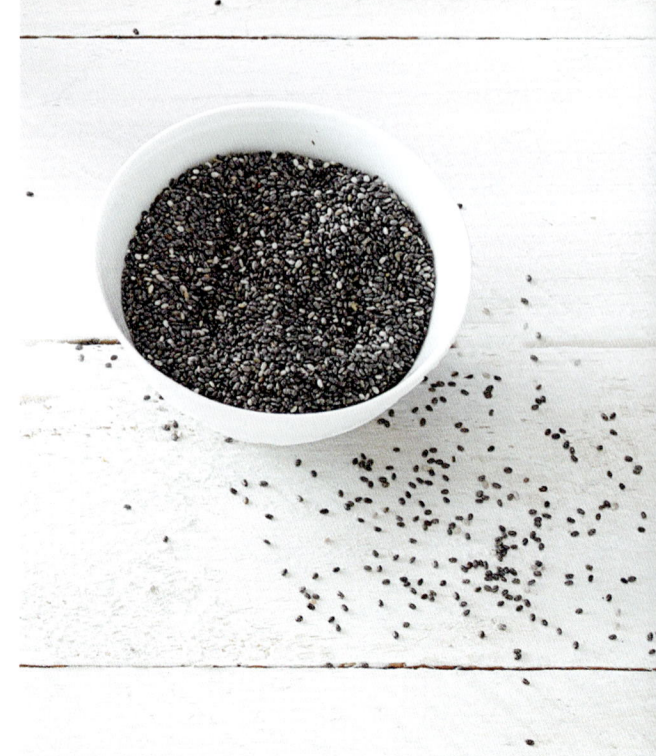

Crackern, Pfannkuchen und Brot esseb. Oder streue einfach einen Löffel voll als Topping über Joghurt oder Eis. Empfohlen werden 15 Gramm täglich.
Eier Im Eigelb steckt reichlich Methionin. Die Aminosäure ist für die Produktion des „Stresshormons" Adrenalin notwendig, das den Fettabbau anregt. Außerdem wird Methionin für viele Stoffwechselprozesse benötigt und trägt zur Bildung von Carnitin, Cholin, Kreatin, Melatonin und Nukleinsäuren bei.
Fisch aus dem Meer ist reich am Spurenelement Jod, dem Bestandteil der Schilddrüsenhormone, die die Wärmeproduktion und den Stoffwechsel anregen. Es kommt aber nicht nur im Fisch sondern auch in Algen und anderen Meeresprodukten vor. Omega-3-Fettsäuren schleusen zusammen mit mittelkettigen Triglyzeriden (MCT) Fettsäuren aus den Depots, um in den Leberzellen verbrannt zu werden. MCTs

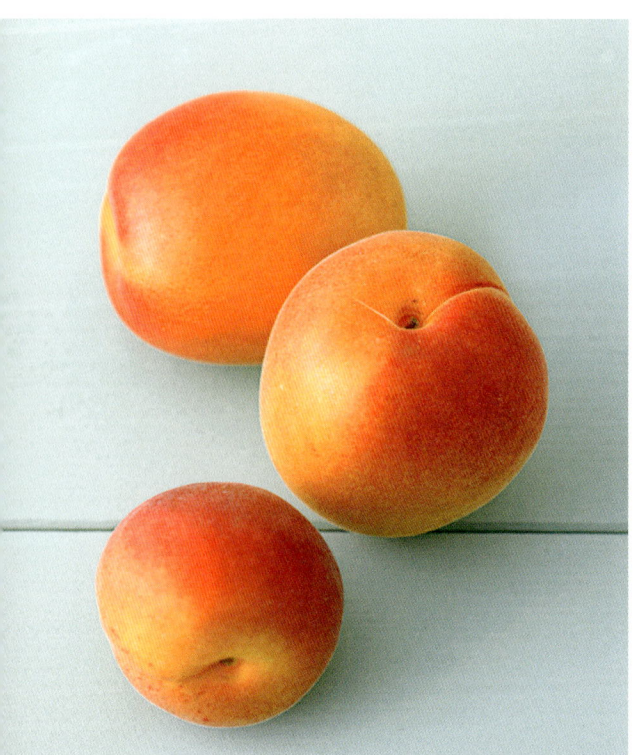

stecken beispielsweise in Palm- oder Kokosöl. Tipp: Wenn du deinen Abnehmerfolg beschleunigen möchtest, solltest du mehr Fisch und weniger Fleisch essen.

Ingwer Die getrocknete Wurzel einer tropischen Staude duftet mild und schmeckt feurig-scharf. Der Scharfmacher wirkt schmerzlindernd, entzündungshemmend und gegen Übelkeit. Hervorragend macht sich Ingwer zu asiatischen Gerichten und Currys. Tipp: Ein paar Scheiben frischen Ingwer mit kaltem Wasser übergießen und ziehen lassen – eine feine Erfrischung mit stoffwechselanregender Wirkung.

Johannisbeeren In 100 Gramm der säuerlich-frisch schmeckenden Sommerbeeren stecken 36 Milligramm Vitamin C – bei nur 42 Kalorien. Mit Hilfe von Vitamin C (Ascorbinsäure) wird im Körper das für die Fettverbrennung wichtige Hormon Noradrenalin hergestellt. Dieser Botenstoff, der auch unter Stress vermehrt hergestellt wird, hilft dabei, das Fett aus den Speicherfett herauszulösen. Außerdem ist Vitamin C wichtig für die Collagenherstellung und sorgt somit für ein straffes Körpergewebe. Daneben steuert es zusammen mit den Vitaminen B6 und Niacin die Herstellung von L-Carnitin, das die Muskeln für die Fettverbrennung benötigen. Zudem enthalten Johannisbeeren reichlich Magnesium, das als Fettkiller gilt, da der Mineralstoff ein wichtiger Vorarbeiter für Insulin ist.

Kaffee Das im Kaffee enthaltene Koffein regt die Fettverbrennung an, indem es die Wärmeproduktion und den Blutdruck stimuliert. Tipp: eine Tasse Kaffee oder Espresso nach dem Essen!

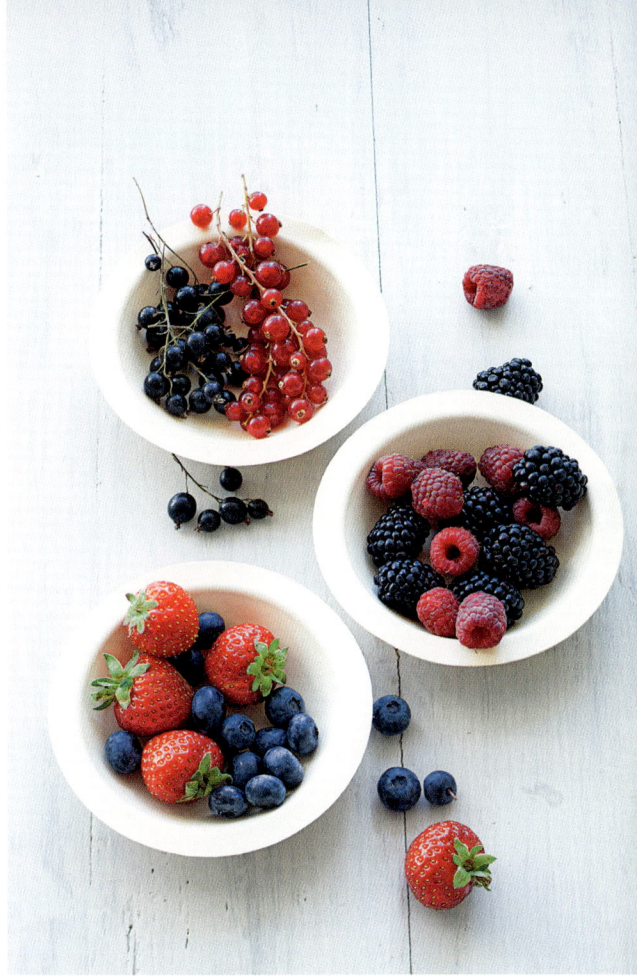

Leinöl Das tiefgelbe, dickliche Öl mit dem nussigen, leicht bitteren Aroma ist reich an Omega-3-Fettsäuren und Linolsäure. Diese sorgen für eine gesunde und stabile Darmschleimhaut. Das ist eine Voraussetzung dafür, dass bei der Verdauung sehr viel mehr Fett in Energie umgewandelt wird.

Nüsse Mandeln, Kokosnüsse, Cashewkerne, Pekannüsse, Haselnüsse oder Walnüsse enthalten besonders viel Fett (selten unter 50 Prozent) und waren lange als Dickmacher verpönt. Tatsächlich enthalten sie reichlich Kohlenhydrate, aber auch sehr hochwertiges Eiweiß sowie viel Vitamin E, welches die Aufnahme von essenziellen Fettsäuren ermöglicht. Nüsse senken durch ihre mehrfach

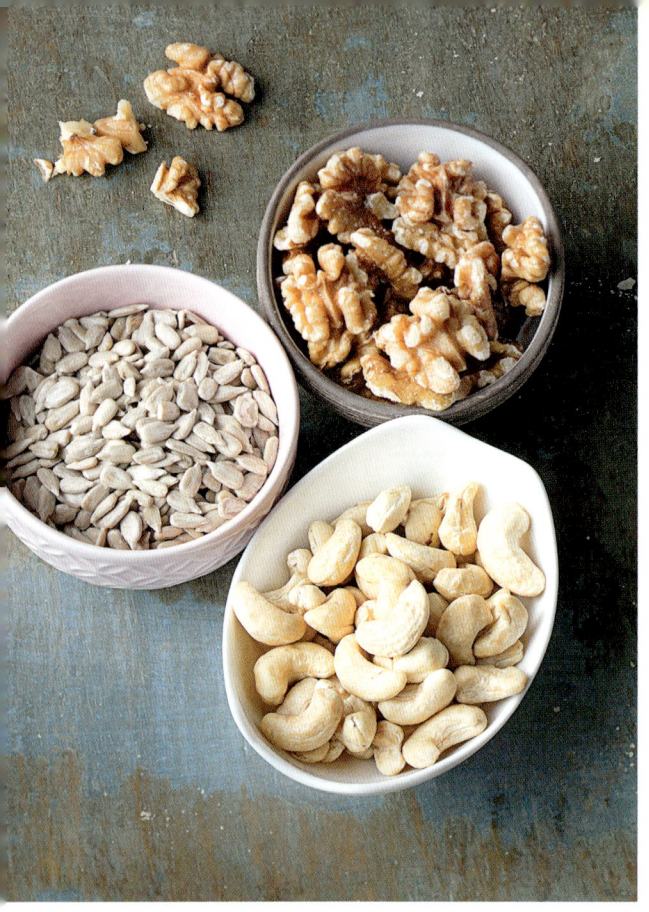

ungesättigten Fettsäuren den Cholesterinspiegel im Blut. Der hohe Gehalt an Mineralstoffen wie Phosphor, Kalium und Magnesium macht Nüsse noch hochwertiger. Denn zur Fettverbrennung benötigt der Körper insbesondere Magnesium, das als Bestandteil von verschiedenen Enzymen wirksam wird. Tipp: regelmäßig, aber in Maßen genießen!

Tee enthält Inhaltsstoffe wir Koffein und Tein, die das Speicherfett mobilisieren und die Fettverdauung sowie den Stoffwechsel ankurbeln. Insbesondere grüner Tee soll die Fettverbrennung fördern, da er die Körperwärme anregt. Der regelmäßige Genuss von grünem Tee wirkt durch die der darin enthaltenen Gerbstoffe beruhigend auf Magen und Darm, schützt aufgrund seiner antibakteriellen Wirkung vor Karies und reguliert den Blutdruck. Neben den Vitaminen A, B, B 12, C und Mineralstoffen wie Kalzium, Kalium und Fluorid enthält grüner Tee etwa 130 bedeutende Inhaltsstoffe, darunter Flavonoide. Diese wirken positiv auf eine Vielzahl von Stoffwechselprozessen im Körper, schützen vor Krebs, stärken das Immunsystem und verhindern Entzündungsprozesse. Flavonoide senken außerdem das Risiko für Herz-Kreislauf-Erkrankungen.

Zimt Die braunen Röllchen stammen aus der Rinde des asiatischen Zimtlorbeerbaums. Das holzartige Zimtaroma stammt von einem ätherischen Öl, das vor allem aus Zimtaldehyd und Eugenol, dem Hauptaromastoff der Nelke, besteht. Zimt wirkt entzündungshemmend, anregend, insulinähnlich und damit positiv auf den Zuckerstoffwechsel.

Wasser enthält null Kalorien. Wenn es kalt ist, erhöht es den Kalorienverbrauch im Körper, da es die Wärmeproduktion anregt. Dadurch

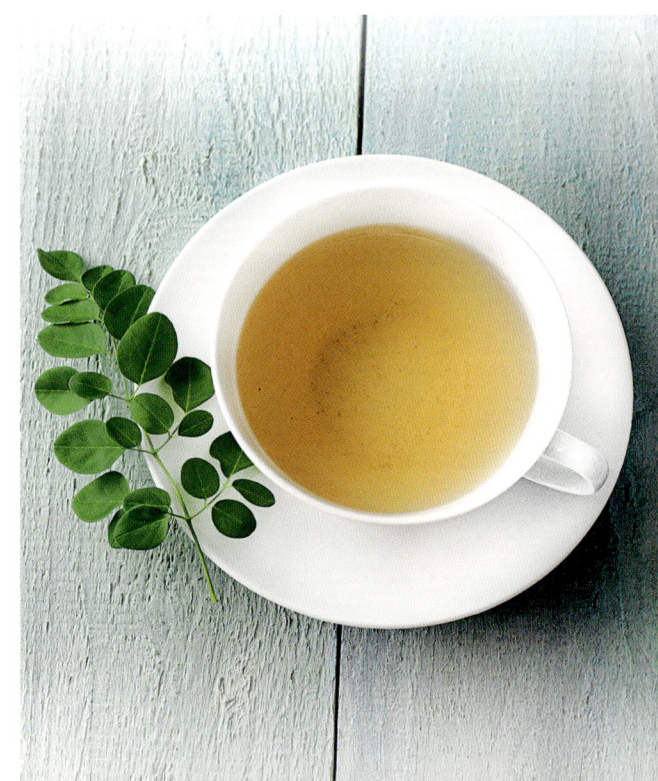

Trinken beim Training

Trinke pro Stunde Sport einen halben bis ganzen Liter zusätzlich. Wenn du dich intensiv belastest, sogar mehr. Wer länger als eine Stunde trainiert oder im Wettkampf steht, sollte auch zwischendurch in kleinen Schlucken trinken. Begehe aber bitte nicht den Fehler, in kürzester Zeit nach einer sehr anstrengenden sportlichen Belastung gleich mehrere Liter Wasser zu trinken. Die kann der Körper gar nicht verarbeiten: Er schafft maximal nur einen Liter pro Stunde, wie Forschungen ergeben haben. Damit er nicht noch zusätzliche Energie zum Erwärmen der Getränke aufbringen muss, solltest du sie möglichst lauwarm, aber zumindest zimmerwarm trinken. Bei normalen Belastungen und gemäßigtem Klima rechnet man pro Kilogramm Körpergewicht 30 Milliliter Flüssigkeit am Tag. Das sind bei 75 Kilogramm mindestens 2,25 Liter.

werden Fettreserven abgebaut. Außerdem füllt Wasser den Magen und wirkt als Appetitbremse. Das ist wichtig, um die Pausen zwischen den drei Mahlzeiten einzuhalten.

Weizenkeime Sie sind reich am Spurenelement Zink, das für einen reibungslosen Kohlenhydrat-, Fett- und Eiweißstoffwechsel sorgt und essenziell für die Funktion verschiedener Hormone wie Insulin, Schilddrüsen-, Sexual- und Wachstumshormone ist. Auch die Geschmackswahrnehmung ist von Zink abhängig.

Trinken nicht vergessen!

Gibt es etwas Schöneres nach einem anstrengenden Training als die ersten kühlenden Schlucke aus der Wasserflasche? Wohl kaum! Denn selbst wenn wir uns beim Sport nur mittelmäßig angestrengt haben, hat unser Körper durch das Schwitzen und die Stoffwechselanregung viel Flüssigkeit verloren. Der Durst ist dann so groß, dass Trinken sich einfach nur fantastisch anfühlt. Leider trinken die meisten viel zu wenig – und oft nicht das Richtige.

Lebenselixier Wasser

Dabei geht ohne Flüssigkeit gar nichts in unserem Körper: Wasser ist sein wichtigstes Transport- und Lösungsmittel, weil alle Nährstoffe, die wir zu uns nehmen, in Flüssigkeit aufgelöst und dann im Blut in die Zellen transportiert werden. Beim Verbrauch der Nährstoffe entstehen Gift- und Abfallstoffe, die umgekehrt aus dem Körper heraus müssen. All das funktioniert nur mit Wasser. Das Element ist unverzichtbar für die Verdauung, den Stoffwechsel und das Herz-Kreislauf-System sowie für das Gehirn. Besonders wichtig für Sportler ist, dass Wasser die beweglichen Strukturen, also Muskeln, Gelenke, Sehnen, Bänder und Knorpel geschmeidig hält. Bekommen sie zu wenig Flüssigkeit, trocknen sie regelrecht aus.

Kein Wunder: Schließlich besteht unser Organismus zu etwa 60 Prozent aus Wasser. Aber es geht nicht darum, mit möglichst viel Wasser direkt zum Essen alles schnell herunterzuspülen. Am besten trinkst du gleichmäßig über den Tag verteilt. Zwei Liter sollten es schon sein, bei Hitze oder anstrengenden Belastungen ruhig noch mehr.

Die besten Getränke für Sportler

Tatsächlich ist Wasser die beste Flüssigkeit für unseren Körper, und zwar am besten ohne Kohlensäure! Denn die beeinträchtigt die Abläufe unseres Stoffwechsels und wirkt blähend. Ja, sie kann sogar Entzündungen an den Schleimhäuten des Darmtrakts hervorrufen, wie wissenschaftlich nachgewiesen wurde. Außerdem beeinträchtigt sie die tiefe Ein- und Ausatmung, die während des Sports nötig ist.

Schlicht und einfach: Wasser

In Deutschland und Österreich hat Wassertrinken noch einen anderen Vorteil: Es ist unschlagbar günstig, denn es kommt direkt aus der Leitung. Trinkwasser gilt hier als das bestkontrollierteste Lebensmittel und wird täglich in den Wasserwerken auf seine Inhaltsstoffe untersucht.

> **Wer nicht so gern Wasser pur trinkt, kann es aromatisieren.**
>
> *Dafür eignen sich:*
>
> **Zitronensaft**
>
> **Schalen von der Biozitrone oder -orange**
>
> **Minzblättchen**
>
> **Basilikumblätter**
>
> **Ingwerscheiben**
>
> Neben diesen kalorienfreien Varianten eignen sich auch natürliche Fruchtsäfte und -sirups. Probiere einfach einige Sorten aus, dann findest du sicher etwas, das dir schmeckt.

Kaffee und Tee

Kaffee und Tee in allen Variationen kannst du trinken, wie es dir schmeckt, und du kannst ihn auch immer bei deiner Tagestrinkmenge mitrechnen. Der Mythos, dass Kaffee oder schwarzer Tee dem Körper Flüssigkeit entziehen würden, ist längst widerlegt. Dafür wirkt das enthaltene Koffein – beim Tee Tein genannt und auch im grünen Tee – anregend und konzentrationsfördernd. Das kann nicht nur beim Lernen oder bei der Arbeit, sondern auch beim Sport nützlich sein. Allerdings solltest du nicht übertreiben.

Wenn du gerne einen bestimmten Kräutertee trinkst, solltest du bedenken, dass Kräuter immer eine Wirkung auf unseren Körper haben – deswegen spricht man ja auch von Heilkräutern. Damit keine unbeabsichtigten Wirkungen eintreten, solltest du denselben Kräutertee nicht länger als drei Wochen am Stück trinken. Dann lieber erst mal zu einer anderen Sorte greifen, bevor es mit dem Lieblingsaroma weitergeht.

Säfte, Nektare und Fruchtsaftgetränke

Weit oben auf der Skala der beliebten Getränke stehen Obst- und Gemüsesäfte. Sehr zum Leidwesen der Ernährungsexperten, denn Saft, Nektar und Co. tragen für sie nicht zu unserer notwendigen Flüssigkeitsaufnahme bei – bei ihnen gelten sie als Nahrungsmittel, weil sie die Flüssigkeitsreserven unseres Körpers nicht auffüllen können. Getränke sind kalorienreiche flüssige Snacks.

Im Überblick

Frucht- und Gemüsesäfte

dürfen ausschließlich Obst und Gemüse enthalten. Bei Fruchtsäften dürfen aber pro Liter 15 Gramm Zucker zugesetzt werden, der auf der Zutatenliste angegeben werden muss.

Fruchtnektar

wird aus Obst, Saft oder Fruchtkonzentrat mit Wasser und Zucker hergestellt. Dabei muss der Fruchtgehalt zwischen 25 und 50 Prozent liegen.

Gemüsenektar

ist verdünnter Gemüsesaft und von dem müssen nur 40 Prozent enthalten sein.

Fruchtsaftgetränke

enthalten nur Fruchtsaft: je nach Obst 6 bis 30 Prozent. Der Rest sind Wasser, Aromastoffe, Zucker und je nach Getränk andere Zusatzstoffe.

Die Begriffe und die jeweilige Zusammensetzungen sind durch die Lebensmittelverordnung streng geregelt und lassen den Herstellern keinen Spielraum.

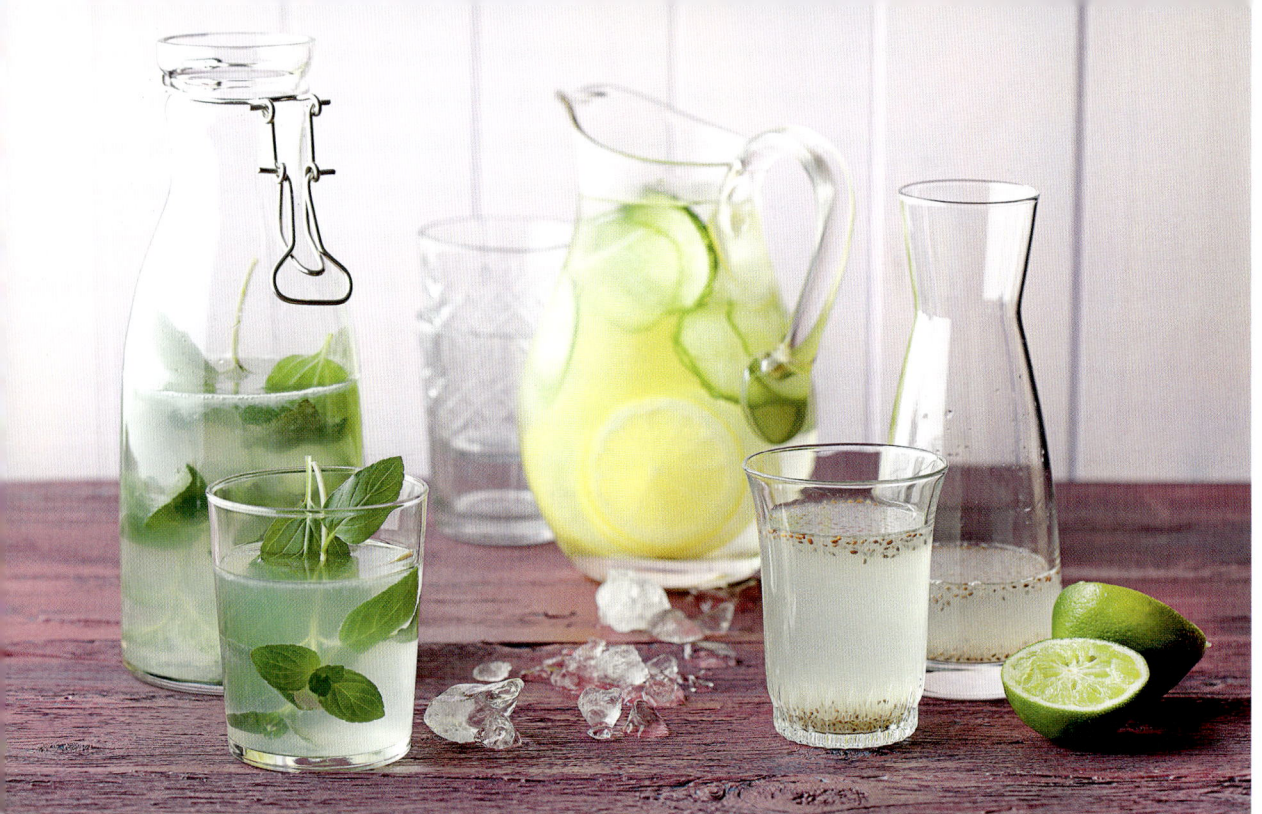

Erfrischungsgetränke und Limonaden

Eistee, Fruchtsaftgetränke, Saftschorlen, Softdrinks, Limonaden und Co. zählen zu den Erfrischungsgetränken und enthalten vor allem viel Zucker und viele künstliche Aromastoffe. Das ist für Sportler nicht gut. Der Körper muss sogar eigene Flüssigkeit einsetzen, um sie so zu verdünnen, dass er sie verwerten kann. Also Maß halten!

Sportlergetränke, isotonische Getränke und Energydrinks

Mehr Leistung, mehr Ausdauer, mehr Power – das versprechen die Hersteller von isotonischen Getränken. Sie enthalten Stoffe, die unser Körper beim Sport verbraucht, wie Mineralien. Allerdings gibt es bisher keinen wissenschaftlichen Beweis, dass der Körper diese Mineralien auch kurzfristig aufnimmt und verbraucht. Für normale Sportler sind es also in erster Linie teure Erfrischungsgetränke. Ähnlich sieht es aus mit den Energydrinks. Sie enthalten neben Wasser und Zucker fast immer Mineralien und Koffein, Vitamine und Farbstoffe. Wie im Kaffee wirkt das Koffein anregend und fördert die Konzentration, allerdings ist es in Energydrinks nicht nur viel teurer, sondern auch sehr hoch dosiert. Die Kombination mit anregenden Stoffen wie Taurin, Inosit oder Glucuronolacton macht daraus aber eine gefährliche Mischung, die gerade in Kombination mit Sport oder auch mit Alkohol fatal wirken und zu Herzrhythmusstörungen, Krämpfen oder Nierenversagen führen kann.

Die besten Tipps für deine Fitness-Ernährung

Wenn du abnehmen möchtest, musst du Kalorien sparen. Auf der anderen Seite musst du aber auch essen. Hungerkuren führen nur zu dem berüchtigten Jo-Jo-Effekt. Wenn du es aber schaffst, mithilfe deiner Muskeln deinen Körper zu einem „Rund-um-die-Uhr-Fatburner" zu machen, bist du mit der richtigen Ernährung und einem Kombitraining aus Kraftübungen und Ausdauersport auf der richtigen Seite.

- Esse möglichst dreimal am Tag und verzichte dabei auf Kohlenhydrate am Abend.
- Keine Zwischenmahlzeiten! Dazu zählen auch die „süßen Limonaden" oder der leckere Milchkaffee in der Pause.
- Esse mindestens so, dass alle wichtigen Vitalfunktionen energetisch abgesichert sind. Dabei berechnest du deinen Grundumsatz wie folgt:

  Frauen: 0,9 x kg Körpergewicht x 24 = Grundumsatz

  Männer: 1,0 x kg Körpergewicht x 24 = Grundumsatz

  Setze beim Körpergewicht dein „Normalgewicht" ein (Körpergröße in Zentimetern minus 100).

Es heißt immer mal wieder, dass Sportler regelmäßig Nahrungsergänzungsmittel in Form von Vitaminen und Mineralien zu sich nehmen sollen. Das wird durch die Industrie natürlich gepusht, denn schließlich verdient sie gut daran. Doch notwendig und sinnvoll ist das aus ernährungswissenschaftlicher Sicht nicht. Wenn du dich ausgewogen und bewusst ernährst, brauchst du keine Nahrungsergänzungsmittel.

Wichtig für den Muskelaufbau sind die Aminosäuren L-Valin, Glutamin und Leucin. Gerade Leucin scheint die Synthese von Eiweiß im Körper anzuregen und einen aufbauenden Effekt auf die Muskeln auszuüben. Andere Aminosäuren wie Methionin, Arginin und Glycin sind direkt beteiligt an der Verarbeitung von Kreatin, das wichtig für die energetischen Prozesse im Muskel ist. Vor allem Molkeprodukte enthalten ein großes Spektrum all dieser wichtigen Aminosäuren und sind daher nach dem Training genau richtig. Auch Magerquark ist ein idealer Trainings- und Aufbausnack.

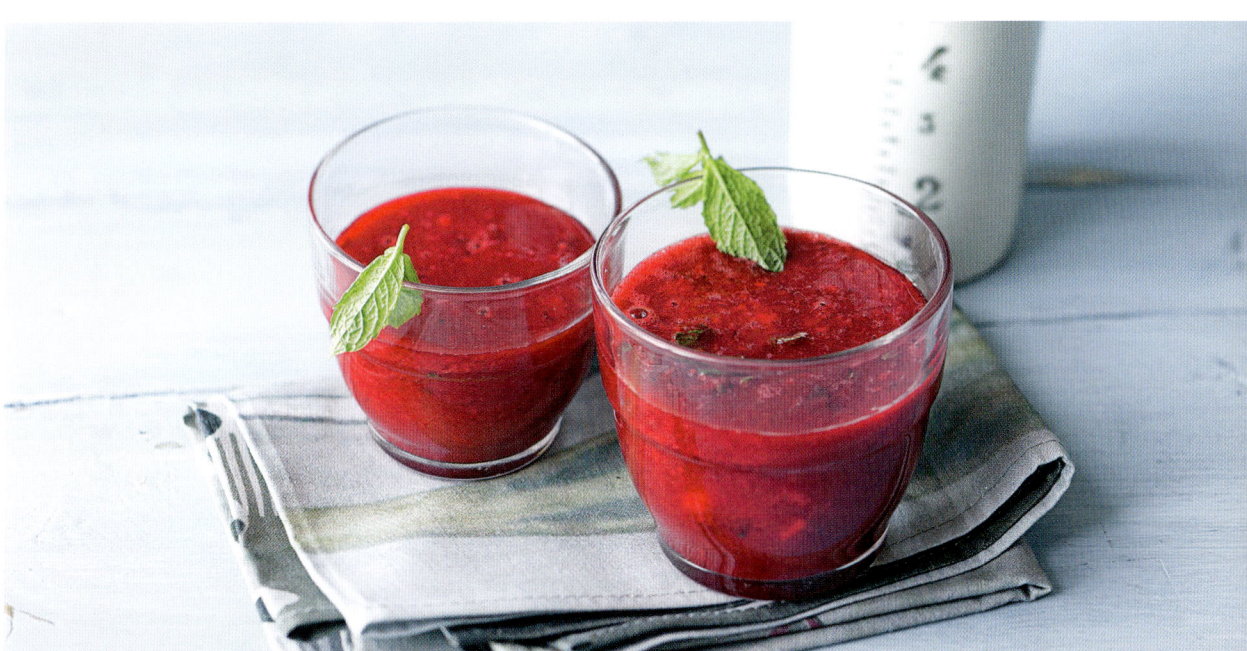

Mini-Workout

Hiermit gibt es keine Ausreden mehr! Dieses Workout passt auch in den vollsten Terminkalender und du trainierst alle Muskelgruppen. Das kannst du überall und jederzeit machen, sogar im Büro.

DAUER	LEVEL	WIE OFT?	PAUSE
30–45 Sek. pro Seite	3–4	2–4 x	2 Min.

Trainingsplan für Beginner

Einheit 6 | Übung 1
Core Power Light
Seite 108

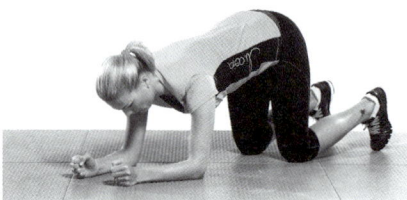 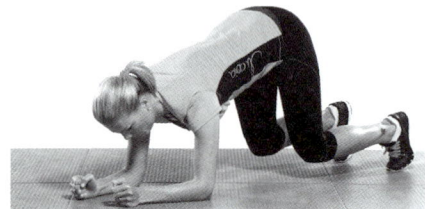

Einheit 5 | Übung 2
Rückenstütz
Seite 102

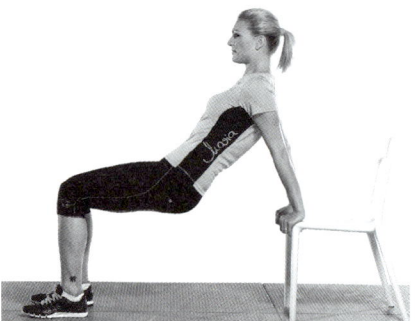 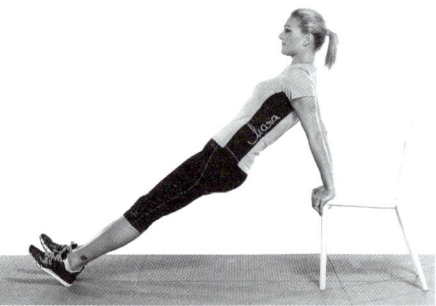

Einheit 6 | Übung 4
Hacker
Seite 114

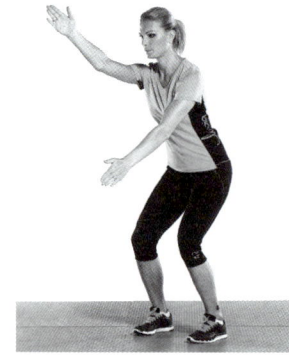 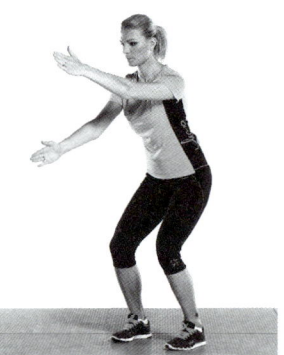

Trainingsplan für Advanced

Einheit 6 | Übung 1
Core Power Strong
Seite 108

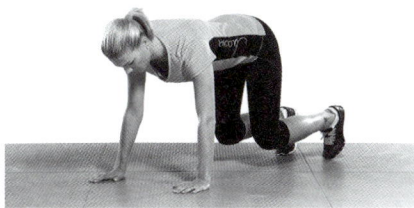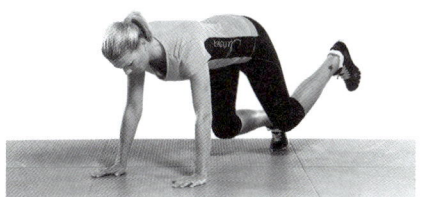

Einheit 5 | Übung 2
Back Power
Seite 102

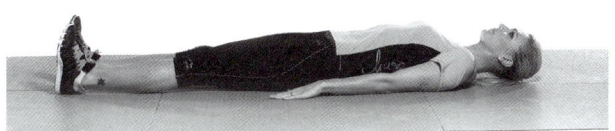
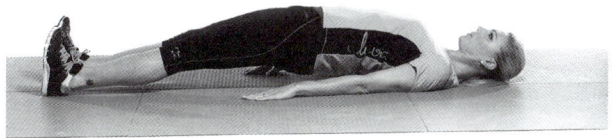

Einheit 8 | Übung 3
Einbeinrudern
Seite 128

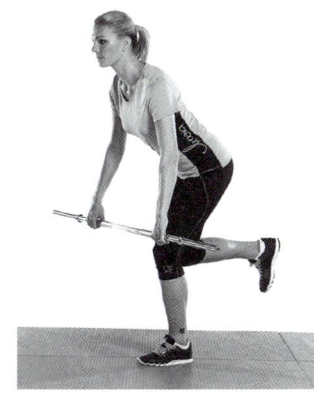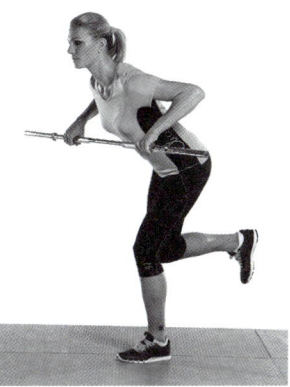

Starker Rücken

Mit diesem Programm stärkst du die vordere und rückwärtige Muskelkette. Ideal für alle, die tagsüber viel sitzen, außerdem macht das Workout eine stabile Körpermitte und damit einen straffen Bauch.

Als Beginner kannst du nach vier Wochen mit dem Advanced-Programm weitermachen. Als Advanced kannst du mit der Zeit die Serien erhöhen oder zum Trainingsplan Bodyshape wechseln.

DAUER	LEVEL	WIE OFT?	PAUSE
30–45 Sek. pro Seite	3–4	2–3 x	2 Min.

Trainingsplan für Beginner

Einheit 1 | Übung 1
Beinlift Light
Seite 68

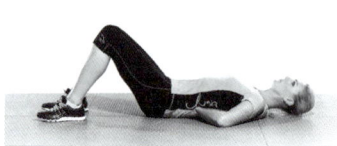 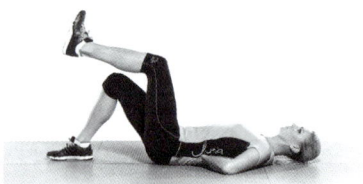

Einheit 2 | Übung 2
Rumpf-Scheibenwischer
Seite 78

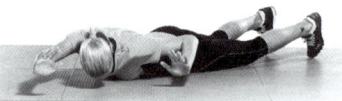 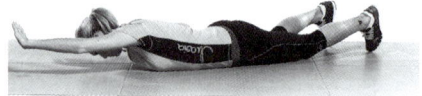

Einheit 3 | Übung 2
Schulterstand
Seite 86

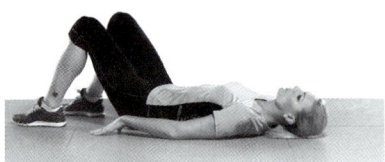 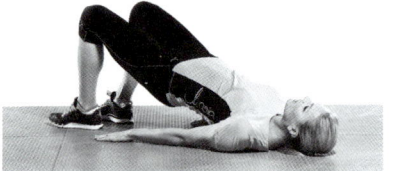

Einheit 3 | Übung 3
Dynamischer Doppelseitlift
Seite 88

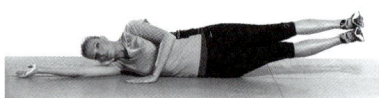 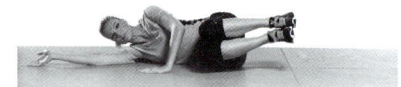

Trainingsplan für Advanced

Einheit 2 | Übung 2
Diagonal-Vierfüssler
Seite 78

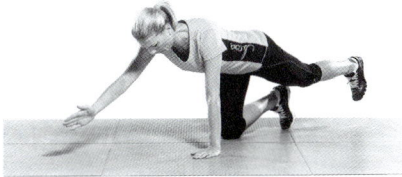 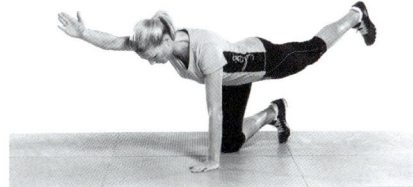

Einheit 5 | Übung 1
Criss-Cross Strong
Seite 100

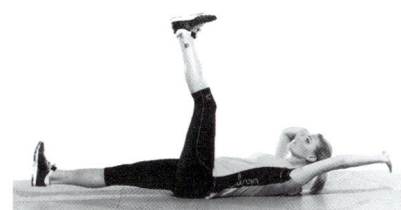 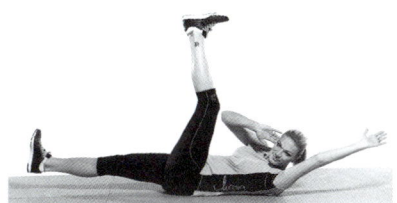

Einheit 3 | Übung 2
Back-Pull
Seite 86

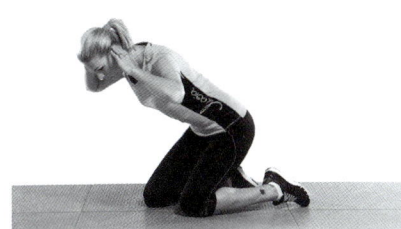 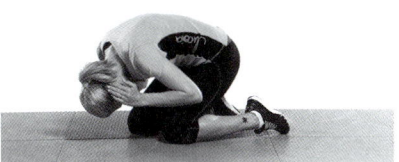

Einheit 8 | Übung 2
Wechselplanke
Seite 126

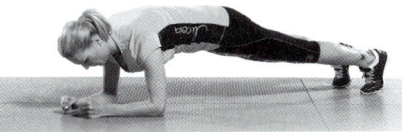 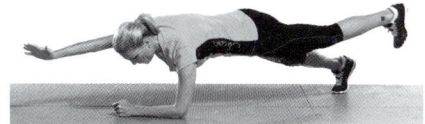

Bodyshape

Das perfekte Programm für eine straffe und schön geformte Körpersilhouette. Empfehlenswert sind zwei bis drei Trainings pro Woche. Als Beginner kannst du nach vier Wochen mit dem Advanced-Programm weitermachen. Als Advanced kannst du mit der Zeit die Serien erhöhen oder zum Power-Programm wechseln. Nach dem Workout solltest du dir noch 30 Minuten Ausdauertraining gönnen, dann ist die Wirkung optimal.

DAUER	LEVEL	WIE OFT?	PAUSE
30–45 Sek. pro Seite	3–4	2–3 x	2 Min.

Trainingsplan für Beginner

Einheit 2 | Übung 1

Mini-Crunch

Seite 76

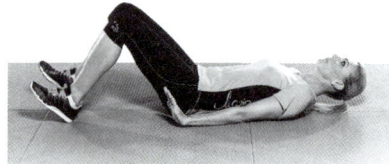 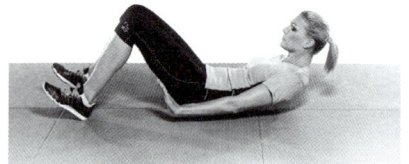

Einheit 1 | Übung 3

Kombiseitlift

Seite 72

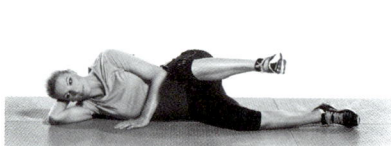 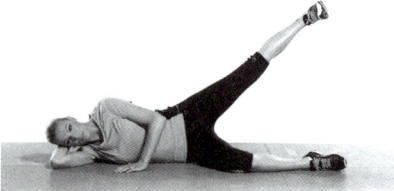

Einheit 1 | Übung 4

Dynamischer Einbeinstand

Seite 74

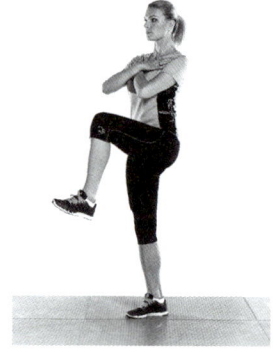 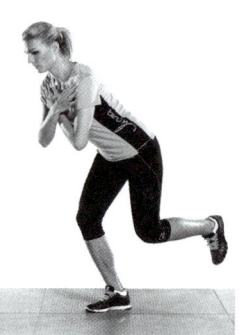

Trainingsplan für Advanced

Einheit 2 | Übung 1
Langer Crunch
Seite 76

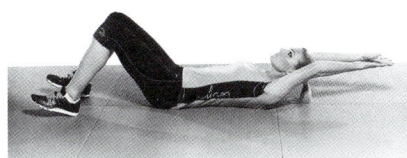
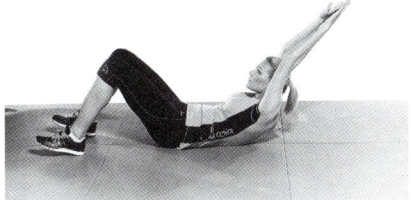

Einheit 2 | Übung 3
Seitstütz Strong
Seite 80

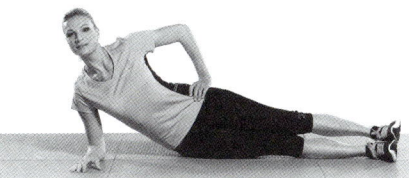
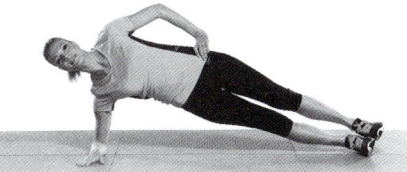

Einheit 2 | Übung 4
Dynamische Standwaage
Seite 82

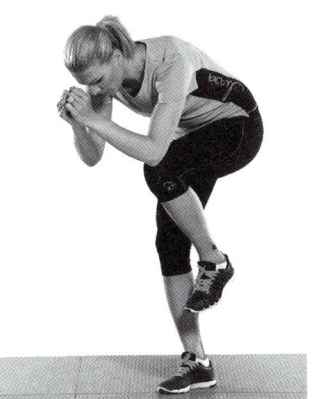
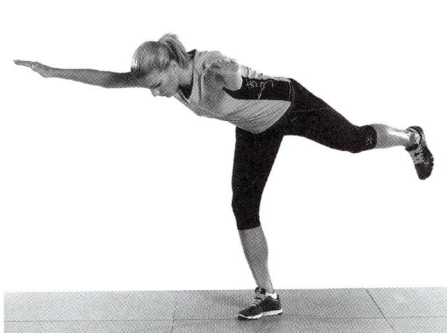

Power-Training

Du hast Lust, dich einmal richtig auszupowern? Dann hast du hier das ideale Programm dafür an der Hand. Das bringt Herz und Kreislauf in Schwung und schenkt dir eine Extraportion Kraft und starke Muskeln.

DAUER	LEVEL	WIE OFT?	PAUSE
30–45 Sek. pro Seite	3–4	2–4 x	2 Min.

Trainingsplan für Beginner

Einheit 5 | Übung 4
Schrittkniebeuge
Seite 106

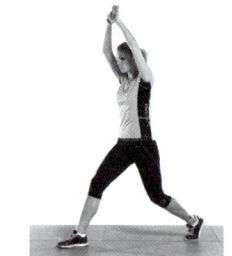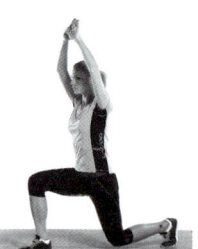

Einheit 7 | Übung 1
Liegestütz Light
Seite 116

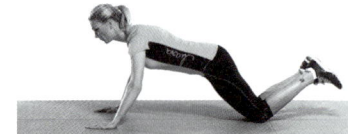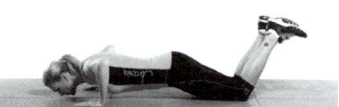

Einheit 5 | Übung 3
Seitstütz mit Beinkick
Seite 104

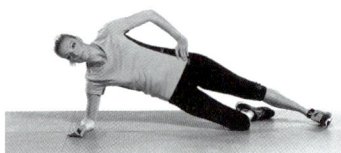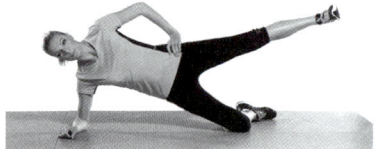

Einheit 4 | Übung 2
Superwoman
Seite 94

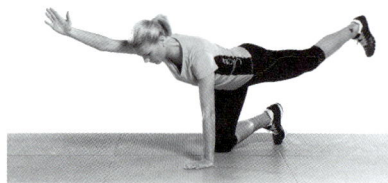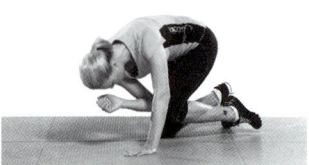

Einheit 8 | Übung 2
Dynamische Planke
Seite 126

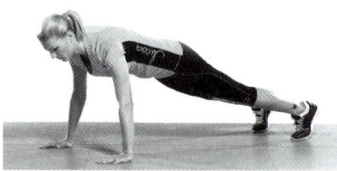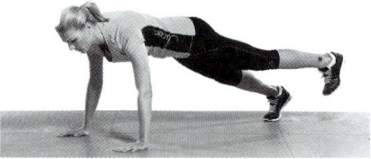

Trainingsplan für Advanced

Einheit 2 | Übung 4
Dynamische Standwaage
Seite 82

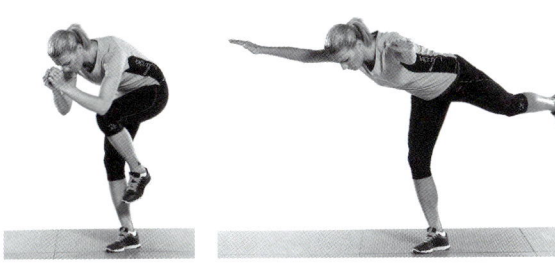

Einheit 7 | Übung 1
Up and Down
Seite 116

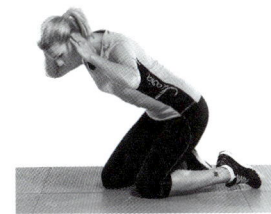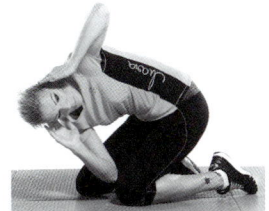

Einheit 4 | Übung 2
Twist-Back-Pull
Seite 94

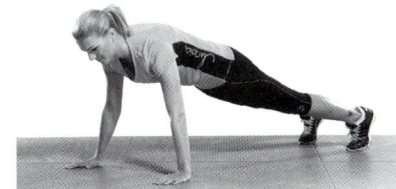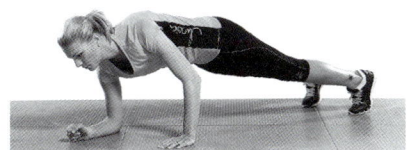

Einheit 6 | Übung 3
Powerseitstütz
Seite 112

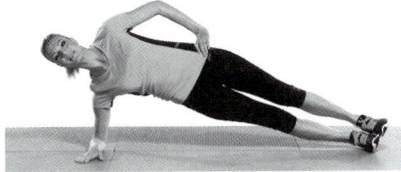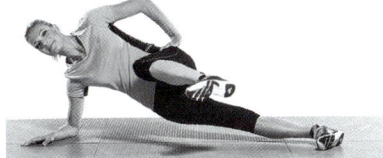

Einheit 4 | Übung 4
Kniebeuge Strong
Seite 98

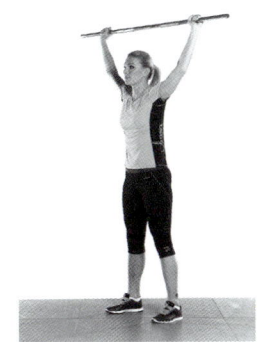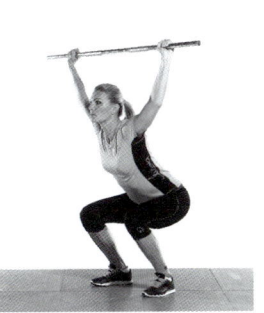

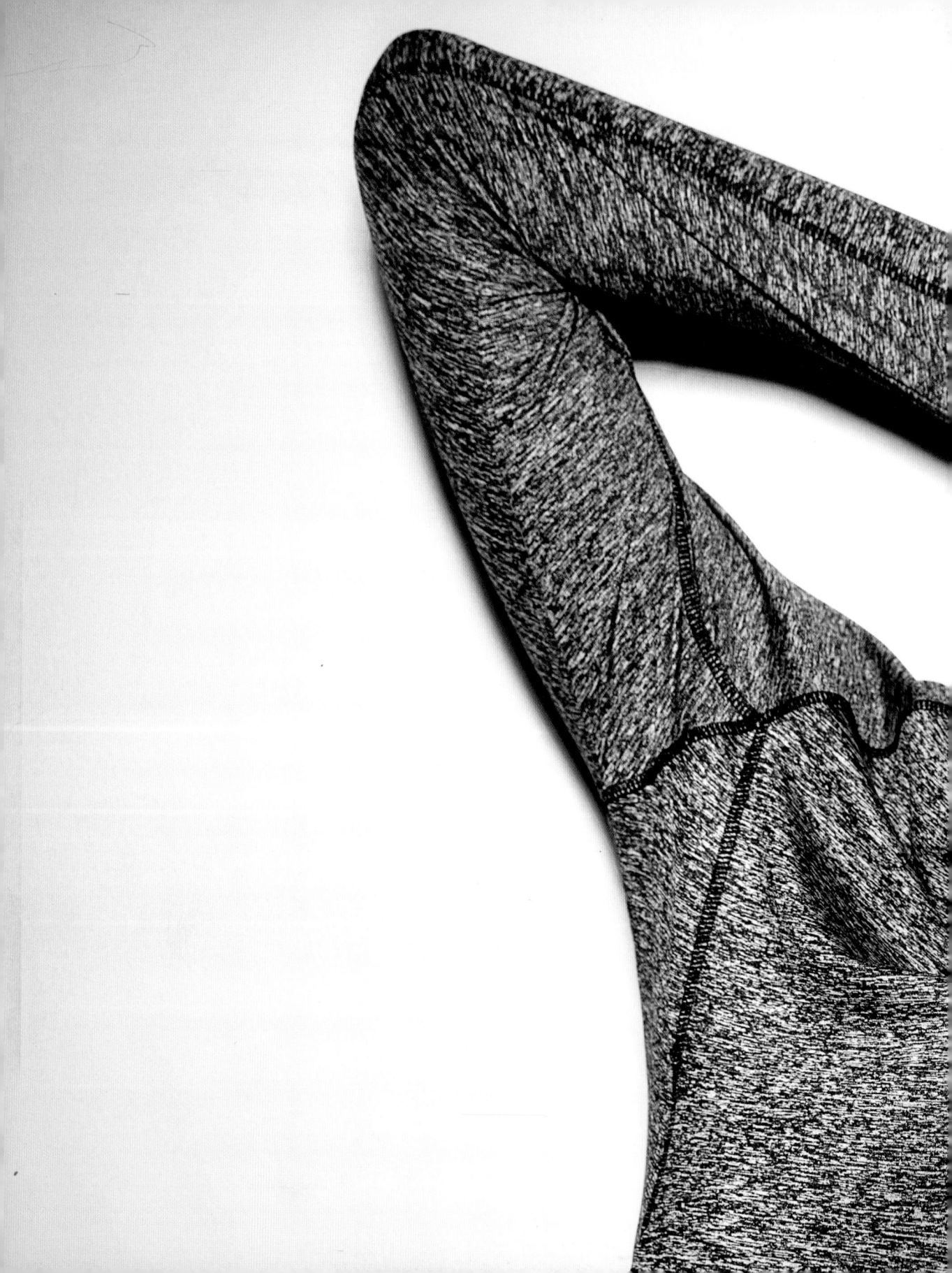